Schlafmedizin 1x1

Tatjana Crönlein · Wolfgang Galetke ·
Peter Young

Schlafmedizin 1x1

Praxisorientiertes Basiswissen

2. Auflage

Mit einem Gleitwort von Prof. Dr. med. Peter
Young, Präsident der Deutschen Gesellschaft für
Schlafforschung und Schlafmedizin

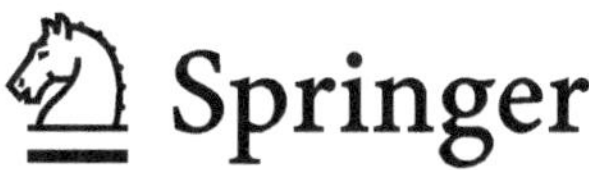

Tatjana Crönlein
Klinik für Psychiatrie und Psychotherapie
Universität Regensburg
Regensburg, Deutschland

Wolfgang Galetke
Helios Klinik Hagen-Ambrock
Hagen, Deutschland

Peter Young
Klinik Bad Feilnbach
Bad Feilnbach, Deutschland

ISBN 978-3-662-60405-2   ISBN 978-3-662-60406-9   (eBook)
https://doi.org/10.1007/978-3-662-60406-9

Die Deutsche Nationalbibliothek verzeichnet diese Publikation in der Deutschen Nationalbibliografie;
detaillierte bibliografische Daten sind im Internet über http://dnb.d-nb.de abrufbar.

Fotonachweis Umschlag: © baranq/stock.adobe.com (Symbolbild mit Fotomodell), ID: 179276326
Umschlaggestaltung: deblik, Berlin

Planung/Lektorat: Hinrich Kuester
Springer ist ein Imprint der eingetragenen Gesellschaft Springer-Verlag GmbH, DE und ist ein Teil von
Springer Nature.
Die Anschrift der Gesellschaft ist: Heidelberger Platz 3, 14197 Berlin, Germany

Auch in der Schlafmedizin gilt weiterhin „wir sehen nur, was wir kennen". Der Schlaf ist in seiner Funktion zum Erhalt körperlicher und seelischer Gesundheit in der heutigen somatischen und psychiatrischen Medizin einer der wichtigsten Bausteine. Die Prävalenz von Schlafstörungen nimmt in den letzten Jahren zu, was einerseits durch eine zunehmende Inzidenz, andererseits auch durch eine verbesserte Aufmerksamkeit der Gesellschaft und der Ärzteschaft für Erkrankungen des Schlafes bedingt ist.

In der großen Vielzahl von unterschiedlichen Schlafstörungen sowie dem breiten Spektrum der therapeutischen Maßnahmen ist es erforderlich, kompaktes Wissen zu vermitteln. Das vorliegende Buch hat sich zur Aufgabe gemacht, in einer stringenten und kompakten Form Wissen zu vermitteln, sodass auch der nicht schlafmedizinische Experte eine Hilfe in der täglichen Praxis durch dieses Taschenbuch finden kann. Die unterschiedlichen Themen der Schlafmedizin von der chronischen Ein- und Durchschlafstörung bis hin zur komplexen schlafbezogenen Atmungsstörung werden in diesem Buch vermittelt. Entsprechend dem Fachwissen, welches notwendig ist, schlafmedizinisch erkrankte Patienten zu diagnostizieren und zu behandeln, wird ein kompletter Überblick geboten. Die Deutsche Gesellschaft für Schlafforschung und Schlafmedizin (DGSM) begrüßt aus diesem Grund den Ansatz des „Schlafmedizin 1x1" in jeder Weise. Dieser Ansatz hilft, die Schlafmedizin in ihrer Breite darzustellen, und ist ein weiterer Baustein, um die Qualität der schlafmedizinischen Versorgung in Deutschland zu verbessern.

im Dezember 2019

Prof. Dr. med. Peter Young
Präsident der Deutschen Gesellschaft für
Schlafforschung und Schlafmedizin
Bad Feilnbach

Wissen um gesunden und gestörten Schlaf ist fester Bestandteil der Medizin. Schlaf bedeutet nicht nur Erholung und Regeneration wichtiger Körperfunktionen, sondern ist auch die Ressource für unsere Gesundheit. Behandlungsbedürftige Schlafstörungen zeigen Prävalenzen von bis zu 10 %. Schlafstörungen können unbehandelt zu Folgeerkrankungen führen, andere Krankheitsverläufe erheblich verschlechtern und nicht zuletzt durch müdigkeitsbedingte Unfälle gefährlich sein.

Die Schlafmedizin kann die meisten Schlafkrankheiten gut behandeln, hierzu stehen verschiedene Therapieoptionen, angefangen von der Pharmakotherapie über die apparative Beatmung von Patienten bis hin zur Psychotherapie zu Verfügung. Um diese Möglichkeiten besser auszuschöpfen, ist es erforderlich, schlafmedizinisches Wissen umfänglich zu verbreiten und Patientinnen und Patienten gut zu informieren. Beides ist das Ziel des vorliegenden Buches. Es umfasst Kapitel zu den Grundlagen des Schlafes, zu diagnostischen Möglichkeiten sowie zu den unterschiedlichen schlafmedizinischen Krankheitsbildern einschließlich therapeutischer Optionen. Dabei wird das Buch der Interdisziplinarität der Schlafmedizin vollumfänglich gerecht. Dieser Interdisziplinarität ist die Deutsche Gesellschaft für Schlafforschung und Schlafmedizin ganz besonders verpflichtet. Nur der intensive Austausch über Symptome und Befunde von Patientinnen und Patienten mit Schlafstörungen aus den unterschiedlichen medizinischen und psychologischen Blickwinkeln ermöglicht die ganzheitliche Versorgung schlafgestörter Menschen. In diesem Sinne wünsche ich diesem Buch eine weite und erfolgreiche Verbreitung.

im Dezember 2015

Dr. med. Alfred Wiater
Ex-Präsident der Deutschen Gesellschaft für
Schlafforschung und Schlafmedizin
Köln

Vorwort

Schlafstörungen gehören zu den häufigsten Beschwerden in der ärztlichen Allgemeinpraxis. Unbehandelt können sie den Verlauf anderer Krankheitsbilder verschlechtern und führen nicht nur zu einer Beeinträchtigung der Leistungsfähigkeit, sondern unter Umständen auch zu einer erhöhten Unfallgefahr. Gestörter Schlaf ist für alle Altersklassen und in allen Lebenssituationen von Bedeutung und wird dennoch in der ärztlichen Praxis oft stiefmütterlich oder insuffizient behandelt. Patienten mit jahrelanger Einnahme von unterschiedlichen Hypnotika oder die verbreitete Vorstellung, nur Schlafapnoepatienten werden in Schlaflaboren untersucht, sind Beispiele dafür. Abgesehen davon entwickeln sich auch Differenzialdiagnostik schlafmedizinischer Krankheitsbilder und deren Behandlungsmethoden ständig weiter.

Dieses Buch ist aus der Idee heraus entstanden, einen praxisnahen Begleiter für Ärzte zu entwickeln, der rasch und übersichtlich Hilfestellung und wesentliche Informationen liefert. Die Neuauflage ist aufgrund der neuen Leitlinien überarbeitet worden. Das Buch beginnt mit einem Überblick über die Klassifikation und Einteilung der schlafmedizinischen Krankheitsbilder anhand der aktuellen Klassifikationssysteme. Es werden dann die wichtigsten Schlafstörungen beschrieben: Insomnie, schlafbezogene Atmungsstörungen, motorische Störungen, Hypersomnien und zirkadiane Störungen und schließlich Parasomnien. Die Behandlungsmethoden sind leitliniengerecht aufgeführt. Der Verhaltenstherapie ist ein eigenes Kapitel gewidmet, da diese Behandlungsmethode zu den am besten evaluierten Methoden in der Schlafmedizin gehört. Auch die pharmakologische Behandlung schlafmedizinischer Krankheitsbilder wird in einem eigenen Kapitel abgehandelt. Im letzten Kapitel werden Untersuchungsmethoden bei schlafmedizinischen Krankheitsbildern beschrieben, angefangen bei empfohlenen Laborparametern über Fragebögen bis hin zur Polysomnographie.

Das Buch enthält im Anhang Informationsmaterial als Handout für Patienten, zum Beispiel Verhaltensmaßnahmen bei Schlafapnoe oder Schlafwandeln. Des Weiteren sind im Anhang Anamnesehilfen für unterschiedliche Krankheitsbilder aufgeführt. Schließlich sind kurze Fragebögen abgebildet, welche in der Schlafmedizin derzeit gebräuchlich sind und auch nach ihrer Ökonomie (Kürze und rasche Auswertung) ausgesucht wurden. Für das Überlassen der Abbildungen danken wir Dr. Peter Geisler (Bezirksklinikum Regensburg).

Das Buch soll das Erkennen und Behandeln von schlafmedizinischen Krankheitsbildern erleichtern und für eine bessere Vernetzung zwischen schlafmedizinischen
Einrichtungen und dem praktizierenden Arzt sorgen.

Tatjana Crönlein
Wolfgang Galetke
Peter Young

Inhaltsverzeichnis

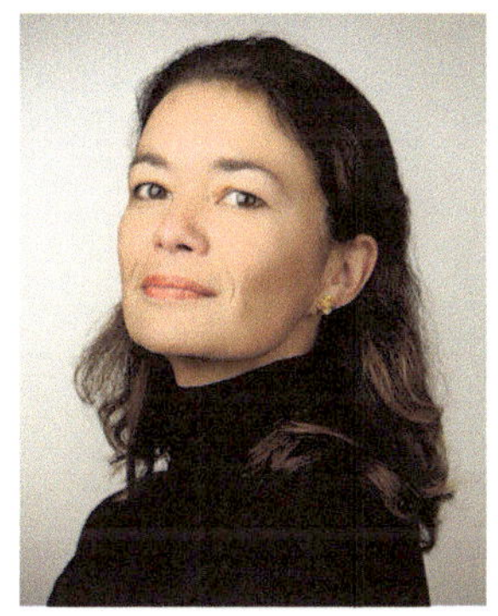

Priv.- Doz. Dr. phil. med. habil. Tatjana Crönlein Psychologische Psychotherapeutin, Supervisorin für Psychotherapie und Somnologin (DGSM). Hat am Max-Planck-Institut für Psychiatrie in München Schlafforschung begonnen und an der Universität Regensburg fortgesetzt. Entwicklung und Evaluation eines stationären standardisierten insomniespezifischen Therapieprogramms. Leitung der Arbeitsgruppe Insomnie der DGSM, Mitarbeit bei der Erstellung der Leitlinie Insomnie.

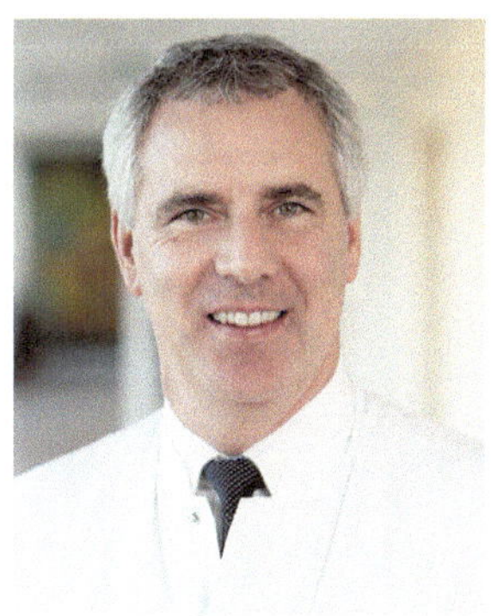

Prof. Dr. med. Wolfgang Galetke Internist, Pneumologe, Allergologe und Schlafmediziner. Er leitet die Klinik für Pneumologie der VAMED Klinik Hagen Ambrock, die einen Schwerpunkt in der Schlafmedizin hat. Wissenschaftliche Schwerpunkte sind die Beatmungsmedizin und die Behandlung schlafbezogener Atmungsstörungen. Über viele Jahre war er Sprecher der AG Apnoe der DGSM und ist einer der Autoren der Leitlinie Schlafbezogene Atmungsstörungen.

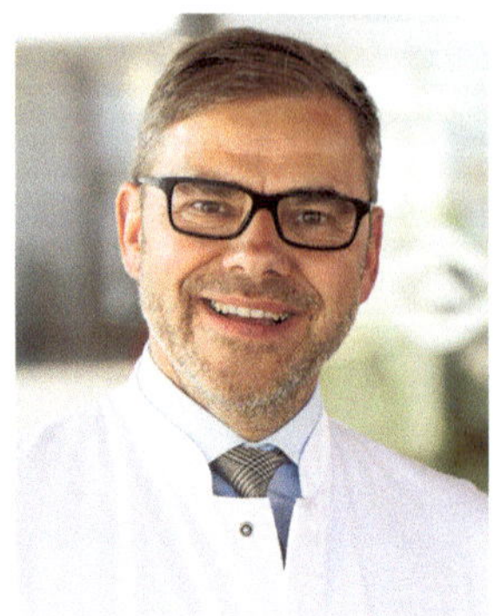

Prof. Dr. med. Peter Young Neurologie und Schlafmediziner. Er hat über viele Jahre an der Universitätsklinik Münster die Schlafmedizin geleitet und sich wissenschaftlich besonders mit den Themen Atmung, Schlaf und Parasomnien beschäftigt, dabei mehr als 100 Originalartikel und Buchbeiträge verfasst. Seit April 2019 ist er Chefarzt und ärztlicher Direktor der Neurologischen Rehabilitationsklinik Medical Park Bad Feilnbach, Reithofpark. Derzeit ist er Vorsitzender der Deutschen Gesellschaft für Schlafforschung und Schlafmedizin.

Schlaf und Schlafmedizin – Grundlagen

Tatjana Crönlein, Wolfgang Galetke und Peter Young

Die Schlafmedizin umfasst sowohl Forschungsbereiche, die den gesunden Schlaf betreffen, als auch solche, die den gestörten Schlaf untersuchen. Die Klassifikation der Schlafstörungen ist in der ICD-10 eingebettet. Es existiert jedoch auch eine differenziertere Einteilung, die Internationale Klassifikation der Schlafstörungen (ICSD). Diese Klassifikation aller Schlafstörungen wurde aufgrund eines Expertenkonsensus entwickelt und wird regelmäßig überprüft und erneuert. In diesem Kapitel werden ein Überblick über Fakten des normalen Schlafes und die Einteilung der unterschiedlichen Schlafstörungen sowie eine Beschreibung des Faches Schlafmedizin gegeben.

1.1 Schlafmedizin

1.1.1 Entwicklung und Definition

Die Schlafmedizin ist die Lehre von der Diagnostik, Klassifikation und Behandlung von Störungen, die im, während oder infolge des Schlafes auftreten (Abb. 1.1).

Im Vergleich zu anderen medizinischen Fachrichtungen ist die Schlafmedizin relativ jung, dabei sind Schlafmittel eines der ältesten Pharmazeutika überhaupt und finden schon in der Antike Erwähnung (z. B. „Somniferum", Schlafmohn). Die Erfindung des Elektroenzephalogramms machte eine systematische Untersuchung des Schlafes möglich und brachte wissenschaftlich gesehen Licht in das Dunkel des Nachtschlafs; aus der Schlafforschung ist die Schafmedizin entstanden. Mithilfe der Polysomnographie (physiologische Messung der Gehirnströme, Augenbewegungen und Muskelspannung) wurde Schlaf nun als Abfolge unterschiedlicher Schlafstadien begriffen, die zyklisch verlaufen und ihre spezifischen physiologischen Eigenschaften haben.

© Springer-Verlag GmbH Deutschland, ein Teil von Springer Nature 2020
T. Crönlein et al., *Schlafmedizin 1x1*, https://doi.org/10.1007/978-3-662-60406-9_1

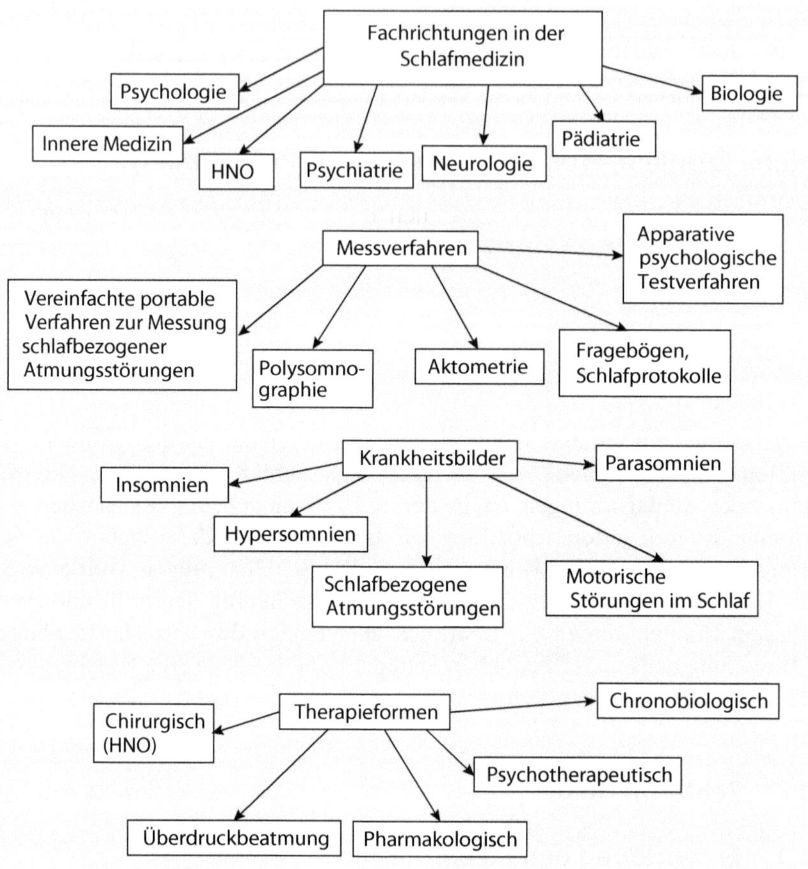

Abb. 1.1 Schlafmedizin: beteiligte Fachrichtungen, Messverfahren, Krankheitsbilder und Therapieverfahren

Diese physiologische Messung des Schlafes machte auch die Entdeckung von Schlafkrankheiten und die Entwicklung therapeutischer Optionen möglich. Die Schlafmedizin hat insbesondere durch die Behandlung mit der maschinellen Beatmung bei der Schlafapnoe einen neuen Industriezweig erschaffen. Die CPAP-Geräte („continous positive airway pressure"), aus der Anästhesie entlehnt, unterdrücken durch eine kontinuierliche Überdrucktherapie Apnoen im Schlaf. Sie wurden 1980 durch Sullivan entwickelt, zuvor wurden schwere Apnoen im Schlaf nicht selten durch eine Tracheotomie behandelt. Erkenntnisse der Schlafmedizin haben Auswirkungen auf die Erfindung neuer schlafinduzierender Substanzen und auf die Standards in psychotherapeutischen Ausbildungsinstituten bei der Insomnie.

> Die Schlafmedizin verfügt neben den stationären Schlaflaboren auch über eine Auswahl von ambulanten Messmethoden.

Mittlerweile umfasst die Schlafmedizin die Diagnostik und Therapie von nahezu 80 Schlafstörungen. Sie ist innerhalb der Medizin interdisziplinär und umfasst die Fachbereiche Innere Medizin, Hals-Nasen-Ohren-Heilkunde, Pädiatrie, Zahnheilkunde, Psychiatrie und Neurologie. Außerdem arbeiten Psychologen und Biologen klinisch und wissenschaftlich in dieser Fachrichtung. Die technischen schlafmedizinischen Methoden sind überwiegend elektrophysiologisch (Polysomnographie). Daneben umfassen die Methoden aber auch psychologische Testverfahren, körperliche Untersuchungen und die Bestimmung von Laborparametern. Die Patienten werden je nach Indikation im ambulanten Setting (z. B. mit Langzeitbewegungsmessung) oder stationär in einem Schlaflabor untersucht und behandelt. Die Schlafmedizin verfügt also neben den stationären Schlaflaboren auch über eine Auswahl von ambulanten Mess- und Behandlungsmethoden. Zur Schlafmedizin gehört auch ein speziell ausgebildetes technisches Personal, das in der Durchführung einer Polysomnographie und der Auswertung ausgebildet ist. Die Einweisung in die Handhabung der CPAP-Geräte wird mittlerweile von Firmen übernommen.

Die schlafmedizinischen Krankheitsbilder sind zum Teil in der ICD-10, ausführlicher jedoch in der Internationalen Klassifikation der Schlafstörungen (ICSD) beschrieben. Diese liegt seit 2014 in der dritten überarbeiteten Fassung vor. Wissenschaftliche Gremien auf nationaler und internationaler Ebene beschäftigen sich mit der Erstellung aktueller Diagnose- und Behandlungskriterien.

1.1.2 Relevanz der Schlafmedizin für den ärztlichen Alltag

Es gibt kaum eine Störung in der Medizin, die so hohe Prävalenzen erreicht und deren Folgen auch für die Allgemeinheit so dramatisch sein können wie eine Schlafstörung. Bis zu 30 % der Bevölkerung leidet unter gestörtem oder nicht erholsamem Schlaf und ca. 10 % erfüllen die Kriterien einer Insomnie.

> Etwa 30 % der Bevölkerung leidet unter nicht erholsamem Schlaf.

Auch die Prävalenzen einer Schlafapnoe oder eines Restless-legs-Syndroms erreichen zweistellige Zahlen. Die Folgen von ungewolltem Einschlafen sind in zahlreichen Katastrophen der jüngeren Geschichte sichtbar, in denen menschliches Versagen vor allem einer Übermüdung zugeschrieben wurde. Schlafstorungen können auch den Verlauf einer anderen Erkrankung erheblich verschlechtern, und nicht zuletzt in der Schichtarbeit spielt das Thema Schlafstörung eine zunehmende und für die breite Masse der Gesellschaft relevante Rolle.

Unbehandelte Schlafstörungen sind teuer – für die Gesellschaft und für den Betroffenen. Und dennoch ist schlafmedizinisches Wissen in der Ärzteschaft kaum verbreitet. Beispielsweise herrscht bei vielen Ärzten noch immer die Meinung vor, dass die Überweisung in ein Schlaflabor „nur" bei schlafbezogenen Atmungsstörungen indiziert sei. Dabei besteht bei sehr vielen Krankheitsbildern der Schlafmedizin eine Indikation zur weiteren polysomnographischen Abklärung.

Gestörter Schlaf wird oft als Folge einer anderen Störung gesehen und symptomatisch behandelt oder als Befindlichkeitsstörung nicht ernst genommen. Schlaf und seine Störungen sind immer noch ein weitgehend unbekanntes Feld. Zwar sind mittlerweile die häufigsten Störungen, wie zum Beispiel das Schlafapnoesyndrom oder das Restless-legs-Syndrom, inklusive ihrer Behandlungsmöglichkeiten gut bekannt, über andere Schlafstörungen und die diagnostischen Möglichkeiten herrscht jedoch noch weitgehend Unsicherheit. Studien haben gezeigt, dass alleine eine Verbesserung des Wissens um schlafmedizinische Krankheitsbilder zu einer Erhöhung schlafmedizinischer Diagnosen führt.

Gründe für eine Schlafmedizin
- Schlafstörungen gehören zu den häufigsten Erkrankungen.
- Unbehandelte Schlafstörungen können zu schweren Folgeerkrankungen führen.
- Unbehandelte Schlafstörungen erhöhen die Unfallgefahr und die Anzahl der Krankheitstage.
- Schlafstörungen kann man in der Regel gut behandeln.
- Schlafmedizinische Einrichtungen bieten diagnostische Untersuchungen und Therapien, die in der niedergelassenen Praxis nicht ökonomisch wären.

1.1.3   Wer repräsentiert die Schlafmedizin?

Die Schlafmedizin wird in Deutschland durch die Deutsche Gesellschaft für Schlafforschung und Schlafmedizin (DGSM) repräsentiert. Diese wissenschaftliche Gesellschaft befasst sich mit der Erforschung von Schlafkrankheiten sowie den Grundlagen des Schlafes, die auf einem jährlichen Kongress ausgetauscht werden. Sie supervidiert die Qualität von Schlaflaboren in medizinischen Einrichtungen. Ein Schlaflabor, welches den standardisierten Ansprüchen der DGSM genügt, wird durch die DGSM in einem standardisierten Prüfungsverfahren akkreditiert. Somit ist ein einheitlicher Standard in der Diagnostik und Behandlung gewährleistet. Die DGSM verfügt über eine Homepage, die über Ansprechpartner und wichtige Adressen informiert, so auch über die akkreditierten Schlaflabore in Deutschland (www.dgsm.de). Die Fachzeitschrift der DGSM nennt sich Somnologie.

> Die Schlafmedizin wird in Deutschland durch die Deutsche Gesellschaft für Schlafmedizin und Schlafforschung repräsentiert.

Europaweit ist die Schlafmedizin durch die European Sleep Research Society (ESRS) vertreten. Die Jahrestreffen finden alle 2 Jahre an wechselnden Orten statt. Die wissenschaftliche Fachzeitschrift heißt Journal of Sleep Research. Die World Association of Sleep Medicine (WASM) ist der Weltfachverband für die Schlafmedizin mit der Fachzeitschrift Sleep.

Obwohl die Schlafmedizin national wie auch international wissenschaftlich gut etabliert ist und es mittlerweile (Stand 2019) 300 Schlaflabore und schlafmedizinische Zentren an Krankenhäusern und Universitätskliniken gibt, fehlt die Schlafmedizin noch als eigenständiges Fach in der medizinischen Ausbildung. Dabei verfügt sie über einen Ausbildungskatalog zum Somnologen und Schlafmediziner und ist sowohl wissenschaftlich als auch klinisch aus der medizinischen Landschaft nicht mehr wegzudenken. Derzeit kümmert sich eine eigene Kommission um die Etablierung des Faches Schlafmedizin in der Ausbildung zum approbierten Arzt.

Nationale und internationale Verbände der Schlafmedizin
- Deutschland: Deutsche Gesellschaft für Schlafforschung und Schlafmedizin
- Europa: European Sleep Research Society
- weltweit: World Association of Sleep Medicine

1.1.4   Das Schlaflabor und seine Aufgaben

Ein Schlaflabor ist eine Messeinheit, die sowohl ambulant als auch stationär im Einsatz ist. Sie hat sich ursprünglich aus Forschungslaboren für den Schlaf entwickelt und ist in den letzten Jahrzehnten technisch immer ausgefeilter vor allem in Kliniken angesiedelt. In einem Schlaflabor können der Schlaf, die Atmung, Beinbewegungen und andere physiologische Parameter aufgezeichnet und ausgewertet werden (Abschn. 10.7).

In Schlaflaboren findet jedoch nicht nur eine elektrophysiologische Messung des Schlafes statt, sondern auch Untersuchungen der Müdigkeit, der Tagesschläfrigkeit und der Aufmerksamkeit werden vorgenommen. Neben den polysomnographischen Daten und der Klinik sind diese Ergebnisse maßgeblich bei der Diagnosestellung beteiligt.

▶ Schlaflabore sind Untersuchungsstationen für den aktuellen Nachtschlaf und die damit verbundenen Störungen. Dazu gehören auch die Auswirkungen der Schlafstörung auf die Tagesbefindlichkeit.

Schlaflabore sind mittlerweile jedoch mehr als reine diagnostische Funktionseinheiten, viele Störungen werden hier auch behandelt. Die Behandlung der jeweiligen Schlafstörung ist in der Regel von dem medizinischen Fachgebiet abhängig, in dem das Schlaflabor angesiedelt ist. Es gibt jedoch auch schlafmedizinische Zentren, in denen nahezu alle Schlafstörungen diagnostiziert und behandelt werden können.

Schlaflabore
Schlaflabore sind Messstationen

- des Nacht- und Tagschlafes,
- der Aufmerksamkeit,
- der Müdigkeit,
- von Atemstörungen während des Schlafes,
- von motorischen Störungen während des Schlafes,
- von neurologischen Störungen während des Schlafes.

Ein von der DGSM zertifiziertes Schlaflabor muss einen Katalog von Bedingungen erfüllen, angefangen von der Raumausstattung bis hin zur Anzahl und Qualifikation des Personals. Diese Grundanforderungen müssen erfüllt sein, um von der DGSM anerkannt, d. h. akkreditiert zu sein. Schlaflabore werden von Schlafmedizinern oder Somnologen geleitet. Auch diese müssen gewisse Voraussetzungen erfüllen und eine Prüfung ablegen. Informationen sind direkt bei der DGSM erhältlich. Der Schlafmediziner bzw. Somnologe ist qualifiziert, Schlafstörungen differenzial-diagnostisch zu erfassen und zu behandeln.

> Schlaflabore können bezüglich ihres Standards von der Deutschen Gesellschaft für Schlafforschung und Schlafmedizin begutachtet und akkreditiert werden.

Die Deutsche Gesellschaft für Schlafforschung und Schlafmedizin verfügt über eine Liste von akkreditierten Schaflaboren, die über ganz Deutschland verteilt sind. Sie sind teilweise an Universitätskliniken angesiedelt, teilweise in Krankenhäusern der Maximal- oder Regelversorgung. Die Liste der Schlaflabore ist auf der Homepage der DGSM hinterlegt. Patienten mit Schlafstörungen können zur weiteren Abklärung an das nächstgelegene Schlaflabor verwiesen werden.

1.2   Der Schlaf

1.2.1   Wissen und Vorurteil

Das Thema Schlaf ist im Gegensatz zu anderen medizinischen Themen häufig in der Presse vertreten. Insbesondere für insomnische Beschwerden gibt es allerlei Ratgeber und Tipps. Der Arzt ist daher häufig mit Annahmen des Patienten konfrontiert, welche in der Regel von zwei Quellen gespeist werden: Zum einen sind es Fakten, die durch die „Fachpresse" wandern (z. B. „Schichtarbeit führt zu Schlafstörungen"), zum anderen ist es eine Plausibilität, die auf eigenen Annahmen beruht („Das kann doch gar nicht gesund sein, wenn man zu wenig schläft").

▶   Das Thema gesunder Schlaf ist mit Vorurteilen und unrealistischen Erwartungen überfrachtet.

Die Schlaffähigkeit wird durch verschiedene Variablen beeinflusst, sehr entscheidende sind dabei interne Faktoren, wie zum Beispiel Erwartungen, Ängste oder Einstellungen. Einstellungen und Erwartungen können Schlaf begünstigen, aber auch verschlechtern. Viele dieser Einstellungen kursieren als „Wahrheiten" durch die Medien, angefeuert von „Expertenstatements", und können Schlafgestörte verunsichern. Die folgende Übersicht zeigt die häufigsten Vorurteile bezüglich des Schlafes. Für den behandelnden Arzt kommt es nicht so sehr darauf an, dass er die Ängste „vom Tisch wischt", sondern eher, dass er sich der Suggestivkraft dieser Vorurteile bewusst ist. Diese dysfunktionalen Kognitionen in Bezug auf den Schlaf zu korrigieren, ist ein Teil der insomniespezifischen Verhaltenstherapie (Abschn. 8.2).

Vorurteile über den Schlaf
- Der beste Schlaf ist der vor Mitternacht.
- Der Schlaf verschlechtert sich bei Vollmond.
- Schlafmangel macht krank.
- Ältere Personen brauchen nicht so viel Schlaf.
- Schlafmittel machen abhängig.
- Spätes Essen verschlechtert das Einschlafen.
- Elektronische Geräte im Schlafzimmer führen zu Schlafstörungen.
- Sport am Abend verschlechtert den Schlaf.
- Schlafmangel macht dick.

Diese Vorurteile können zu einer Störungsquelle für den eigenen Schlaf werden, zum Beispiel wenn die erreichte Schlafqualität im Vergleich zu vermeintlichen Standards zurückbleibt („Man braucht mindestens 7 h, um erholt zu sein"; Kap. 2) oder falsch verstandene Fakten über den Schlaf die eigene Gesundheit bedrohen („Schlafmangel macht dick").

Fallbeispiel
Frau T. ist verzweifelt, weil sie nicht schlafen kann. Sie ist fest davon überzeugt, dass die Schlafstörung durch einen Melatoninmangel im Gehirn ausgelöst wird. Sie hat sich ihren Melatoninspiegel auf eigene Kosten bestimmen lassen. Allerdings helfen die Melatoninpräparate auch nicht. Frau T. wurde in einem Schlaflabor untersucht. Sie schlief besser, als sie dachte, was sie sehr beruhigte. Außerdem wurden mit ihr Verhaltensmaßnahmen besprochen, die auch ohne Medikamente zu einer Besserung des Schlafes führte.

Die Behandlung schlafmedizinischer Störungen setzt also Basiswissen über den normalen Schlaf voraus. Allein die Aufklärung über bestimmte Zusammenhänge kann schon einen therapeutischen Effekt haben. Gerade dem Arzt kommt bei der Wissensvermittlung über den Schlaf eine bedeutsame Rolle zu.

1.2.2 Schlaf und seine Messung

Was ist Schlaf? Schlaf ist durch folgende Kriterien gekennzeichnet:

Definition Schlaf
- Geschlossene Augen
- Ruhige Atmung
- Verminderte Reaktionsfähigkeit auf akustische, taktile oder olfaktorische Reize
- Erweckbarkeit

Die Schlafmedizin ist eine vergleichsweise junge Wissenschaft, und viele Fragestellungen sind noch nicht in Gänze erforscht. Die meisten Forschungsergebnisse basieren auf elektrophysiologischen Daten mit EEG, Bildgebung ist hier naturgemäß schwierig. Durch die Entdeckung der Elektroenzephalographie war die Veränderung von Gehirnwellen während des Schlafes möglich. Diese Veränderungen wurden klassifiziert und erlauben eine zeitliche Einteilung des Schlafes in verschiedene „Schlafstadien". Grundsätzlich wird zwischen leichtem Schlaf, Tiefschlaf und Rapid-Eye-Movement-Schlaf unterschieden.

Nach Durchführung einer Polysomnographie (Kap. 10) werden die Schlafstadien klassifiziert (Staging). Man erhält dann ein Hypnogramm (Abb. 1.2). Diese schematische Darstellung der Schlaftiefe quantifiziert die Veränderungen im EEG, der Augenbewegungen und des Muskeltonus während des Schlafes. Während lange Zeit nach Rechtschaffen und Kales ausgewertet wurde, werden mittlerweile die Kriterien der American Association for Sleep Medicine (AASM) zugrunde gelegt.

Die Einteilung der Schlafstadien unter Einbezug des Elektroenzephalogramms, des Elektrookulogramms und der Muskelaktivität wurde klassischerweise visuell (damals noch auf Papier) vorgenommen, mittlerweile haben diese Arbeit Computerprogramme übernommen. Eine computerbasierte Auswertung bedarf jedoch aus verschiedenen Gründen (zum Beispiel Artefakte) in der Regel immer noch einer visuellen Überprüfung. Die Polysomnographie ist schon deswegen eine aufwendige Untersuchung.

Wie man auf dem Hypnogramm erkennen kann, verläuft der Schlaf zyklisch, das heißt, man sieht eine Abfolge von leichtem Schlaf, tiefem Schlaf und REM-Schlaf. Die Zyklus dauer ist ca. 90 min. Zu Beginn der Nacht passiert mehr Tiefschlaf, und in der zweiten Nachthälfte dominiert der REM-Schlaf. Wenn man

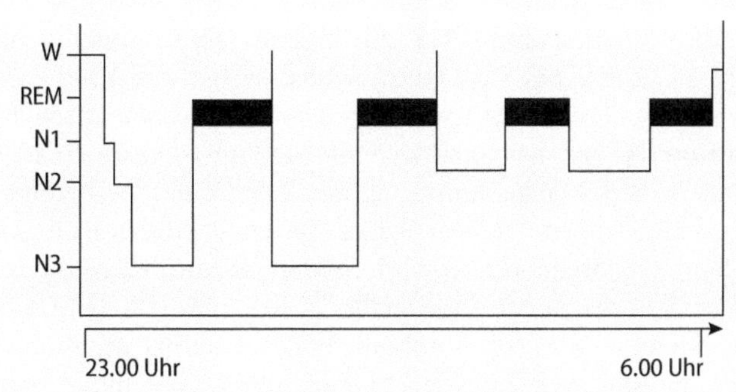

Abb. 1.2 Normales Hypnogramm: schematische Darstellung der Abfolge von Schlafstadien eines gesunden Schlafes. *W* wach, *REM* Rapid Eye Movement, *N1* Schlafstadium 1, *N2* Schlafstadium 2, *N3* Tiefschlaf

nach 3 h aufwacht, hat man in der Regel den meisten Tiefschlaf schon durchlaufen. REM-Schlaf-bezogene Träume hingegen finden meist in den Morgenstunden statt.

Die Quantifizierung des Schlafes kann dazu verführen, Abweichungen von Normen zu „diagnostizieren". In der Tat gibt es Normwerte für die Dauer der Schlafstadien, die an gesunden Probanden erhoben wurden. Schlüsse aus einem Vergleich damit sollten jedoch aus medizinischer Sicht nicht gezogen werden. „Zu wenig" Tiefschlaf beispielsweise muss nicht pathologisch sein. Es gibt in der Tat Menschen, die sich nach objektiv gestörten Schlafabläufen wohlfühlen, und Personen, die sich nach einem „normalen" Schlafablauf müde und unausgeschlafen fühlen. Gemessener Schlaf sollte daher immer in Zusammenschau mit dem subjektiv erlebten Schlaf und dem Befinden nach der Schlafperiode gesehen werden.

▶ Zur klinischen Beurteilung der Schlafqualität gehören neben der Auswertung der polysomnographischen Daten auch das subjektive Schlaferleben und das Befinden nach der Schlafperiode.

1.2.3   Schlafstadien

Die Zuordnung der polysomnographischen Daten zu Schlafstadien ist standardisiert. Für die Klassifizierung gibt es bestimmte Regeln, die international festgelegt sind. Die Aufzeichnung wird in einer Epochendauer von 30 s beurteilt. Diese Einteilung ist den alten Aufzeichnungsgeräten mit Papier geschuldet, die modernen Polysomnographen orientieren sich an dieser Aufzeichnungsart. Eine 30-Sekunden-Epoche wird nun nach bestimmten Kriterien in die genannten Schlafstadien eingeordnet. Beispielsweise ist ein Mindestanteil von 50 % α-Aktivität oder schnellerer Aktivität im EEG notwendig, um die Kategorie „Wach" zu vergeben. Um das Schlafstadium N3 zu klassifizieren, muss mindestens 20 % δ-Aktivität im EEG in einer Epoche zu sehen sein. Diese Einteilung der Schlafstadien in Form eines Hypnogramms bildet den Schlaf schematisch ab.

Schlafstadium N1 ist das initiale Schlafstadium. Dieses Schlafstadium wird zusammen mit dem Schlafstadium 2 als leichter Schlaf bezeichnet. Schlafwahrnehmungsergebnisse zeigen, dass der Schlaf hier leicht störbar ist und teilweise noch gar nicht als Schlaf wahrgenommen wird. **Schlafstadium N2** wird dann klassifiziert, wenn entweder Spindeln oder sogenannte K-Komplexe im EEG zu sehen sind. Diese deuten auf eine stärkere Abschottung des Gehirns gegenüber Außenreizen an. Spindeln sind Ausdruck einer Rückkopplungsaktivität thalamokortikaler Netzwerke, man nimmt eine Hemmung der Wahrnehmungsreize im Thalamus an. Man weiß aus Untersuchungen, dass die Weckschwelle hier ansteigt. Benzodiazepine und Barbiturate führen zu einer Frequenzbeschleunigung im Spindelbereich, die auch nach Absetzen der Medikamente noch Tage danach sichtbar ist.

Schlafstadium N3: Der Tiefschlaf zeichnet sich durch hohe und langsame EEG-Wellen, die δ-Wellen, aus. Diese δ-Wellen haben eine langsame Frequenz (<4 Hz) und eine hohe Amplitude (Abb. 1.3). Während unter der alten Nomenklatur noch zwischen Non-REM 3 und Non-REM 4 unterschieden wurden, gibt es in der neuen nur noch Non-REM 3, also N3. Den meisten Tiefschlaf erreichen wir zu Beginn der Schlafperiode.

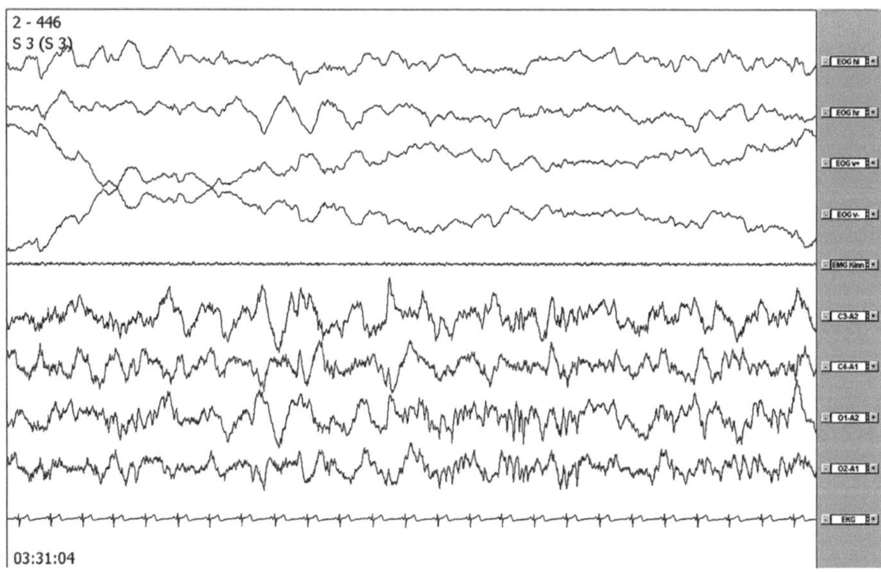

Abb. 1.3 Tiefschlaf: 30-Sekunden-Epoche einer polysomnographischen Aufzeichnung mit typischem Tiefschlafmuster. Die unteren 4 Kanäle zeigen hohe δ-Wellen im Elektroenzephalogramm, die oberen 4 das Elektrookulogramm. (Mit freundlicher Genehmigung von Dr. Peter Geisler)

▶   Tiefschlaf wird in der Regel im ersten Nachtdrittel erreicht.

Spontanes Aufwachen aus dem Tiefschlaf heraus geht in der Regel mit einer kurzen Verwirrtheit einher, wir müssen uns erst wieder orientieren. Träume können meist nicht erinnert werden. Daher sind Parasomnien, die im Tiefschlaf passieren, wie zum Beispiel Schlafwandeln oder auch Pavor nocturnus (Kap. 7), mit einer Amnesie für die Ereignisse oder Träume verbunden. Dem Tiefschlaf wird landläufig die Eigenschaft zugeschrieben, für die Erholsamkeit des Schlafes verantwortlich zu sein, und viele Menschen, insbesondere Insomniepatienten, sind der Meinung, dass mehr Tiefschlaf mit besserem Schlaf gleichzusetzen ist. In der Tat spielt der Tiefschlaf eine wichtige Rolle in der Schlaf-Wach-Regulation. Die Menge an Tiefschlaf korreliert jedoch nicht mit der subjektiven Erholsamkeit des Schlafes. Tatsächlich ist die Erholsamkeit des Schlafes von mehreren Faktoren abhängig.

Schlafstadium REM: Der Rapid-Eye-Movement-Schlaf (REM-Schlaf) ist ein Schlafstadium, das zuerst nach ca. 60 min erreicht wird. Dieses Schlafstadium zeichnet sich durch Sakkaden mit schnellen Augenbewegungen aus, worauf der Name Bezug nimmt. In diesem Schlafstadium, das zeitlich ca. 20 % der Schlafperiode einnimmt, ist der Muskeltonus niedriger als in den anderen Schlafstadien. Daher kann es insbesondere beim Schlafapnoesyndrom zu einer Verschlechterung der Atmung während dieses Schlafstadiums kommen. Es gibt auch Schlafapnoesyndrome, die nur während des REM-Schlafes auftreten (Abb. 1.4).

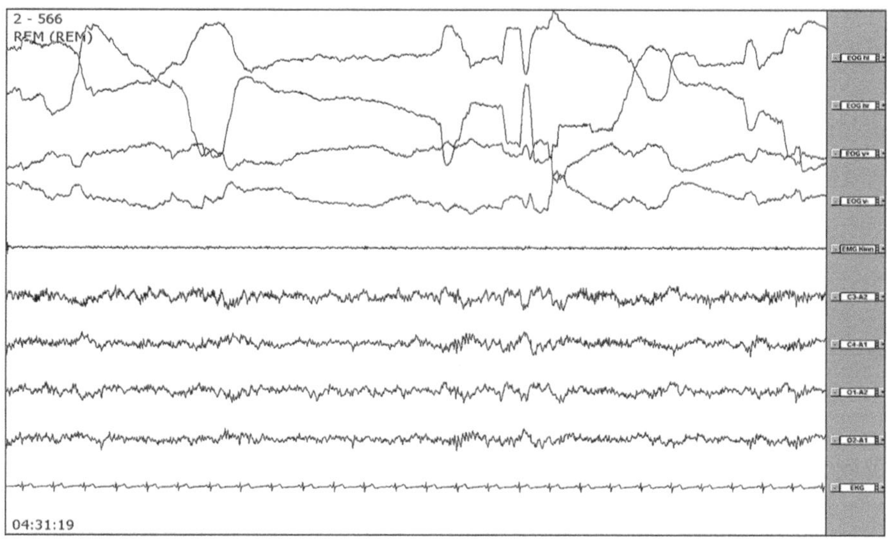

Abb. 1.4 REM-Schlaf: 30-Sekunden-Epoche einer polysomnographischen Aufzeichnung mit REM-Schlaf. Die ersten 4 Kanäle zeigen raschen Augenbewegungen, das EEG zeigt ein typisches Muster mit α-Wellen. (Mit freundlicher Genehmigung von Dr. Peter Geisler)

▶ Im REM-Schlaf ist der Muskeltonus niedriger als in den anderen Schlafstadien.

Weckungen aus dem REM-Schlaf haben häufiger Traumberichte ergeben. Die Träume wurden eher als unangenehm oder sogar beängstigend beschrieben. Bei der „REM sleep behaviour disorder" leben die Betroffenen ihre schlechten Träume aus (Kap. 7). Bei der Narkolepsie tritt REM-Schlaf auch tagsüber auf. Das Auftreten dieses Schlafstadiums ist eines der Diagnosekriterien für die Narkolepsie und wird mithilfe einer Tagespolysomnographie gemessen (Kap. 10). Es gibt Medikamente, welche den REM-Schlaf unterdrücken. Diese werden gezielt zur Behandlung der Kataplexien bei der Narkolepsie eingesetzt (Kap. 5).

Was Schlaf genau ist, wissen wir nicht. Wir wissen jedoch, dass sich die Gehirnaktivität während des Schlafes kontinuierlich ändert und dass verschiedene Gehirnareale daran beteiligt sind.

1.2.4 Quantifizierung des Schlafes

Gibt es dafür objektive Messgrößen für den Schlaf?

Durch die Polysomnographie wurde eine Quantifizierung des Schlafes möglich, der Schlaf konnte so systematischer erforscht werden. Er wurde messbar und Aussagen über die Dauer des Schlafes, die Zeit bis zum Einschlafen oder die Dauer bestimmter Schlafstadien wurden möglich. Noch heute basieren Wirksamkeitsstudien von Hypnotika zum großen Teil auf der Veränderung bestimmter Messgrößen, wie zum Beispiel der Dauer des Einschlafens oder der Menge an Tiefschlaf. Durch die Quantifizierung des Schlafes können Normwerte für die Schlafdauer und andere Schlafparameter erstellt werden. Es gibt Normwerte für Altersgruppen, ähnlich wie bei der Körpergröße. Beispielsweise schlafen Kinder länger und haben mehr Tiefschlaf als Erwachsene. Für die Anzahl nächtlicher Aufwachreaktionen gibt es keine verlässlichen Normwerte, zumal die meisten nicht wahrgenommen werden.

Normwerte für Schlafparameter bei Erwachsenen
(Abweichungen müssen nicht pathologisch sein.)

- Schlafdauer: 5–9 h
- Schlaflatenz: 1–20 min
- Tiefschlafanteil: ca. 20 %
- REM-Schlafanteil: ca. 20 %
- Anzahl der nächtlichen Aufwachreaktionen: keine Angaben

Wie viel Schlaf braucht der Mensch? Diese Frage ist für Schlafgestörte oft von zentraler Bedeutung, und nicht selten verstärken falsche Erwartungen bezüglich der Schlafdauer insomnische Beschwerden. Die durchschnittliche Schlafdauer liegt in Mitteleuropa bei 7 h. Eine Schlafdauer zwischen 5 und 9 h ist normal. Allerdings sagt die Dauer des Schlafes nicht unbedingt etwas über die Schlafqualität und das Gefühl des Erholtseins aus.

Die Dauer des Schlafes ist nur dann von Belang, wenn der Betroffene sich nicht erholt fühlt. Wenn dies bei 5 h der Fall ist, sprechen wir von einer Insomnie, bei 9 h von einer Hypersomnie. Die Schlafdauer wird häufig fehleingeschätzt, dies kann dann mit einer Polysomnographie überprüft werden. Es werden in der schlafmedizinischen Literatur auch Kurz- und Langschläfer angegeben, sie sind jedoch sehr selten.

Der Körper kann grundsätzlich fehlenden Schlaf durch intensiveres Schlafen ausgleichen. Dies wissen wenige Patienten, und so entstehen oft Ängste bezüglich der Konsequenzen einer Schlafstörung. Diese Ängste können gut mit psychotherapeutischen Methoden behandelt werden (Kap. 8).

Fallbeispiel

Frau S. schläft in der Nacht nur 3–4 h, wenn sie mal 5 h Schlaf erreicht, ist sie schon froh. Sie leidet schon seit einem Jahr unter der Schlafstörung und befürchtet, dass ihr Körper das nicht mehr lange mitmachen wird.

In einem Schlaflabor wird das Ergebnis der Polysomnographie mit den Patienten besprochen. Neben den Schlafparametern wie Schlafdauer und Anzahl der Unterbrechungen spielen vor allem körperliche Störfaktoren, wie zum Beispiel Atempausen im Schlaf oder periodische Beinbewegungen, eine Rolle. Abb. 1.6 zeigt ein Beispiel für einen gestörten Schlafablauf. Er zeichnet sich durch vermehrtes Wachsein und demzufolge durch eine verkürzte Schlafzeit aus.

1.2.5   Ein Modell der Schlafregulation

Welche körperlichen Mechanismen sorgen dafür, dass wir schlafen? Gibt es eine Schlafregulation? Während die Warum-Frage beim Schlaf noch nicht beantwortet ist, gibt es ein gut untersuchtes Modell zur Schlafregulation, das heißt zur Frage: „Wann schlafen wir?".

Alexander Borbely und seine Arbeitsgruppe trugen wesentlich zum Verständnis der Schlafregulation in den 80er Jahren des letzten Jahrhunderts bei. Mithilfe der Spektralanalyse konnte Frequenzen im Elektroenzephaolgramm genauer untersucht werden. So wurde über die einfache Einteilung der Schlafstadien hinaus die Untersuchung einzelner Frequenzbänder, zum Beispiel der Slow-Wave-Aktivität, die im Tiefschlaf besteht, möglich. Die Arbeitsgruppe konnte zeigen, dass die Power in diesem Frequenzband modulierbar ist, zum Beispiel durch die Dauer der vorangegangenen Wachphase. Man kann sehen, dass nach Schlafentzug mehr Slow Wave Sleep Aktivität zu sehen ist. Diese Ergebnisse haben entscheidend das Verständnis für den Schlaf und seine Eigenschaften verändert. Schlaf konnte nun als dynamischer Prozess verstanden werden. Das bedeutete auch, dass sich unser Schlaf sozusagen „anpassen" kann. Es wurde ein Zwei-Prozess-Modell entwickelt.

Wie in Abb. 1.5 zu sehen ist, steigt nach dem Aufwachen über die Wachperiode hinaus kontinuierlich das Schlafbedürfnis, auch Schlafdruck genannt. Dies können wir alle nachvollziehen, wenn wir nach einer längeren Wachphase schneller einschlafen können als nach einer kurzen Wachperiode. In der Schlafperiode wird der Schlafdruck abgebaut und zwar zu Beginn rasch abfallend. Der Tiefschlaf ist mit dem raschen Abbau des Schlafdrucks assoziiert. Dieses homöostatische Prinzip des Zwei-Prozess-Modells erklärt, warum wir auch nach längerer Wachzeit (bis zu Tagen) nicht die proportional gleiche Zeit wieder schlafen müssen, um fit zu sein. Das bedeutet, dass wir nach 48 h wach sein nicht 16 h Schlaf benötigen usw. Der Körper kann längeres Wachsein mit mehr Tiefschlaf kompensieren!

Der homöostatische Prozess interagiert mit dem zirkadianen System. Dieser Prozess C (für circadian) macht sich zum Beispiel in der gleichmäßigen Abfolge der REM-Stadien bemerkbar. Das zirkadiane System wird durch endogene Zeitgeber gesteuert, wobei man hauptsächlich den Nucleus suprachiasmaticus (SCN) des Hypothalamus dafür verantwortlich macht. Dieser Kern enthält tausende selbstoszillierende Neurone. Auch ohne äußere Zeitgeber wie zum Beispiel Tageslicht sorgen diese Neurone für die Aufrechterhaltung der Tagesrhythmik. Hierzu gehören die chronobiologischen Verläufe von Hormonen (zum Beispiel Kortisol) oder auch die Körpertemperatur. Tiere mit einem zerstörten SCN zeigen keinen regelmäßigen Schlaf-Wach-Rhythmus mehr. Neben hormonellen Schwankungen zeigen u. a. auch die Stimmung oder der Grad der Wachheit zirkadiane Schwankungen mit einem Stimmungstief um 2.00 Uhr und einem Wachheitshoch am frühen Vormittag. So ist z. B. erklärbar, dass man sich auch nach einer durchwachten Nacht morgens wacher als mitten in der Nacht fühlt.

Im Zwei-Prozess-Modell wird deutlich, wie einerseits „intensiveres" Schlafen durch eine Verlängerung der Wachzeit möglich wird, andererseits der Körper auch mit äußeren und inneren Zeitgebern eine davon unabhängige Rhythmik aufweist. So können Phänomene wie Jetlag verstehbar werden.

Abb. 1.5 Schlaf-Wach-Regulation nach Borbely. *C* durch die innere Uhr gesteuerter zirkadianer Vorgang, *S* Schlafdruck

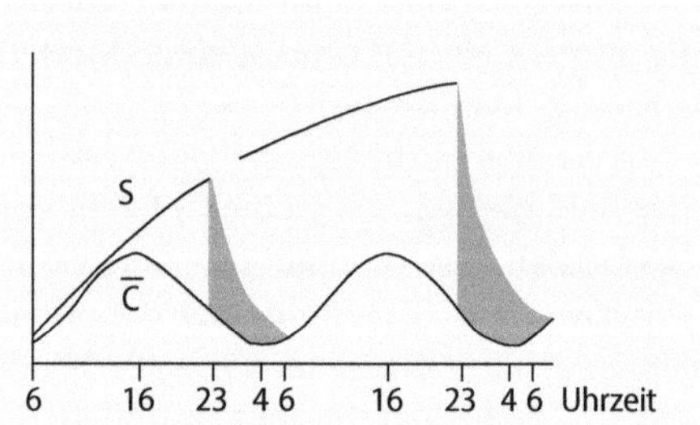

1.2.6   Physiologische Grundlagen des Schlafes

Die physiologischen und neurochemischen Mechanismen der Schlafregulation sind hochkomplex und wissenschaftlich gesehen noch im Anfangsstadium, da am Schlaf nahezu das ganze Gehirn beteiligt ist. Man weiß, dass der Glukosestoffwechsel sich während des Schlafes verändert. Die Energielieferung für das Gehirn wird während des Schlafes heruntergefahren, es wird weniger Glukose bereitgestellt. Nach akutem Schlafentzug konnte zwar eine Reduktion der Glukagonwerte bei jungen gesunden Männern gesehen werden, allerdings nicht der Glukose- oder Insulinwerte. Die Frage nach dem Zusammenhang zwischen Schlafmangel und Diabetes ist noch nicht hinreichend geklärt.

Kortisol spiegel sind während des Schlafes niedrig und steigen kurz vor dem Aufwachen an. Die sogenannte Kortisolantwortreaktion bezeichnet einen Kortisolspiegelpeak kurz nach dem Aufwachen. Diese tritt unabhängig vom Alter bis zu einer Stunde nach dem Aufwachen auf und wird überwiegend chronobiologisch gesteuert. Kortisol wird in der Nebennierenrinde gebildet und auch als Stresshormon bezeichnet. Die Kortisolantwortreaktion wird durch Stress oder Licht in der Amplitude moduliert.

Melatonin wird gemeinhin als Schlafhormon bezeichnet, was diesem jedoch nicht gerecht wird. Melatonin wird in den Pinealozyten der Epiphyse produziert und hat vor allem eine chronobiologische Funktion. Die Produktion wird durch Licht gehemmt. Melatonin zeigt einen circadianen Verlauf mit einem Maximum gegen drei Uhr in der Nacht. Bei älteren Menschen ist das Melatonin vermindert. Der Einfluss auf den Schlaf ist beim Melatonin umstritten, das sogenannte Agomelatin ist als Schlafmittel bei älteren Menschen zugelassen (siehe Kap. 9). Melatonin hat jedoch auch noch andere physiologische Funktionen, wie zum Beispiel die eines Antioxidants oder eine antigonatrope Wirkung.

Eine sehr viel zentralere Rolle spielt das Somatropin, auch Wachstumshormon genannt. Es wird im Vorderlappen der Hypophyse gebildet und vor allem zu Beginn der Schlafphase ausgeschüttet. Schlafentzug verhindert die Hormonausschüttung.

Auf neuronaler Ebene funktioniert der Wechsel zwischen REM- und Non-REM-Schlaf nach einer reziproken Interaktion. Hobson beschrieb diese Wechselwirkung in seinem reziproken Interaktionsmodell. Dieses Modell geht davon aus, dass sich zwei Neuronenpopulationen, cholinerger Nucleus raphe und aminerger Locus coeruleus, gegenseitig beeinflussen. Die cholinergen exzitatorischen Neuronen haben eine REM-ON-Funktion, während der inhibitorisch arbeitende aminerge eine REM-OFF-Wirkung haben. Während des Non-REM-Schlafes scheint die Aktivität der aminergen Neuronen abzunehmen, sodass sich der REM-Schlaf quasi einschalten kann. Dieses Modell wurde durch zirkadiane und kompensatorische Faktoren ergänzt (Zwei-Prozess-Modell).

1.2.7   Was bedeutet Schlafqualität

Wann ist Schlaf ein guter Schlaf und gibt es dafür objektive Kriterien? Welche Rolle spielt dabei der Tiefschlaf?

Die Kriterien für die Schlafqualität lassen sich bedingt objektivieren. Schlaf soll erholen und fit für die folgende Wachperiode machen. Studien zeigen, dass weniger die Dauer des Schlafes als vielmehr die Kontinuität des Schlafes für die Erholsamkeit von Bedeutung ist. Das heißt, je weniger der Schlaf unterbrochen ist, desto erholsamer wirkt er. Von daher ist es erklärbar, dass man sich nach wenigen Stunden Schlaf bereits erholt fühlen kann. Schlaf kann durch längere Wachzeiten und durch ultrakurze Unterbrechungen gestört sein (siehe Abschn. 1.2.8). Mit der Polysomnographie können Ursachen für solche Schlafunterbrechungen untersucht werden. Viele messen dem Tiefschlaf eine hohe Bedeutung bezüglich der Schlafqualität bei. Tatsächlich korreliert die Menge an Tiefschlaf nicht mit der subjektiven Erholung des Schlafes. Die Rolle des Tiefschlafs ist vor allem eine physiologische, hier wird die Dauer der vorangegangenen Wachzeit kompensiert. Die Schlafqualität als solche ist also zunächst subjektiv. Wenn der Schlaf als nicht erholsam empfunden wird, kann die Polysomnographie Aufschluss über die Ursachen geben.

1.2.8   Formen des gestörten Schlafes

Die Schlafmedizin befasst sich vor allem mit den Gründen für verkürzten und gestörten Schlaf. Der Schlaf kann initial durch Probleme beim Einschlafen und durch spontanes Aufwachen gestört sein. Die normale Einschlafzeit sollte eine Dauer von 20 min nicht wesentlich überschreiten. Von einer Einschlafstörung spricht man, wenn der Patient das Empfinden hat, regelmäßig deutlich länger zu benötigen. Einschlafen ist ein Prozess und kein ON-OFF-Phänomen. Das Gehirn gleitet sozusagen in den Schlaf, dabei schwankt es zwischen Wachen und Schlafen. Für Schlafgestörte ist es ein hochsensibler Prozess, der schnell und nachhaltig gestört werden kann. Sie berichten typischerweise, dass sie nicht abschalten können und nicht „herunterfahren". Dieser gestörte Einschlafprozess ist eines der Kernsymptome der Insomnie (Abb. 1.6).

Nächtliches Aufwachen ist normal, auch wenn es mit einem Toilettengang verbunden ist. Es gibt jedoch Schlafunterbrechungen, die wir nicht bemerken, sogenannte Arousals. Im EEG kann man als Zeichen einer minimalen Störung des Schlafflusses diese kurzen Frequenzbeschleunigungen sehen. Arousals werden in der Regel nicht wahrgenommen. Wenn Arousals gehäuft auftreten, wird der Schlaf als leicht oder nicht erholsam wahrgenommen. Häufige Arousals können aber mit morgendlicher Abgeschlagenheit und Müdigkeit einhergehen. Daher ist bei Patienten mit morgendlicher Abgeschlagenheit unter Umständen eine polysomnographische Abklärung indiziert. Arousals können durch periodische Beinbewegungen oder auch durch Atemstörungen in der Nacht, zum Beispiel auch durch Schnarchen, verursacht werden. Sie können jedoch auch ohne ersichtlichen Grund auftreten (Abb. 1.7).

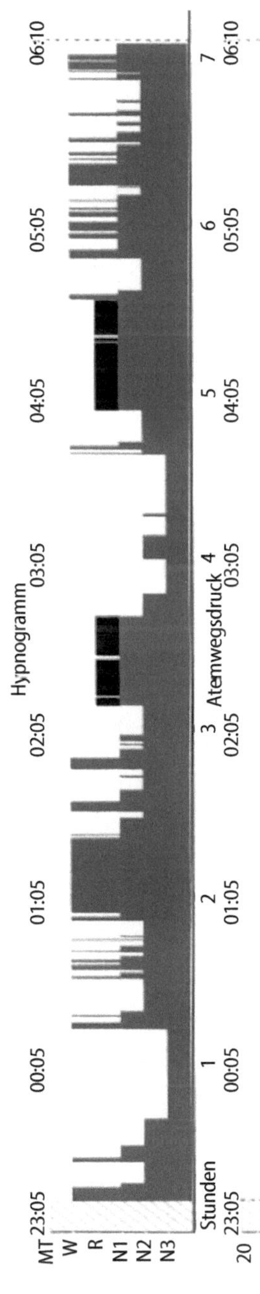

Abb. 1.6 Gestörter Schlaf: Hypnogramm mit einem gestörten Schlafablauf, vermehrten Wachzeiten und reduzierter Schlafzeit. Tiefschlaf wird erreicht. (Mit freundlicher Genehmigung von Dr. Peter Geisler)

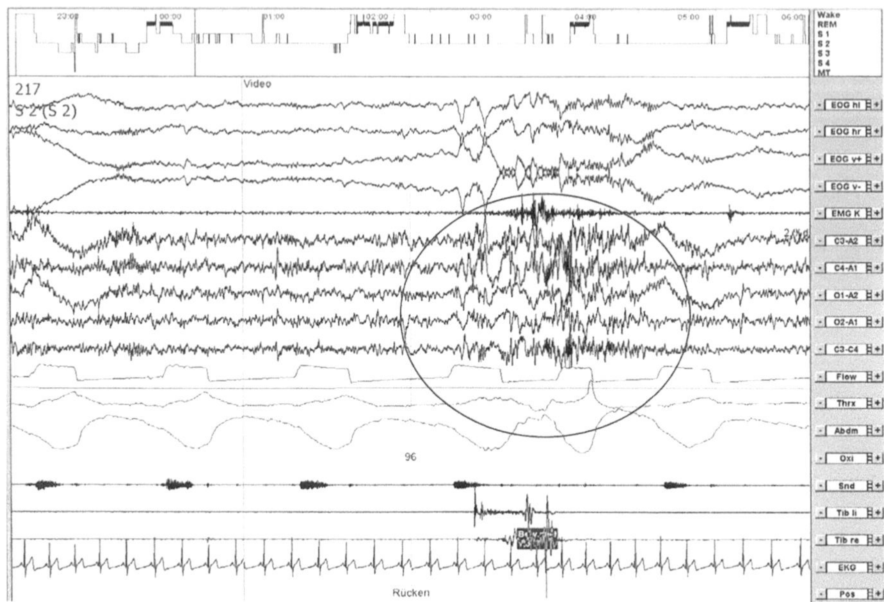

Abb. 1.7 Arousal: Frequenzbeschleunigung im EEG, in diesem Beispiel assoziiert mit Beinbewegungen (M. tibialis) im Schlaf

Häufigste Gründe für gestörten Schlaf

- Verhalten:
  - mangelnde Müdigkeit beim Zubettgehen, zu lange Bettzeiten
  - Alkoholabusus oder Missbrauch anderer psychotroper Substanzen
  - Stress
  - Schichtarbeit
  - ungünstige Schlafbedingungen
- Pychische Störungen:
  - Insomnie
  - Depression
  - andere psychiatrische Störungen
- Körperliche Ursachen:
  - schlafbezogene Atmungsstörungen
  - periodische Beinbewegungen im Schlaf
  - Restless-legs-Syndrom
  - schlafbezogene Myoklonien
  - Schmerzen
  - nächtlicher Reflux

> Der Schlaf wird in der Regel als erholsam empfunden, wenn er wenige Unterbrechungen zeigt und ausreichend lang ist.

Für die Anzahl von Aufwachreaktionen in der Nacht gibt keine Norm. Oft zeigt erst eine Polysomnographie, ob der Schlaf durchgehend verläuft oder immer wieder unterbrochen ist. Wenn nach dem spontanen Aufwachen Probleme mit dem Wiedereinschlafen bestehen, können lange oft quälend erlebte nächtliche Wachzeiten entstehen. Die Dauer des Wachliegens nach dem Einschlafen wird polysomnographisch durch die sogenannte Wachzeit nach dem Einshclafen (WASO) erfasst. Wenn eine Person generell Probleme hat, in den Schlaf zu finden, sind diese spontanen Aufwachreaktionen beängstigend. Apnoen oder periodische Beinbewegungen können solche Aufwachreaktionen triggern und sind nicht selten der unterkannte Grund für lange nächtliche Wachphasen.

Ein weiterer Grund für nicht erholsamen Schlaf ist eine zu kurze Schlafdauer in Relation zum Schlafbedürfnis. Der Betroffene kann sich in dieser Zeitspanne nicht genug im Schlaf erholen und auftanken. Die benötigte Schlafdauer ist individuell verschieden, und manche Menschen brauchen eine längere Zeit des Schlafes, um erholt zu sein. Bleiben sie mit ihrer tatsächlichen Schlafdauer unter der benötigten Dauer, spricht man von einem Schlafmangelsyndrom (Abschn. 5.4).

1.2.9   Schlafwahrnehmung

Schlaf wahrzunehmen, ist an sich nicht möglich, da zur Definition des Schlafes gehört, dass die Wahrnehmung reduziert ist. Schlafwahrnehmung bezeichnet die Übereinstimmung der Schlaferinnerung mit den messbaren Schlafdaten.

Fallbeispiel
Herr H. berichtet im Patientengespräch, dass sich sein Schlaf dramatisch verschlechtert habe. Früher sei er ein sehr guter Schläfer gewesen, mittlerweile habe er das Gefühl, teilweise gar nicht mehr schlafen zu können. Er liege dann da und döse allenfalls. Es sei schon vorgekommen, dass er tagelang nicht geschlafen habe.

Die Schlafwahrnehmung kann verzerrt sein, ähnlich wie eine Körperschemastörung, bei der Patienten sich viel dicker fühlen, als sie es in Wirklichkeit sind. Diese Über- oder Unterschätzung ist ohne Möglichkeit der polysomnographischen Messung nicht feststellbar. Für den ärztlichen Kontakt ist Wissen über die Schlafwahrnehmung wichtig, da der Arzt zunächst auf die Aussagen des Patienten über den Schlaf angewiesen ist.

> Die Schlafwahrnehmung bezeichnet die Übereinstimmung des erinnerten Schlafes mit gemessenen Schlafdaten. Man weiß, dass Personen mit einer Insomnie den gemessenen Schlaf unterschätzen, das heißt, dass sie mehr schlafen, als sie erinnern.

Die Schlafwahrnehmung ist insbesondere bei der Insomnie gestört (Abschn. 2.3.6). Man weiß, dass diese Patienten ihren Schlaf eher unterschätzen. Es ist möglich, dass Patienten angeben, über Wochen, Monate und teilweise Jahre im Durchschnitt nur 5 h pro Nacht zu schlafen. Dies ist für den Laien schwer verständlich, und mit genau diesem Thema befassen sich Untersuchungen zur Schlafwahrnehmung (Kap. 2). Die Schlafwahrnehmung hat insbesondere in der letzten Zeit wissenschaftlich mehr Aufmerksamkeit erlangt. Das heißt jedoch nicht, dass sich die Patienten ihre Einschätzung nur „einbilden". Warum Insomnie patienten ihren Schlaf unterschätzen, ist bislang noch unbekannt.

1.2.10 Bewegungen während des Schlafes

Neben den quantitativen Schlafparametern oder respiratorischen Ereignissen werden motorische Phänomene, die aus dem Schlaf heraus oder während des Einschlafprozesses auftreten, im Schlaflabor registriert.

Bewegungsstörungen im Schlaf
- Einschlafmyoklonien
- Schlafwandeln
- Aufschrecken aus dem Schlaf heraus
- Periodische Beinbewegungen im Schlaf
- Bruxismus
- Schlaflähmung
- Jaktationen im Schlaf

Eine der häufigsten Bewegungsstörungen sind die Einschlafmyoklonien. Sie sind grundsätzlich harmlos, können jedoch im seltenen Fall den Einschlafprozess erheblich verschlechtern und müssen dann behandelt werden. Weitere Bewegungsstörungen sind das Schlafwandeln oder das Aufschrecken aus dem Schlaf (Kap. 7). Diese Aufwachstörung ist bei Kindern relativ häufig und hört in der Regel mit zunehmendem Alter auf. In seltenen Fällen kann sie jedoch auch bis in das Erwachsenenalter hinein persistieren, ebenso wie schlafbezogene Jaktationen, die im Übergang vom Wachen zum Schlafen auftreten und überwiegend in der Kindheit vorkommen.

Auch die Schlaflähmung ist eine Bewegungsstörung, die zu einer vorübergehenden vollständigen Lähmung führt. Die Betroffenen erwachen und können sich dann nicht bewegen. Die Lähmung hält nur kurze Zeit an, kann aber sehr beängstigend sein. Die Schlaflähmung ist als singuläres Symptom harmlos, kann aber auch ein Zeichen einer Narkolepsie sein. Einige Bewegungsstörungen lassen sich erfragen. Um das Ausmaß für die Schlafqualität festzustellen, sollte jedoch eine Polysomnographie durchgeführt werden.

1.2.11 Müdigkeit und Tagesschläfrigkeit

Müdigkeit und Tagesschläfrigkeit sind häufig verwandte Begriffe im Alltagsgebrauch, haben in der Schlafmedizin jedoch eine sehr spezielle Bedeutung. In der Schlafmedizin wird zwischen Tagesmüdigkeit, Schläfrigkeit, ungewolltem Einschlafen und Monotonieintoleranz unterschieden. Die Differenzierung zwischen den Zuständen kann diagnostisch bedeutsam sein und lässt sich anamnestisch erfragen (Kap. 5). Kurz gesagt ist Müdigkeit ein als unangenehm erfahrener Zustand, der in Folge einer Überbeanspruchung entsteht. Typische Zeichen sind Konzentrations- und Aufmerksamkeitsstörungen sowie Erschöpfungsgefühle. Schläfrigkeit ist der Zustand kurz vor dem Einschlafen. Wenn die Müdigkeit und die Schläfrigkeit zu ausgeprägt sind, kann es zum ungewollten Einschlafen kommen, bei Narkolepsie patienten zu Einschlafattacken und bei normalen Personen zu einer Monotonieintoleranz. Das bedeutet, dass die Wachheit während monotoner Situation (zum Beispiel Fahren auf einer langen geraden Strecke oder Zuhören) nicht mehr aufrechterhalten werden kann. Ungewolltes Einschlafen ist pathologisch und sollte schlafmedizinisch weiter abgeklärt werden.

Die Abklärung der Tagesschläfrigkeit ist nicht immer einfach, zumal sie in der Regel schwankt und durch verschiedene Faktoren wie Belastungslevel, Tageszeiten und nächtlicher Schlafdauer moduliert werden kann. Eine pathologische Tagesschläfrigkeit kann zum Beispiel durch Urlaubssituation oder im Senium weniger ersichtlich sein als bei einem berufstätigen Menschen. Insbesondere Schichtarbeit kann die Beurteilung einer pathologischen Tagesschläfrigkeit erschweren.

Fallbeispiel

Herr l. ist 83 Jahre alt und stellt sich in der Schlafambulanz zur Abklärung seiner exzessiven Tagesschläfrigkeit vor. Der freundliche Herr berichtet, immer schlafen zu können und dies auch zu tun. Der Familie sei dies nicht aufgefallen, aber als er bei einem Arztgespräch eingeschlafen sei, habe dieser ihn umgehend in die Schlafambulanz überwiesen. Dort hat sich polysomnographisch ein ausgeprägtes Schlafapnoesyndrom gezeigt.

Kriterien einer pathologischen Tagesschläfrigkeit
Schläfrigkeit ist pathologisch, wenn sie

- zu Leistungsminderung führt,
- zu einer erhöhten Fehlerrate führt,
- zu ungewolltem Einschlafen führt,
- das ungewollte Einschlafen zu einer Bedrohung für die Gesundheit wird.

Das ungewollte Einschlafen am Steuer kann zu einer echten Bedrohung der öffentlichen Sicherheit werden, so schon geschehen bei Unfällen im Straßenverkehr. Die Beeinträchtigung der Leistungsfähigkeit am Tag sollte man also in jedem Fall ernst nehmen und in einem Schlaflabor abklären lassen. Verschiedene Schlafstörungen gehen häufig mit einer erhöhten Tagesmüdigkeit einher.

▶　　Pathologische Müdigkeit bzw. Schläfrigkeit kann die eigene Person oder die Umwelt gefährden.

Mit erhöhter Tagesschläfrigkeit assoziierte Schlafstörungen
- Narkolepsie
- Idiopathische Hypersomnie
- Schlafbezogene Atmungsstörungen
- Restless-legs-Syndrom bzw. periodische Beinbewegungen im Schlaf
- Schichtarbeitssyndrom
- Schlafmangelsyndrom
- Insomnie bei Depression

Darüber hinaus kann eine erhöhte Tagesschläfrigkeit auch eine Nebenwirkung von Medikamenten sein. Im psychopharmakologischen Bereich ist dies vor allem bei einigen Antidepressiva oder Neuroleptika der Fall. Wenn sich keine direkten plausiblen Ursachen für die pathologische Schläfrigkeit eruieren lassen, sollte differenzialdiagnostisch an eine Hypersomnie zentralnervösen Ursprungs gedacht werden.

Die Fatigue ist ein Sonderfall, der Begriff stammt ursprünglich nicht aus der Schlafmedizin und wird nicht einheitlich verwendet. Die Fatigue wird oft im Zusammenhang mit Krebserkrankungen beschrieben und meint einen als quälend empfundenen Zustand der Erschöpfung und Müdigkeit. Das „chronic fatigue syndrome", auch myalgische Enzephalomyelitis genannt, ist hingegen ein Verbund verschiedener Symptome wie Erschöpfung, Konzentrationsstörungen und diffusen Schmerzen ohne lokalisierbare Ursache. In der Schlafmedizin wird Fatigue nicht diagnostiziert.

Zur Messung der Müdigkeitssymptome stehen der Schlafmedizin verschiedene Verfahren zur Verfügung, von Fragebögen bis hin zur polysomnographische Messung von Tagschlafepisoden (Kap. 10).

1.2.12　Veränderungen des Schlafes im Lebensalter

Patienten sprechen häufig von „früher" als Referenz für guten Schlaf und fügen dann hinzu, dass der Schlaf mit dem Alter ja schlechter wird. Was ist dran an dem schlechten Schlaf im Alter?

Neugeborene und Säuglinge zeigen einen polyphasischen Schlaf mit einer ungefähren Gesamtdauer von 14–18 h. Das Gehirn schafft es noch nicht, über längere Zeit durchgehend wach zu bleiben, in der Nacht schläft ein einjähriges Kind ungefähr 12 h. Je reifer das Gehirn entwickelt ist, desto länger kann das Kind tagsüber wach bleiben. Die Schulreife ist in der Regel dann erreicht, wenn kein Mittagsschlaf mehr notwendig ist, in der Regel im Alter von ca. 5 oder 6 Jahren.

Neben dem physiologischen Schlafbedürfnis, welches sich vor allem in den frühen Lebensjahren über die Lebensspanne ändert, gibt es jedoch viele kulturelle Einflüsse. Schon in der frühen Kindheit beginnt die kulturelle Überformung des Schlafes, angefangen mit dem sogenannten Co-Sleeping, das je nach Kultur verpönt oder als normal gilt. Co-Sleeping bedeutet, dem anderen während des Schlafes so nah zu sein, dass sensorische Reize wahrgenommen werden können (z. B. Berührung) und auf sie reagiert werden kann. Bis in das 20. Jahrhundert war Co-Sleeping in Deutschland eine unvermeidbare Notwendigkeit, da soziale Gegebenheiten keine Alternative zuließen. Es gibt keine Studien, die zeigen, dass dieses Verhalten psychische oder körperliche Nachteile hätte.

Die größten interindividuellen Veränderungen erfolgen in der Pubertät. Hier zeigen sich Unterschiede zwischen Kurz- und Langschläfern, zwischen Morgen- und Abendtypen und hier entwickeln sich bereits die ersten Schlafstörungen, zum Beispiel hypersomnische Syndrome oder auch Insomnien.

Der Schlaf der meisten berufstätigen Erwachsenen ist an den Arbeitsrhythmus angepasst mit etwas weniger Schlaf unter der Woche und etwas mehr am Wochenende. Mit dem Austritt aus dem Berufsleben verändern sich für viele die Schlafgewohnheiten und damit auch der Schlaf. Es kommt oft zu einer leichten Verschiebung des Schlaf-Wach-Rhythmus oder zu einer Verlängerung der Bettzeiten. Hier ist eine wesentliche Quelle für die Entstehung von verhaltensbedingten Schlafstörungen zu sehen. Schlaf wird also nicht zwangsläufig schlechter mit dem Alter, es gibt Senioren mit einem sehr robusten Schlaf. Allerdings erhöht sich die Wahrscheinlichkeit, dass schlafstörende Faktoren auftreten, mit dem Alter. Hierzu gehören Erkrankungen der Skelettmuskulatur, die Schmerzen verursachen, schlafbezogene Atmungsstörungen oder motorische Störungen. Ein wichtiger Faktor ist hier mit Sicherheit auch die nachlassender Schlafhygiene wegen einer fehlenden Alltagsstruktur.

> Der Schlaf kann sich mit dem Alter in die eine oder andere Richtung verändern, in der Regel wird er aufgrund häufigerer körperlicher Erkrankungen oder mangelnder Schlafhygiene schlechter. Man kann aber nicht von einer automatischen Verschlechterung des Schlafes mit höherem Lebensalter ausgehen.

1.2.13 Chronotypen

In der Schlafmedizin werden drei Chronotypen unterschieden: der Abend- und der Morgentyp sowie der Normaltyp. Die Definition der Typen ergibt sich aus dem Zeitpunkt des Leistungshochs, der Wachheit und der Schlafpräferenz. Dabei spielen auch hormonelle und physiologische Parameter, wie zum Beispiel die Körpertemperatur, eine Rolle. Die Verteilung dieser Chronotypen entspricht einer Normalverteilung.

Der **Abendtyp** wird gegen Abend immer wacher, kann in den Abendstunden die beste Leistung erbringen und hat Schwierigkeiten, früh aufzustehen. Der **Morgentyp** hat Probleme, abends lange wach zu bleiben, empfindet dies als quälend und hat sein Leistungshoch in den Morgenstunden. Diese Extremtypen sind sehr selten und haben in der Regel kaum pathologische Relevanz. Dies ist nur dann der Fall, wenn eine Anpassung an die zeitlichen Gegebenheiten nicht möglich ist. Problematisch kann es werden, wenn äußere Gegebenheiten mit der chronobiologischen Präferenz kollidieren, etwa bei Berufen und Tätigkeiten, in denen vor allem in den Morgenstunden Leistung abverlangt wird, oder bei Schichtarbeit. Morgen- und Abendtypen können sich in der Regel relativ gut anpassen, fallen aber unter „zeitgeberreduzierten" Bedingungen, zum Beispiel im Urlaub, wieder in das alte Muster.

Jugendliche sind diesbezüglich eine Ausnahme. In der Regel sind sie aus sozialen Gründen eher Abendtypen, da hier die „angenehmeren" Aktivitäten zeitlich angesiedelt sind. Die Diagnose „Abendtyp" bei einem Kind, das gerne verschläft, sollte daher zurückhaltend gestellt werden. In der Regel findet mit dem Alter eine Verschiebung der chronobiologischen Präferenz statt. Während Jugendliche unter „zeitfreien" Bedingungen, also ohne Wecker, in den Tag hinein schlafen und dann immer später ins Bett gehen, tendieren alte Menschen dazu, früher ins Bett zu gehen und früh zu erwachen, ein Fakt, der sicherlich auch mit verminderten sozialen Stimuli im Alter erklärt werden kann. Wenn die Bettzeiten dann nicht angepasst werden, können Schlafstörungen entstehen. Eine rein biologische Ursache für diese Verschiebung bzw. für die Festlegung, ob ein Mensch zu dem einen oder dem anderen Chronotyp tendiert, ist noch nicht bekannt.

Der Chronotyp lässt sich gut erfragen: „Wenn Sie die ideale Arbeitszeit für sich wählen könnten, welche wäre dies?" Oder: „Wann sind Sie am leistungsfähigsten?" Zur Messung des Chronotyps gibt es einen standardisierten Fragenbogen (siehe Kap. 10).

▶ Achtung, nicht jeder, der gerne lieber morgens oder lieber nachts arbeitet, ist ein extremer Chronotyp! Es gibt einen Fragebogen zur Festlegung des Chronotyps, im Zweifelsfall bringt eine polysomnographische Untersuchung mehr Klarheit.

1.2.14 Auswirkungen von Schlafmangel auf die Gesundheit

Schlafmangel und seine Auswirkungen haben seit einigen Jahren enorme mediale Aufmerksamkeit erhalten, nicht immer zum Vorteil der Betroffenen. Schlagzeilen, wie „Schlafmangel macht dumm" oder „Schlafmangel macht dick", verstärken bei vielen Personen mit Insomnie schlafbezogene Ängste. Allerdings entsprechen die medialen Informationen über die Folgen von Schlafmangel nicht immer dem aktuellen wissenschaftlichen Standard. Bezüglich des Körpergewichts konnte beispielsweise nachgewiesen werden, dass Insomniepatienten eher schlanker als die vergleichbare Normalbevölkerung sind. In der Tat gibt es Langzeit- und große Kohortenstudien, die zeigen, dass Personen, die weniger als 5 h schlafen, eine erhöhte Mortalität und ein erhöhtes Risiko für Übergewicht und kardiovaskuläre Erkrankungen zeigen. Das Gleiche wurde jedoch auch für Personen gefunden, die überdurchschnittlich viel schlafen. Die Gründe hierfür sind noch nicht vollständig erforscht.

Aber was bewirkt der Schlafmangel? Es gibt einige wenige Fallstudien aus dem 20. Jahrhundert, in denen extremer Schlafmangel dokumentiert wurde. In keiner dieser Studien ergab sich ein Hinweis auf ernsthafte körperliche oder psychische Schäden. Dabei wurden Schlafdeprivationsexperimente durchgeführt, die über Tage andauerten. Der vielfach angeführte Schlafmangel als Foltermethode ist mit Schlafmangel unter normalen Bedingungen nicht vergleichbar. Es gibt zwar wissenschaftlich Hinweise, dass zu kurzer Schlaf zu einer Erhöhung des Risikos für kardio- und zerebrovaskuläre Erkrankungen führen könnte, allerdings steht die Forschung hier erst am Anfang.

Fakt ist jedoch, dass zu wenig Schlaf zu einer erhöhten Einschlafgefahr, Verstimmungen und Konzentrationsstörungen führen kann. Schlafmangel kann also ein Risikofaktor für die Steuerungsfähigkeit im Straßenverkehr oder bei anderen wichtigen Aufgaben sein. Schlafmangel kann auch psychische Störungen, wie zum Beispiel Depression en, verschlechtern. Fakt ist auch, dass es tatsächlich Schlafstörungen gibt, die unbehandelt zu schwerwiegenden Erkrankungen führen können. Hierzu gehört in erster Linie das Schlafapnoesyndrom, das unbehandelt mit einem erhöhten Risiko für Herz-Kreislauf-Erkrankungen führen kann, insbesondere zu Schlaganfällen oder Herzinfarkten.

In der ärztlichen Beratung ist es wichtig, dem Patienten einerseits irrationale schlafbezogene Ängste zu nehmen, andererseits die Schlafstörung als solche ernst zunehmen. Eine Schlafstörung gehört behandelt, gerade weil die kurzfristigen Folgen von Schlafmangel erheblich sein können.

Macht Schlafmangel krank?
- Inwieweit kurzer Schlaf einen Risikofaktor für Übergewicht oder Mortalität darstellt, ist wissenschaftlich noch nicht geklärt.
- Man sollte insomnische Beschwerden ernst nehmen, aber keine irrationalen Befürchtungen über langfristige Folgen verstärken.
- Es gibt allerdings unbehandelte Schlafkrankheiten, die mit einem erhöhten Risiko für kardiovaskuläre Erkrakungen einhergehen; hierzu gehört vor allem das Schlafapnoesyndrom.
- Außerdem führt Schlafmangel zu Müdigkeit und Konzentrationsstörungen, was bei bestimmten Tätigkeiten fatale Folgen haben kann.

1.2.15 Mittagsschlaf ja oder nein?

Der Mittagsschlaf gehört in vielen südlichen Ländern aufgrund der großen Hitze zum Alltag. Die Siesta ist weniger eine kulturelle Eigenheit als eher eine gesundheitliche Notwendigkeit aufgrund hoher Temperaturen. Ruhe im Schatten ist in der enormen Mittagshitze in vielen Ländern einfach gesundheitlich sinnvoll. Auch zur produktiveren Nutzung der kühlen Nachtstunden bietet sich ein biphasisches Schlaf-Wach-Muster an, mit einer Mittagsruhe und einer kürzeren Nachtschlafperiode. Studien zeigen, dass es in südlichen Ländern eine niedrigere Prävalenz von Schlafstörungen gibt, diese Lebensweise ist dem Schlaf also nicht abträglich.

Im Zuge der allgemeinen Industrialisierung und vor allem der technischen Modernisierungen in Bezug auf die Klimatisierung von Räumen dürften sich auch die Schlafgewohnheiten in diesen Regionen verändert haben. Studien diesbezüglich stehen jedoch noch aus. Der Mittagsschlaf war in unseren Breitengraden ein Zeichen von Luxus, man konnte es sich unter Umständen „leisten", mittags zu schlafen. Mit der Industrialisierung mussten sich die Arbeiter an die neuen Maschinen anpassen. Während der Mittagsschlaf Ende des letzten Jahrhunderts fast ganz aus der Mode kam, wurde er als Nap wieder gesellschaftsfähig. Das kurze Schläfchen ist heute weniger ein Zeichen der Muße, sondern eher eine Möglichkeit der raschen Regeneration. Biphasischer Schlaf kann allerdings bei Personen mit einer Insomnie den Nachtschlaf verschlechtern. Bei einer unbehandelten Insomnie sollte von daher auf einen Mittagsschlaf, so wie auch Tagschlaf überhaupt, verzichtet werden.

Chronobiologisch gesehen gibt es ein gut untersuchtes Mittagstief, vor allem was Aufmerksamkeit und damit verwandte Fähigkeiten betrifft. Die Evidenz für oder gegen einen Mittagsschlaf rein aufgrund wissenschaftlicher Ergebnisse ist noch nicht erbracht. Bei Schichtarbeit kann Mittagsschlaf sinnvoll eingesetzt werden, um einen zu hohen Schlafdruck abzubauen.

Wie sollte der Mittagsschlaf durchgeführt werden? Der Mittagsschlaf kann auch in entspannter Sitzposition durchgeführt werden. Man sollte auf jeden Fall einen Wecker stellen, damit 30 min nicht überschritten werden. Man kann allerdings auch einen kürzeren Nap einlegen. Wichtig ist die Vorgabe, nicht schlafen zu müssen, sondern sich vor allem zu entspannen.

Fakten über den Mittagsschlaf
- Mittagsschlaf ist ein Zeichen von mentaler und körperlicher Entspannung.
- Mittagsschlaf ist trainierbar.
- Mittagsschlaf schwächt den Schlafdruck am Tag ab, kann somit akuten Schlafmangel ausgleichen. Er kann aber auch einen negativen Effekt auf den nachfolgenden Nachtschlaf haben.

1.3 Schlafmedizinische Klassifikationssysteme

Die schlafmedizinische Klassifikation ist grundsätzlich in die internationalen Klassifikationssysteme ICD-10 (International Classification of Diseases) und das DSM-5 (Diagnostic and Statistical Manual of Mental Disorders) integriert. In beiden Klassifikationssystemen gab es erst kürzlich eine Revision. Die ICD-11 wurde im Mai 2019 verabschiedet und wird voraussichtlich im Januar 2022 in Kraft treten. Bei der ICD-10 wird in der Codierung der Schlafdiagnosen der interdisziplinäre Charakter der Schlafmedizin deutlich. Einige Schlafstörungen sind im Bereich der psychischen Störungen klassifiziert, andere bei den internistischen oder neurologischen Störungen. Tab. 1.1 zeigt die Zuordnung der wichtigsten Schlafstörungen mit ihren Diagnoseschlüsseln nach ICD-10. Die erste eigenständige Klassifikation der Schlafstörungen (International Classification of Sleep Disorders) erschien 1979. 2014 erfolgte die zweite Revision dieser Klassifikation mit einer Neuauflage (ICSD-3).

1.3.1 ICD-10

In der ICD-10 bezeichnet die F51-Gruppe „nicht organische Schlafstörungen". Hier sind Schlafstörungen beschrieben, bei „denen emotionale Ursachen einen primären Faktor darstellen". Hierzu gehören die „nicht organische Insomnie", die „nicht organische Hypersomnie", die „nicht organische Störung des Schlaf-Wach-Rhythmus", „Schlafwandeln", „Pavor nocturnus" und „Albträume". Die Schlafstörungen sind in der F-Gruppe der Klassifikation eingebettet, welche Verhaltensauffälligkeiten mit körperlichen Störungen oder Faktoren beschreibt.

Eine weitere Gruppe, nämlich diejenigen mit „organischem Ursprung von Schlafstörungen", findet sich bei der ICD-10 in der G-Gruppe wieder, so zum Beispiel das Kleine-Levin-Syndrom, die Narkolepsie, die schlafbezogenen Atmungsstörungen oder das Restless-legs-Syndrom. Schließlich sind noch pädiatrische Schlafstörungen in der entsprechenden Gruppe klassifiziert.

1.3.2 DSM-5

Das amerikanische Pendant zur ICD-10 für psychische Störungen, das Diagnostic and Statistical Manual of Mental Disorders, wurde ebenfalls erst kürzlich revidiert und gilt seit Mai 2013. Eine wesentliche Änderung bei der Klassifikation der Schlafstörungen betrifft die Insomnie. Die Trennung zwischen primärer und sekundärer Insomnie ist nun aufgehoben, unter anderem weil eine Ursache in vielen Fällen nicht eindeutig eruierbar ist. Die Insomnie sollte nun ein eigenständiges Ziel therapeutischer Intervention sein und nicht mehr nur symptomatisch behandelt werden. Die DSM-5 spielt im klinischen Alltag der deutschen Ärzteschaft kaum eine Rolle und wird daher hier nicht weiter berücksichtigt.

Tab. 1.1 Auswahl der häufigsten Schlafstörungen nach den Internationalen Klassifikationen ICD-10 und ICSD-3

Gruppe	ICSD-3	ICD-10
Insomnien	Chronische Insomnie Insomnie	F51.0 Nicht organische Insomnie
Schlafbezogene Atmungsstörungen	Obstruktives Schlafapnoesyndrom Zentrales Schlafapnoesyndrom Schlafbezogene Hypoventilationsstörungen Schlafbezogene hypoxämische Störungen	G47.31 Obstruktives Schlafapnoesyndrom G47.30 Zentrales Schlafapnoesyndrom G47.32 Schlafbezogene Hypoventilationsstörungen
Hypersomnien	Narkolepsie Typ 1 Narkolepsie Typ 2 Idiopathische Hypersomnie Kleine-Levin-Syndrome Hypersomnie aufgrund einer Erkrankung Hypersomnie mit psychiatrischer Störung Schlafmangelsyndrom	G47.4 Narkolepsie F51.1 Nichtorganische Hypersomnie F51.8 Schlafmangelsyndrom
Chronische Schlaf-Wach-Rhythmus-Störungen	Verzögertes Schlaf-Wach-Rhythmus-Störung Vorgezogene Schlaf-Wach-Rhythmus-Störung Schichtarbeit Jetlag	G47.2 Störungen des Schlaf-Wach-Rhythmus G47.2 Vorgezogene Schlaf-Wach-Rhythmus-Störung F51.2 Nicht-organische Störung des Schlaf-Wach-Rhythmus
Parasomnien	Schlafwandeln Pavor nocturnus Schlafbezogene Essstörung „REM sleep behaviour disorder" Schlafparalyse Albträume	F51.3 Schlafwandeln F51.4 Pavor nocturnus F51.8 Schlafbezogene Essstörung G47.8 „REM sleep behaviour disorder" G47.4 Schlafparalyse F51.5 Albträume
Schlafbezogene Bewegungsstörungen	Restless-legs-Syndrom Periodische Beinbewegungen im Schlaf Bruxismus Einschlafzuckungen Schlafstörungen durch rhythmische Bewegungen im Schlaf	G 25.81 Restless-legs-Syndrom G 25.80 Periodische Beinbewegungen im Schlaf F 45.8 Bruxismus F 98.4 Schlafstörungen durch rhythmische Bewegungen im Schlaf

1.3.3 ICSD-3

Die International Classification of Sleep Disorders teilt die Schlafstörungen in 4 Abschnitte ein: Störungen des Ein- und Durchschlafens, Störungen übermäßiger Tagesschläfrigkeit, gestörter Schlaf-Wach-Rhythmus und Parasomnien. Die revidierte Fassung erschien 2005 und beschreibt 8 Gruppen von Schlafstörungen.

Die größere Differenzierung der Diagnosen im Gegensatz zur ICD-10 fällt sofort ins Auge. Für den Nicht-Schlafmediziner sind diese Diagnosen nicht unbedingt nachvollziehbar, die Einteilung nach ICD-10 ist vollkommen ausreichend. Für Somnologen und Schlafmediziner bildet diese Klassifikation jedoch die diagnostische Grundlage.

2014 ist die ICSD-3 erschienen. Hier haben sich vor allem Änderungen in der Klassifikation der Insomnien ergeben, wobei jetzt zwischen chronischen und Kurzzeitinsomnien unterschieden wird. Die Mindestdauer einer chronischen Insomnie beträgt jetzt 3 Monate. Auch bei den Hypersomnien hat sich eine Änderung ergeben. Die „Hypersomnien zentralnervösen Ursprungs" der Vorgängerversion werden nun „zentrale Störungen mit Tagesschläfrigkeit" genannt. Die Narkolepsien werden in Typ 1 und 2 eingeteilt, je nachdem ob Kataplexien vorhanden sind (Typ 1) oder nicht. In Tab. 1.1 werden Schlafstörungen nach Untergruppen eingeteilt dargestellt, zum einen eine Auswahl nach der neuen Einteilung der ICSD-3 und zum anderen die Schlafstörungen komplett nach ICD-10.

1.3.4 Komorbidität zwischen verschiedenen Schlafstörungen

Unterschiedliche Schlafstörungen können komorbid auftreten, wobei die Zuordnung der Symptome teilweise schwierig ist. Das DSM-5 hat die Unterteilung primär und sekundär bezüglich der Insomnie abgeschafft. In der ICD gibt es diese Unterteilung grundsätzlich nicht. Die Frage der Komorbidität zweier oder mehrerer Schlafstörungen ist insbesondere in der klinischen Praxis von besonderer Wichtigkeit, da hier Komorbiditäten oft übersehen werden. Zeigen sich beispielsweise Apnoen, werden Durchschlafstörungen zunächst als Folge davon gesehen. Dass darüber hinaus auch eine Insomnie bestehen kann, wird oft nicht bedacht. Dabei haben Studien gezeigt, dass eine komorbide Insomnie die Therapie einer Schlafapnoe mit CPAP deutlich erschweren kann. Patienten mit einer Insomnie können alleine wegen ihrer Einschlafängste schon abweisend auf eine CPAP-Therapie reagieren. Andererseits kann bei einer Insomnie auch eine organisch bedingte Schlafstörung unentdeckt bleiben. Jüngere Studien haben gezeigt, dass schlafbezogene Atmungsstörungen oft bei Frauen übersehen werden. Der Anteil an unerkannten schlafbezogenen Atmungsstörungen bei Patienten mit einer Insomnie liegt bei ca. 20 %. Grundsätzlich kann man dieses Problem umgehen, indem systematisch bei gestörtem Schlaf eine schlafbezogene Atmungsstörung oder periodische Beinbewegungen im Schlaf ebenfalls abgefragt werden (Kap. 10). Spätestens bei einer Therapieresistenz sollte auch nach anderen Schlafstörungen gefragt werden (Tab. 1.2). Eine sehr häufige Komorbidität sind schlafbezogene Atmungsstörungen und Restless-Legs-Symptome beziehungsweise periodische Beinbewegungen im Schlaf. Auch hier kann eine Schlafstörung, zum Beispiel die periodischen Beinbewegungen im Schlaf, eine Ursache für persistierende Tagesmüdigkeit bei einer behandelten Schlafapnoe sein.

Tab. 1.2 Häufige Komorbiditäten bei schlafmedizinischen Krankheitsbildern

Leitsymptome	Mögliche Komorbiditäten
Durchschlafstörungen	Insomnie und Schlafapnoesyndrom Insomnie und periodische Beinbewegungen im Schlaf Schlafapnoesyndrom und periodische Beinbewegungen im Schlaf
Einschlafstörungen	Insomnie und Restless-legs-Syndrom
Schnarchen	Schlafapnoe- und Restless-legs-Syndrome Schlafapnoe und periodische Beinbewegungen im Schlaf Schlafapnoe und Insomnie
Albträume	Albträume und periodische Beinbewegungen im Schlaf Albträume und Schlafapnoesyndrome
Schlafwandeln	Schlafwandeln und Pavor nocturnus Schlafwandeln und periodische Beinbewegungen im Schlaf
Tagesschläfrigkeit	Narkolepsie und periodische Beinbewegungen im Schlaf Narkolepsie und „REM sleep behaviour disorder" Narkolepsie und Schlafapnoesyndrom

Die insomnische Störung

2

Tatjana Crönlein

Die Insomnie gehört zu den häufigsten Störungen in der Medizin. Während insomnische Beschwerden bei ca. 30 % der Bevölkerung bestehen, ist die nichtorganische Insomnie bei 6 % der Bevölkerung zu finden. Diese bezeichnet die Störung des Einschlafprozesses in Abwesenheit einer organischen oder externen Ursache und geht in der Regel mit einer erhöhten Fokussierung auf die Schlafstörung und einer erheblichen Beeinträchtigung der Tagesbefindlichkeit einher. Das Krankheitsbild hat sich in den letzten Jahrzehnten bezüglich der Klassifikationskriterien gewandelt. Während es früher als primäre Insomnie bezeichnet wurde, hat sich nun in Anlehnung an die DSM-V der offizielle Begriff der insomnischen Störung durchgesetzt. Die insomnische Störung zeichnet sich grundsätzlich durch eine gute Prognose und Behandelbarkeit aus. Für die Therapie stehen eine Reihe von pharmakologischen Substanzen sowie gut evaluierte verhaltenstherapeutische Programme zur Verfügung. In den Programmen lernt der Betroffene, ohne Medikamente wieder in den Schlaf zu finden.

2.1 Epidemiologie

Prävalenzzahlen zur Insomnie hängen von den zugrunde liegenden Diagnosekriterien ab, die je nach Klassifikation (ICD-10 oder DSM-5) leicht variieren können. Die Häufigkeit transienter Insomnien kann bis zu 35 % der Bevölkerung betragen, ca. 6 % der Bevölkerung erfüllen die Kriterien einer klinisch relevanten insomnischen Störung. Unter Insomnien leiden mehr Frauen als Männer. Sie zeigen sich meist im mittleren Alter, häufiger Beginn sind die Wechseljahren oder der Abschluss der Berufstätigkeit mit Wegfall der täglichen Arbeitsstruktur. Sie können jedoch in jedem Alter und auch schon bei Kindern auftreten.

▶ Ungefähr 5 % der Bevölkerung erfüllen die Kriterien einer insomnischen Störung.

© Springer-Verlag GmbH Deutschland, ein Teil von Springer Nature 2020   31
T. Crönlein et al., *Schlafmedizin 1x1*, https://doi.org/10.1007/978-3-662-60406-9_2

2.2   Symptomatik

Ein- und Durchschlafstörungen sind allen Menschen mehr oder weniger bekannt, und sei es auch nur im Vorfeld eines aufregenden Ereignisses. Diese „Schlafstörungen" gelten als Normvarianten ohne näheren Krankheitswert oder als Befindlichkeitsstörung. Gestörter Schlaf bedeutet also nicht zwangsläufig Insomnie. Personen mit einer insomnischen Störung haben andere Symptome als Menschen, die wenig schlafen. Dies zeigen diverse wissenschaftliche Studien an gesunden Schlafdeprivierten. Während Gesunde mit gestörtem Schlaf typische Zeichen von Schlafmangel aufweisen, nämlich eine erhöhte Tagesschläfrigkeit und ein Nachlassen der Leistungsfähigkeit, sind Insomniepatienten unfähig, den verlorenen Schlaf tagsüber nachzuholen, und sind trotz des schlechten Schlafes noch relativ leistungsfähig. Insomniepatienten zeigen also keine Zeichen einer erhöhten Schläfrigkeit am Tag, sondern eher Zeichen einer erhöhten Anspannung. Die Symptome der Insomnie unterscheiden sich somit von jenen eines akuten Schlafmangels.

Wesentliche Symptome der insomnische Störung
- Probleme mit dem Einschlafen (auch mit dem Wiedereinschlafen bei nächtlichem Aufwachen)
- Schlaf ist auch unter optimalen Bedingungen gestört
- Starke Fokussierung auf die Schlafprobleme, die Schlafstörung ist die Hauptbeschwerde
- Anspannung und innere Unruhe
- Angst vor den Folgen der Schlafstörungen
- Starke Müdigkeit und ständige Erschöpfung
- Konzentrationsstörungen

Typischerweise wird eine quälend lange Einschlaf zeit erlebt, auch nach einem Wiederaufwachen in der Nacht. **Die Insomnie ist also hauptsächlich eine Einschlafstörung.** Die Einschlafstörung besteht unabhängig von den Tagesereignissen und scheint durch keine Regelhaftigkeit voraussagbar zu sein. Die Schlafstörung besteht auch bei optimalen Bedingungen, zum Beispiel im Urlaub.

Fallbeispiel
Herr D. kann nicht einschlafen, auch im Urlaub nicht. Er hat schon alles versucht, ist gewandert und Fahrrad gefahren, er hat sich richtig ausgepowert. Während alle anderen schlafen können, ist er wach – und verzweifelt.

Es ist ein Charakteristikum der Insomnie, dass der verlorene Schlaf auch tagsüber nicht willentlich nachgeholt werden kann, ungewolltes Einnicken in monotonen Situationen kann jedoch vorkommen. Tagsüber sind Patienten matt, erschöpft und vermindert belastbar (körperlich und geistig).

Bei zunehmender Dauer der Störung rücken der gestörte Schlaf und die Sorge um die Folgen immer weiter in den Lebensmittelpunkt. Stress und vermeintlich schlafstörende Ereignisse werden vermieden. Durch mangelndes Verständnis der Umwelt („Ich habe auch manchmal schlechte Nächte") oder durch übertriebene Sorge („Das kann doch nicht gesund sein") fühlen sich Betroffene oft unverstanden und isoliert. Durch die Zentrierung der Aufmerksamkeit auf die Schlafstörung erhöht sich der Erwartungsdruck auf den Schlaf noch weiter. Schlaf wird immer unnatürlicher und immer angstbesetzter.

Neben der Unfähigkeit zu schlafen und der vermehrten Sorge um den Schlaf besteht bei Insomniepatienten oft eine erhöhte Angst vor den Folgen des Schlafmangels. Die Sorge kann so stark werden, dass sich ein sekundäres depressives Syndrom bildet.

Fallbeispiel

Frau Z. weint im Gespräch, sie kann nicht schlafen und fühlt sich auch nicht mehr leistungsfähig. Dabei kann sie sich Fehler in ihrem Beruf als Ärztin nicht leisten. Sie bemüht sich wirklich, alles richtig zu machen, ohne Erfolg. Sie hat Angst um ihre Zukunft.

Insomniepatienten sind schon wegen dieser Besorgnis sehr therapiemotiviert und in der Regel relativ gut informiert. Trotz des hohen Leidensdrucks sind die meisten Patienten mit einer Insomnie Schlafmitteln gegenüber eher misstrauisch eingestellt. Sie befürchten Nebenwirkungen und Abhängigkeit. Andererseits befürchten sie auch die Folgen von zu wenig Schlaf. So kommen oft ungewöhnliche Arten der Hypnotikaeinnahme zustande: Teilweise werden die Tabletten halbiert oder geviertelt oder auch mitten in der Nacht genommen.

Fallbeispiel

Frau H. möchte eigentlich keine Medikamente. Sie hat die Abhängigkeit schon bei ihrer Mutter beobachtet. Um dies zu vermeiden, versucht sie es immer wieder ohne Schlafmittel. Wenn es dann nicht klappt, nimmt sie doch wieder etwas. Meist teilt sie die Tablette oder viertelt sie. Wenn sie nachts aufwacht und nicht schlafen kann, nimmt sie die andere Hälfte.

Symptome der nicht-organischen Insomnie nach ICD-10-GM

A. Klagen über Einschlafstörungen, Durchschlafstörungen oder eine schlechte Schlafqualität ohne erfrischende Wirkung

B. Die Schlafstörungen treten mindestens dreimal pro Woche während mindestens eines Monats auf.

C. Die Schlafstörungen verursachen entweder einen deutlichen Leidensdruck oder wirken sich störend auf die alltägliche Funktionsfähigkeit aus.

D. Verursachende organische Faktoren fehlten, wie z. B. neurologische oder andere somatische Krankheitsbilder, Störungen durch Einnahme psychotroper Substanzen oder eine Medikation.

2.3   Formen der Insomnie

2.3.1   Alte und neue Klassifikation

In der ICD-10-GM wird die nichtorganische Insomnie zusammen mit den nichtorganischen Schlafstörungen unter F51 eingeordnet. Die Insomnie (F51.0) sollte dann klassifiziert werden, wenn sie im Vordergrund der Beschwerden steht, das bedeutet, dass sie das Krankheitsbild beherrscht.

Die frühere Version der Internationalen Klassifikation für Schlafstörungen (ICSD-2) sah unterschiedliche Subtypen der Insomnie vor: psychoreaktive Insomnie, psychophysiologische Insomnie, paradoxe Insomnie, Insomnie bei psychiatrischer Erkrankung und Insomnie durch Substanzmittelgebrauch. Unter einer psychoreaktiven Insomnie wurde eine Schlafstörung im Sinne einer vegetativen Stressreaktion verstanden, psychoreaktive Insomnien treten also im Rahmen einer Krisensituation auf. Die psychophysiologische Insomnie hingegen kann auch ohne nachvollziehbaren Grund auftreten und wird durch eine wechselseitige Beeinflussung physiologischer Anspannung, dysfunktionalem Denken und gestörtem Schlaf aufrechterhalten. Die psychophysiologische Insomnie wurde schon in der Diagnostic Classification of Sleep and Arousal Disorders 1979 beschrieben und bezeichnet am ehesten die Ätiopathogenese der Insomnie. Sie hat sich bis heute als Prototyp auch in den Modellvorstellungen gehalten. Unter einer paradoxen Insomnie wurde eine Schlafwahrnehmungsstörung verstanden, die weiter unten beschrieben wird. Diese nosologische Unterteilung hat sich jedoch im klinischen Gebrauch als nicht praktikabel erwiesen.

Eine weitere jüngere Änderung betraf die Einteilung in primäre und sekundäre Insomnien, die in der DSM-V aufgegeben wurde. Bei beiden Formen zeigen sich typische klinische Charakteristika, die letztendlich auf dieselben therapeutischen Verfahren ansprechen. In der ICSD-3 wird zwischen akuter und chronischer Insomnie differenziert. Für die ärztliche Praxis ist eine Einteilung relevant, die den unterschiedlichen Schweregraden einer Insomnie Rechnung trägt (Tab. 2.1).

Tab. 2.1 Verlaufsformen der Insomnie

Form	Kurzbeschreibung
Akute Form	Kurzer Zeitraum der Schlafstörung, in der Regel mit erinnerbarem Auslöser oder Beginn
Chronische Form	Schlafstörung unabhängig von erkennbaren Auslösern, Fixierung auf die Insomnie mit depressiver Überformung (z. B. Gereiztheit, Probleme mit der Konzentration), Beeinträchtigung der Tagesbefindlichkeit. Mindestdauer 3 Monate
Schwere chronische Form	Mindestens ein gescheiterter Therapieversuch wegen Insomnie, Krankschreibungen oder Aufenthalte in psychosomatischen Kliniken wegen der Schlafstörung
Komorbide Form	Mindestens eine andere Erkrankung

2.3.2 Akute Form

Bei der akuten Form finden sich in der Regel Auslöser im psychosozialen Umfeld (Umzug, Trennung, Probleme bei der Arbeit o. ä.), die zu einem erhöhten Stressniveau und somit zu erschwertem Einschlafen führen. Die Patienten zeigen häufig eine eher gedrückte Stimmung und können den Auslöser (manchmal nach einer etwas längeren Exploration) auch thematisieren. Die akute Form kann jedoch auch ohne ersichtlichen Grund auftreten. Die Patienten suchen dann den Arzt auf, weil sie sich die Einschlafstörungen nicht erklären können.

Vorgehen bei akuter Insomnie
- Aufklärung über den Zusammenhang zwischen Belastung, Stress und Insomnie
- Schlafhygienische Maßnahmen
- Schlafprotokoll
- Falls erwünscht, kurzwirksames Hypnotikum oder pflanzliches Präparat
- Wiedervorstellung nach ca. 4 Wochen

Bei dieser Form reichen in der Regel eine Kurzintervention in Form einer Psychoedukation über richtiges Verhalten bezüglich des Schlafes und/oder die Gabe eines Schlafmittels aus. Die Psychoedukation kann auch in Form der Empfehlung eines Ratgebers erfolgen (z. B. der Patientenratgeber der Deutschen Gesellschaft für Schlafforschung und Schlafmedizin, online verfügbar unter www.dgsm.de/patienteninformationen_ratgeber.php). Für die Behandlung der akuten Form bieten sich auch Selbsthilfetherapien an, zum Beispiel in Form von internetbasierten Verfahren. Viele Patienten lassen sich jedoch schon durch die Information beruhigen, dass der gestörte Schlaf eine normale Reaktion auf den Stressor sein kann.

Fallbeispiel

Frau P. ist Studentin, sie ist in den Examensvorbereitungen und setzt sich sehr unter Druck. In den letzten Wochen bemerkt sie, dass sie immer schlechter einschlafen kann und oft zu früh erwacht. Sie kommt dann ins Grübeln und wird immer wacher. Tagsüber fühlt sie sich minderbelastbar, kann sich schlecht konzentrieren und wird immer angespannter. Sie hat allmählich das Gefühl, gar nicht mehr entspannen zu können. Frau P. hat von ihrem Arzt Zopiclon bekommen, außerdem Informationen über den richtigen Umgang mit dem Schlaf. Der Schlaf hat sich durch beide Maßnahmen rasch stabilisiert.

Bei der akuten Form der Insomnie ist eine rasche professionelle Intervention notwendig, um eine Chronifizierung der Störung zu vermeiden.

2.3.3 Chronische Form

Die chronische Form der Insomnie wird in der dritten Revision der Internationalen Klassifikation für Schlafstörungen (ICSD-3) nach einer Mindestdauer von 3 Monaten diagnostiziert; sie kann sich über Jahre hinziehen. Die chronische Insomnie wurde früher psychophysiologische Insomnie genannt. Sie wird häufig durch Stress ausgelöst, verselbstständigt sich dann jedoch. Die Patienten empfinden die fehlenden Auslöser als beängstigend und haben in der Regel das Gefühl, dass mit ihrem „Körper etwas nicht in Ordnung" ist. Folge ist häufig ein erheblicher Verlust an Lebensqualität und subdepressive Symptome. Bei der chronischen Form der Insomnie hat sich bereits ein Teufelskreis aus schlechtem Schlaf, Verminderung der Leistungsfähigkeit, Angst vor den Folgen der Schlafstörung, verstärkter Fokussierung auf den Schlaf und erhöhter Anspannung entwickelt (Abb. 2.1). Die Patienten erleben sich wie gefangen in der vermehrten Beobachtung des Schlafes, den damit verbundenen Ängsten, der erhöhten Anspannung, die sich schließlich als Einschlafstörung weiter manifestiert.

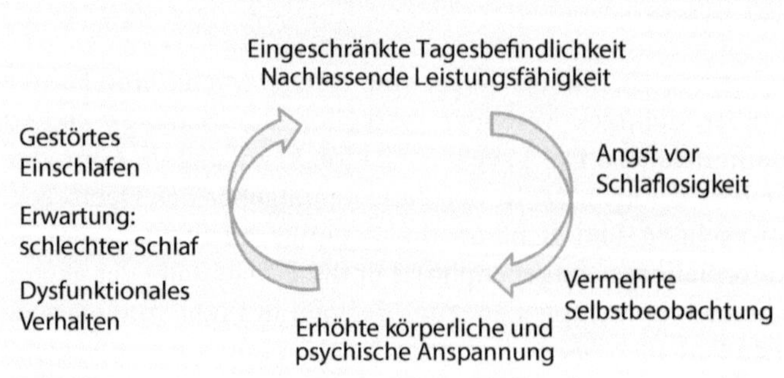

Abb. 2.1 Teufelskreis Insomnie

Vorgehen bei chronischer Insomnie
- Differenzialdiagnostische Abklärung im Falle von
  - Übergewicht
  - Alter über 60 Jahren
  - Depressivität
- Aufklärung über Behandlungsmöglichkeiten: Verhaltenstherapie und Psychopharmakologie
- Falls erwünscht: Empfehlung einer insomniespezifischen Verhaltenstherapie
- Falls erwünscht: pharmakologische Behandlung mit einem Hypnotikum

Bei der chronischen Form ist die kognitive Verhaltenstherapie für Insomnie indiziert (Kap. 8). Zur Überbrückung kann eine Intervalltherapie mit Hypnotika stattfinden oder eine Medikation mit einem sedierenden Antidepressivum, wenn sich bereits depressive Symptome zeigen. Bei der Intervalltherapie kann das Hypnotikum intermittierend genommen werden, beispielsweise kann vereinbart werden, nur an bestimmten Wochentagen und dann nur bei Bedarf das Schlafmittel zu nehmen.

Es sollte auch an mögliche andere schlafmedizinische Ursachen gedacht werden. Zur differenzialdiagnostischen Abklärung empfiehlt es sich hier unter Umständen, den Patienten an ein schlafmedizinisches Zentrum oder einen Schlafmediziner zu überweisen.

Fallbeispiel
Frau H. ist 72 Jahre alt. Seit dem Tod ihres Mannes vor 4 Jahren kann sie nicht mehr einschlafen. Sie sei anfangs mit Zolpidem behandelt worden, worunter sich das Einschlafen zwar verbessert habe, sie habe jedoch noch schlechter geschlafen. Jetzt nehme sie Valdoxan und bei Bedarf eine Tablette Normoc. Der Schlaf ist nicht besser geworden. Sie wurde zur weiteren Abklärung in ein Schlaflabor geschickt, dort wurde ein Schlafapnoesyndrom festgestellt, das nur in Rückenlage auftritt.

2.3.4 Schwere chronische Form

Die schwere chronische Form zeichnet sich durch eine erhebliche Steigerung im Schweregrad aus. Sie ist in dieser Form zwar nicht in der ICSD-3 beschrieben, hat aber therapeutische Konsequenzen im klinischen Alltag und wird deshalb hier aufgeführt. Die Patienten sind dann nur noch eingeschränkt oder nicht mehr arbeitsfähig, leiden unter erheblichen Zukunftsängsten und dies trotz regelmäßiger Hypnotikaeinnahme. In der Regel betonen die Patienten, „alles probiert" zu haben, und beschreiben sich als einen hoffnungslosen Fall. In diesem Stadium kann der

Kontakt zu ihnen schwierig werden, da sie einerseits recht fordernd sind, andererseits dazu neigen, Therapievorschläge zu entwerten.

Zeichen einer schweren chronischen Insomnie
- Nichtansprechen verschiedener Therapeutika
- Chronischer Low-dose-Hypnotikagebrauch
- Patient hat Angst um seine Berufsfähigkeit bzw. die Erfüllung der Alltagspflichten
- Entwicklung sekundärer depressiver Symptome:
  - Hoffnungslosigkeit
  - depressive Verstimmungen oder Gereiztheit
  - sozialer Rückzug

Bei diesen Patienten wird nicht selten die Diagnose einer Depression gestellt. Sie fühlen sich dann unter Umständen missverstanden und wollen keine Antidepressiva nehmen. Auch wenn es schwierig ist, diese beiden Störungen im Querschnitt zu unterscheiden, gibt es Charakteristika, durch welche sich die chronische Insomnie von einer Depression unterscheidet. In der Tat verändern sich Patienten mit einer schweren und chronischen Form der Insomnie spontan bei Verbesserung des Schlafes, während dies bei depressiven Patienten nicht der Fall ist.

In schweren Fällen der Insomnie hat sich eine intensivierte Form der störungsspezifischen Verhaltenstherapie, zum Beispiel im stationären Rahmen, bewährt. Hier werden sowohl diagnostische Maßnahmen, wie zum Beispiel eine Polysomnographie, und eine engmaschige Kontrolle der therapeutischen Maßnahmen durchgeführt. Nicht selten verbergen sich hier unerkannte andere Schlafstörungen, welche die Schlafstörung zusätzlich aufrechterhalten können.

Fallbeispiel
Frau V. hat seit einem Jahr eine Insomnie. Sie ist Mutter zweier schulpflichtiger Kinder und arbeitet als Wissenschaftlerin in einem Pharmaunternehmen. Sie ist durch die Schlafstörung erheblich belastet und wird zunehmend ängstlicher, je mehr sie merkt, dass die Schlafmittel eigentlich nur kurzfristig helfen. Ausgelöst wurde die Insomnie durch eine schwere Erkrankung ihrer Tochter, die mittlerweile jedoch wieder gesund ist. Bei Frau V. dreht sich mittlerweile alles um den gestörten Schlaf und ihre Müdigkeit. Ihr wurde bereits geraten, eine längere Auszeit vom Berufsleben zu nehmen, sie arbeite aber sehr gerne. Nun weiß sie nicht mehr, was sie noch tun kann. Sie kann sich kaum noch freuen und ist immer hoffnungsloser geworden.

In vielen Fällen kann auch ein psychosomatischer Aufenthalt mit Schwerpunkt Schlaftherapie helfen.

2.3.5 Komorbide Form

Die komorbide Insomnie ist eine Insomnie, die mit einem anderen medizinischen Krankheitsbild auftritt, von dem eine wechselseitige Beziehung angenommen werden kann. Dies können sowohl internistische als auch psychiatrische Krankheitsbilder sein. Die komorbide Störung wird dabei nicht als auslösend oder aufrechterhaltend angesehen. Während in den älteren Klassifikationssystemen noch von einer primären und einer sekundären Insomnie ausgegangen wurde, konnte diese Klassifikation aufgrund mangelnder Evidenz nicht aufrechterhalten werden. Gestörtes Ein- und Durchschlafen sind zunächst unspezifische Symptome, die bei allen möglichen Erkrankungen auftreten können; sie sind aber nicht hinlänglich für die Diagnose einer Insomnie. Beispielweise können chronische Schmerzsyndrome Durchschlafstörungen verursachen. Hier sollte jedoch der Schmerz und nicht die Schlafstörung behandelt werden. Die Insomnie wird allein durch das Zusammenspiel von spezifischen psychischen und physiologischen Symptomen aufrechterhalten und kann eben komorbid mit anderen Erkrankungen vorkommen.

Die komorbide Insomnie kann zum Beispiel bei einem behandelten Schlafapnoesyndrom auftreten. Studien haben gezeigt, dass diese Patienten vor allem besorgt wegen ihres Schlafes sind und deswegen schwieriger mit CPAP behandelt werden können. Schlafapnoe Patienten mit einer komorbiden Insomnie zeigen dieselben dysfunktionalen Gedanken und Ängste wie Insomniepatienten.

Das Erkennen der komorbiden Insomnie ist diagnostisch anspruchsvoll und wird oft erst im Verlauf möglich. Auch wenn eine Schlafstörung die Ursache einer Erkrankung zu sein scheint, sollte bei einer Schlafstörung, die trotz Behandlung der anderen Erkrankung persistiert, auch immer an eine komorbide Insomnie gedacht werden.

Fallbeispiel

Herr O. leidet unter Schlafstörungen und ist übergewichtig, außerdem schnarcht er. In einem Schlaflabor wurde ein ausgeprägtes Schlafapnoesyndrom festgestellt. Er wurde auf CPAP eingestellt, hatte leider aber erhebliche Probleme mit der CPAP-Therapie. Er meint, er könne ohnehin nicht schlafen, wie sollte das dann mit dieser Maske im Gesicht funktionieren?

Ein weiteres häufiges Beispiel komorbider Insomnie ist die Depression. Auch hier ist die Unterscheidung schwierig, da Schlafstörungen nahezu regelhaft bei Depressionen auftreten. Wenn die Schlafstörung jedoch persistiert, obwohl die Stimmung sich bereits gebessert hat, sollte auch an eine komorbide Insomnie gedacht werden.

> Im Gegensatz zur klassischen sekundären Insomnie, bei der die zugrunde liegende Ursache alleine behandelt werden kann, sollte bei der komorbiden Insomnie immer auch eine insomniespezifische Behandlung stattfinden.

Eine mögliche Wechselwirkung einer therapeutischen Maßnahme (z. B. eines Hypnotikums bei Vorliegen einer schlafbezogenen Atmungsstörung) mit der jeweilig anderen Störung liegt im Ermessen des Arztes. Grundsätzlich ist es hilfreich, den Patienten über schlafhygienische Maßnahmen zu informieren und bei ausgeprägter Insomnie eine Verhaltenstherapie zu empfehlen. Hier sind die wenigsten unerwünschten Nebenwirkungen auf andere Störungen zu erwarten.

2.3.6　Sonderform der Insomnie: Schlafwahrnehmungsstörung

Schlafwahrnehmung bedeutet die Güte der Einschätzung, ob und wie viel geschlafen wurde. Um dies festzustellen, bedarf es einer Polysomnographie. Schlaf hat eine subjektive und eine physiologisch messbare Ebene. Im Normalfall können wir den Schlaf wahrnehmen, zum Beispiel beim Aufwachen, und auch seine Dauer relativ gut einschätzen. Diese Fähigkeit kann aber auch gestört sein, man findet dann eine Diskrepanz zwischen subjektivem und physiologisch messbarem Schlaf.

Es gibt Patienten, die den physiologisch messbaren Schlaf überhaupt nicht wahrnehmen können. Sie äußern Sätze wie: „Ich war tagelang ohne Schlaf." Oder: „Ich komme einfach nicht mehr in den Schlaf." Diese Insomniepatienten leiden an nahezu totaler Schlaflosigkeit, die jedoch nur subjektiv so empfunden wird. Sie berichten typischerweise, im Bett „nur zu liegen" und „vielleicht zu dösen, aber nicht zu schlafen". Eine Polysomnographie zeigt dann unter Umständen einen allenfalls leicht gestörten Schlaf, teilweise auch völlig ungestörte Schlafprofile. Viele Patienten sind erstaunt bis fassungslos, wenn man sie über die Diskrepanz zwischen dem gemessenen und dem subjektiven Schlaf aufklärt.

Die Schlafwahrnehmungsstörung ist bei fast allen Insomniepatienten in unterschiedlichen Ausprägungsgraden vorhanden. Studien zeigen, dass Insomniepatienten dazu tendieren, den physiologisch messbaren Schlaf zu unterschätzen. Die Unterschätzung kann verschiedene Schweregrade annehmen, von leicht bis zur kompletten Unfähigkeit, Schlafen wahrzunehmen. Es gibt für diese Störung noch kein gesichertes Behandlungskonzept, allerdings verbessern Hypnotika in der Regel die Wahrnehmung des Schlafes. Eine Überprüfung im Schlaflabor ist bei subjektiv kompletter Schlaflosigkeit auf jeden Fall indiziert, da sich ein Großteil der Patienten durch die Aufklärung über ihren objektiv gemessenen Schlaf beruhigen lässt. Nur in seltenen Fällen zeigt die Polysomnographie tatsächlich ein stark gestörtes Schlafprofil. Folgende Symptome sprechen für das Vorliegen einer Schlafwahrnehmungsstörung:

Symptome einer Schlafwahrnehmungsstörung
- Hohe Anzahl an nahezu schlaflosen Nächten
- Relativ milde Tagesbeeinträchtigung
- Fehlendes Einnicken am Tag
- Eingeschränkte Wirkung von Hypnotika
- Vermehrtes Aufzählen von „Beweisen", dass nicht geschlafen wurde

Wovon hängt die Schlafwahrnehmung ab? Man weiß bis heute nicht, warum einige Patienten ihren Schlaf nicht einschätzen können. Studien haben gezeigt, dass eine gezielte Aufklärung der Patienten über ihren individuellen physiologischen Schlaf die Wahrnehmung verbessert. Ein weiterer Grund für die gestörte Wahrnehmung wird in der Fragmentation des Schlafes vermutet. Insomniepatienten zeigen vermehrte Mikrounterbrechungen des Schlafes, und man vermutet, dass der Schlaf deswegen nicht mehr als zusammenhängend und erholsam wahrgenommen werden kann. Schließlich dürften nächtliche längere Wachzeiten eine Rolle spielen, wahrscheinlich können die Schlafzeiten dazwischen nicht mehr wahrgenommen werden.

Wie sollte der Arzt reagieren? Die Störung der Schlafwahrnehmung ist kein Zeichen einer hysterischen Überformung des insomnischen Krankheitsbildes. Sätze wie: „Das bilden Sie sich nur ein" sind nicht hilfreich und zerstören nur das Vertrauensverhältnis zwischen Arzt und Patient. Wichtig ist vielmehr, den Patienten mit dieser Wahrnehmungsstörung ernst zu nehmen. „Die Wahrnehmung des Schlafes bei Insomniepatienten zeichnet sich durch Besonderheiten aus." Oder: „Man weiß, dass Insomniepatienten Probleme haben, den physiologischen Schlaf richtig einzuschätzen."

2.4 Differenzialdiagnostik

2.4.1 Wann besteht der Verdacht auf eine andere Schlafstörung?

Untersuchungen zeigen, dass der Anteil an unerkannten organischen Schlafstörungen bei Patienten mit einer vermeintlich primären Insomnie bei ca. 20 % liegt, dennoch wird die Differenzialdiagnostik bei einer Insomnie leider häufig unterschätzt. Häufige körperliche Ursachen für insomnische Beschwerden sind eine schlafbezogene Atmungsstörung oder periodische Beinbewegungen im Schlaf.

▶ Etwa 20 % der chronischen Insomniepatienten mittleren Alters haben eine unerkannte schlafbezogene Atmungsstörung.

Die Insomnie ist grundsätzlich von unbehandelten organisch bedingten Schlafstörungen und psychiatrischen Störungen abzugrenzen, insbesondere weil eine insomniespezifische Behandlung zu einer Verschlechterung organischer Schlafstörungen führen kann. Beispielsweise kann die Gabe eines Benzodiazepins zu einer Verschlechterung einer schlafbezogenen Atmungsstörung führen. Vor allem bei Patienten mittleren Alters sollte relativ früh im therapeutischen Prozess auch an die Möglichkeit einer unerkannten anderen Schlafstörung gedacht werden. Eine differenzialdiagnostische Abklärung ist bei folgenden Symptomen und Eigenschaften des Patienten indiziert:

Indikationen zur Differenzialdiagnostik
Symptome und Kriterien, die eine weiterführende Differenzialdiagnostik bezüglich einer komorbiden Schlafstörung bei insomnischen Beschwerden nahelegen:

- Übergewicht
- Mittleres Lebensalter
- Starkes und unregelmäßiges Schnarchen
- Restless-legs-Symptome
- Ungewolltes Einnicken in monotonen Situationen (sozial unerwünscht)
- Gefahr müdigkeitsbedingter Unfälle für die eigene Person oder die Umwelt
- Therapieresistenz bei Hypnotika

Bei Patienten mittleren Alters sollte grundsätzlich auch an eine organische Schlafstörung gedacht werden. Besonders bei schlanken Frauen in der Menopause besteht die Gefahr, eine schlafbezogene Atmungsstörung zu übersehen, da Schlafstörungen ein typisches Symptom der Wechseljahre sind. Bei dieser Patientengruppe sollte also nach Anzeichen einer schlafbezogenen Atmungsstörung, wie zum Beispiel Schnarchen, und nach Zuckungen der Beine während des Schlafes (Verdacht auf periodische Beinbewegungen im Schlaf) gefragt werden. Falls solche Symptome bestehen, sollte vor der insomniespezifischen Therapie diagnostisch weiter abgeklärt werden (Kap. 10).

Ein weiterer wichtiger Hinweis auf Vorliegen einer körperlichen Schlafstörung ist eine erhöhte Monotonieintoleranz, also ein vermehrtes Einnicken in monotonen Situationen, vor allem wenn der Betroffene einer Tätigkeit nachgeht, bei der er die eigene Person oder andere gefährden kann. Zu den Risikogruppen gehören zum Beispiel Kraftfahrer, Piloten und Busfahrer. Insomniepatienten klagen zwar über eine erhöhte Tagesmüdigkeit, können in der Regel jedoch tagsüber nicht einschlafen. Ungewolltes Einschlafen am Tage ist eher eine Hinweis auf körperliche Schlafstörungen wie zum Beispiel ein Schlafapnoesyndrom.

Schließlich sollte im Fall eines Nichtansprechens auf Hypnotika differenzialdiagnostisch weiter vorgegangen werden.

2.4.2 Differentialdiagnostische Methoden bei der Insomnie

Für die differenzialdiagnostische Abklärung kann eine genauere Anamnese bezüglich relevanter Symptome schon richtungsweisend sein (siehe Kasten).

Kurze Fragen zur Differentialdiagnostik
- Schnarchen Sie?
- Wachen Sie morgens wie gerädert auf?
- Können Sie tagsüber längere Zeit schlafen?
- Verschlechtert sich der Schlaf durch Schlafmittel?
- Bemerken Sie eine vermehrte Beinunruhe abends, wenn Sie in einer Ruheposition sind?

Im Fall einer schlafbezogenen Atmungsstörung kann dann ein Apnoe-Screening für die Abklärung der Atmung oder eine hochauflösende Aktometrie am Fußknöchel für die Abklärung von periodischen Beinbewegungen im Schlaf durchgeführt werden (Kap. 10).

Eine polysomnographische Untersuchung ist vor allem bei therapierefraktären Insomnien indiziert. Dies betrifft die Durchführung einer insomniespezifischen Verhaltenstherapie ebenso wie Hypnotika. Eine weitere Indikation für eine polysomnographische Untersuchung ist ein grenzwertiger Apnoeindex im Apnoe-Screening. Auch wenn im Apnoe-Screening ein relativ niedriger Apnoe-Hypopnoe-Index besteht, kann sich in der Polysomnographie dennoch eine behandlungsbedürftige Schlafapnoe zeigen, nämlich dann, wenn die Apnoen den Schlaf fragmentieren und damit die Schlafqualität erheblich beeinträchtigen. Bei Patienten mit einer potenziell gefährdenden Tätigkeit (Busfahrer etc.) sollte differenzialdiagnostisch eher an weiterführende diagnostische Maßnahmen gedacht werden.

Fallbeispiel

Herr Ü. hat eine Insomnie und hat wegen des Verdachts auf ein Schlafapnoesyndrom bereits ein Apnoe-Screening durchgeführt. Der Arzt meinte, es sei nicht gravierend. Er hatte einen Apnoe-Hypopnoe-Index von 13 pro Stunde Schlaf. Auch die Sauerstoffsättigung war relativ gut. Dennoch wurde Herr Ü. in einem Schlaflabor untersucht. Hier zeigte sich, dass das Schlafapnoesyndrom sehr viel ausgeprägter war, als es sich in der ambulanten Messung darstellte, und dass es vor allem den Schlaf fragmentierte. Deswegen wurde behandelt. Herr Ü. ist Busfahrer und arbeitet im Schichtdienst.

2.4.3 Differenzialdiagnostik der Insomnie und der Depression

Eine besondere Herausforderung ist die Unterscheidung zwischen Insomnien und Depressionen, insbesondere wenn die Patienten die Verstimmung und die Antriebslosigkeit auf den gestörten Schlaf zurückführen. Beide Störungen werden mit Antidepressiva behandelt und beide Störungen können sich hierunter verbessern. Tab. 2.2 dient als Hilfestellung zur Unterscheidung.

Vor allem Patienten mit einer chronischen Insomnie werden häufig fehldiagnostiziert zugunsten einer Depression. Auch diese sind im Kontakt mit dem Arzt oft verzweifelt, nicht mehr leistungsfähig, beschreiben einen zunehmenden Verlust an Lebensqualität und ziehen sich unter Umständen zurück. Patienten, die früher viel Sport gemacht haben, bleiben nun lieber zu Hause. Angehörige und Freunde reagieren häufig verständnislos. Die soziale Isolation, die ein Schlafgestörter erfährt, macht ihn misstrauisch und leicht reizbar. Diese Symptome legen die Diagnose einer Depression nahe.

Wie kann man die beiden Störungen anamnestisch unterscheiden? In der Regel ist dies sehr schwierig – bei schwerer Insomnie ist die Unterscheidung oft erst nach dem Ansprechen auf eine insomniespezifische Therapie möglich. Tab. 2.2 gibt ein paar hilfreiche diagnostische Tipps.

Symptome einer Insomnie
Symptome, die auf eine Insomnie und nicht auf Depressionen hinweisen:

- Der Patient fühlt sich wie ausgewechselt, wenn er eine Nacht gut geschlafen hat.
- Er kann sofort Dinge benennen, die er tun würde, wenn er wieder schlafen könnte.
- Er kann sich noch freuen, ist allerdings zu müde.

Depressive Patienten sind nach gut durchschlafenen Nächten in der Regel nicht wesentlich auslenkbar in ihrer Stimmung. Sie sind dann immer noch hoffnungslos oder verstimmt. Insomniepatienten fühlen sich „wie ausgewechselt", wenn sie gut geschlafen haben, und haben auch trotz des schlechten Schlafes die Energie, therapeutische Hilfe zu suchen.

Tab. 2.2 Differenzialdiagnostik: Symptome einer Depression und einer Insomnie

Depression	Insomnie
Früherwachen, meist zwischen 3 und 4 Uhr	Einschlafstörungen
Momente tiefer Verzweiflung und Verstimmung nachts beim Wachliegen	Ärger, Versagensgefühle, Ängste bezüglich der Leistungsfähigkeit
Suizidgedanken	Zukunftsängste
Antriebslosigkeit, Lustlosigkeit	Schlapp, erschöpft
Hoffnungslosigkeit Stimmung ändert sich auch nach einer guten Nacht nicht	Starke Fokussierung auf den Schlaf Befinden ist sehr schlafabhängig, nach guten Nächten wie ausgewechselt

2.5 Erklärungsmodelle

Für die Betroffenen ist der Verlust der Fähigkeit, erholsam zu schlafen, nicht erklärlich. Häufig wird ein körperlicher Defekt dafür verantwortlich gemacht. Die Patienten geben typischerweise an, dass mit ihnen etwas nicht stimme.

Fallbeispiel

Herr L. hat früher immer und überall schlafen können. Er ist Arzt und hat während der Bereitschaftsdienste sogar gut geschlafen. Seit Beginn der Insomnie ist Schlaf selbst unter optimalen Bedingungen nicht möglich. Auch nach ausgiebigem Sport geht er müde ins Bett und ist wach, sobald er sich hinlegt.

Für die insomnische Störung gibt es gut evaluierte Erklärungsmodelle. Die wichtigsten Modelle werden im Folgenden kurz dargestellt.

2.5.1 Genetik

Laut Studienlage haben ca. ein Drittel der Patienten eine positive Familienanamnese, wobei die Mütter häufiger als Betroffene angegeben werden. Inwieweit die Insomnie genetisch vererbt ist, wurde noch nicht hinreichend wissenschaftlich geklärt. Eine familiäre Häufung bei der Insomnie kann auch durch Modelllernen zustande kommen. Zwillingsstudien sind erwartungsgemäß schwierig, zumal die insomnische Störung als abgrenzbares Krankheitsbild aufwendig zu diagnostizieren ist. Allerdings weisen neue Studien auf genetische Effekte insomnischer Symptome vor allem bei Frauen hin.

2.5.2 3P-Modell

Die heutige Forschung sieht die Insomnie als ein multifaktorielles Geschehen mit 3 Entstehungsdimensionen. Dieses Modell wird auch 3P-Modell genannt und geht auf Spielman (1980) zurück. Die 3 Entstehungsdimensionen können auch als Basis für die Grundlagenforschung gesehen werden.

3P-Modell zur Erklärung einer Insomnie
- **„Predisposing factors":** überdauernde Faktoren, die für die Entstehung einer Insomnie prädestinieren. Hierzu gehören genetische und physische Faktoren oder auch Persönlichkeitseigenschaften, zum Beispiel ein Hang zum Perfektionismus.
- **„Precipitating factors":** Hiermit sind auslösende Faktoren gemeint, welche bei dem größten Teil der Patienten anamnestisch zu eruieren sind. Dies können Krisen oder auch positive Ereignisse aller Art sein (Heirat,

Geburt eines Kindes oder Berentung). Operationen und das Aufwachen aus der Narkose werden besonders häufig als Beginn der Insomnie erinnert.

- **„Perpetuating factors":** Schließlich spielen aufrechterhaltende Faktoren bei der Insomnie eine Rolle, sie sind insbesondere für die verhaltenstherapeutischen Interventionen von Bedeutung. Hier sind als erstes Beispiel die kompensatorische Ausweitung der Bettzeiten zu nennen: Viele Insomniepatienten bleiben vor allem morgens oft länger liegen, weil sie dann „auf einmal schlafen können". Ein weiteres typisches Beispiel für dysfunktionales Verhalten ist das ständige Sehen nach der Uhrzeit bei nächtlichem Aufwachen.

Das 3P-Modell erklärt plausibel, warum nur einige Personen von einer Insomnie betroffen sind und andere scheinbar bei jedem Stress bezüglich des Schlafes unbelastet bleiben. Es deckt sich auch mit Berichten von Patienten, denen zu Folge beispielsweise schon Elternteile betroffen waren oder sie schon als kleines Kind schlecht geschlafen haben. Meist beginnt die Insomnie dann nach einer beschwerdefreien Latenzphase nach einem Auslöser.

2.5.3 Hyperarousal

Die ersten Untersuchungen zum Hyperarousal stammen aus den 1980er-Jahren. Damals konnte gezeigt werden, dass gesunde Kontrollpersonen, welche man partiellem Schlafentzug aussetzte, in psychologischen Testungen anders reagierten als Insomniepatienten. Während die Gesunden eine erhöhte Müdigkeit und rasches Einschlafen zeigten, schnitten die Insomniepatienten relativ gut ab. Wenn man sie tagsüber zum Schlafen aufforderte, zeigten sie verlängerte Schlaflatenzen trotz des wenigen Schlafes in der Nacht. Insomniebetroffene zeigten also nicht Symptome einer Schlafdeprivation. Als Ursache für die mangelnde Fähigkeit, den fehlenden Schlaf zu kompensieren, wurde das Hyperarousal postuliert.

▶   Ein Hyperarousal bezeichnet eine chronische Anspannung, die sich sowohl vegetativ als auch kognitiv bemerkbar macht.

Diese erhöhte körperliche und psychische Anspannung wurde in verschiedenen Parametern gemessen. Dazu gehören Stoffwechselaktivität, Herzrate und hormonelle Verläufe im Schlaf. Beispielsweise zeigten Insomniepatienten andere Tagesverläufe des Kortisols. Das Hyperarousal konnte auch mit bildgebenden Verfahren belegt werden. Hier zeigten Insomniepatienten einen erhöhten Glukosemetabolismus im Frontalhirn beim Einschlafen, sie konnten sozusagen schlechter herunterfahren.

Das Hyperarousal hat mittlerweile in der Insomnieforschung eine so herausragende Stellung erhalten, dass auch das gestörte Einschlafen als Ausdruck desselben gesehen wird. Die Insomnie wird insofern als Hyperarousalstörung diskutiert.

Symptome des Hyperarousals
- Erhöhte körperliche innere Anspannung
- Gefühl, nicht „abschalten" zu können
- Mangelnde Fähigkeit zur Entspannung
- Mangelnde Fähigkeit, den fehlenden Schlaf tagsüber nachholen zu können

Fallbeispiel
Frau I. kann nicht schlafen und weiß nicht warum. Sie hat das Gefühl, immer grübeln zu müssen, dabei sind es oft ganz belanglose Dinge. Sie kann nicht abschalten, fühlt sich innerlich unruhig und kann sich auch nicht mehr entspannen. In einer psychosomatischen Klinik waren in den Gruppen alle Patienten entspannt außer ihr. Sie kann nicht verstehen, warum.

2.5.4 Kognitive Theorie

Ein weiteres Erklärungsmodell fokussiert auf die kognitiven Faktoren der Insomnie, welche eine Insomnie aufrechterhalten. Hierbei kommt schlafbezogenen Gedanken und Einstellungen ein besonderer Stellenwert in der Behandlung zu. Dieses Modell der Insomnie betrachtet die Gedanken und Einstellungen als modulierende Faktoren des Schlafes. Beispielsweise ist der Gedanke, am nächsten Tag ausschlafen zu können und keine wichtigen Verpflichtungen zu haben, schlaffördernd im Gegensatz zum Gedanken, am nächsten Tag früh aufstehen und fit sein zu müssen. Die Verhaltenstherapie bei Insomnie hat eine Reihe von Kognitionen bei Insomniepatienten erforscht, welche die Schlafstörung mit aufrechterhalten. Dazu gehören Einstellungen wie „Schlafmangel macht krank" oder „Der Körper benötigt mindestens 7–8 h Schlaf" (Abschn. 2.6.3, Abschn. 8.2.1). Diese Einstellungen und Gedanken werden wegen ihrer negativen Wirkung auf die Schläfrigkeit auch dysfunktional genannt.

Dysfunktionale Kognitionen bei Insomnie
- Schlafmangel macht krank.
- Schlafmangel macht dick.
- Ich brauche mindestens 7 h Schlaf, um fit zu sein.

- Der Schlafmangel ist ein Zeichen dafür, dass mit meinem Körper etwas nicht stimmt.
- Ich kann nur mit Medikamenten wieder schlafen.
- Irgendwann werde ich zusammenbrechen oder wahnsinnig werden, wenn ich weiter so schlecht schlafe.
- Mir kann keiner helfen.

Diese dysfunktionalen Kognitionen bestehen unabhängig vom Bildungsstand der Patienten. Sie entstehen, wenn der Körper bei einer so grundlegenden Fähigkeit wie derjenigen, schlafen zu können, versagt. Insbesondere ambitionierte und eher leistungsorientierte Patienten neigen dazu, dysfunktionale Kognitionen zu entwickeln, weil sie die Folgen der Schlafstörungen als besonders bedrohlich empfinden.

Die Kognitionen erzeugen nicht nur Anspannung und Stress beim Versuch einzuschlafen, sie verändern auch das Verhalten um den Schlaf herum. Beispielsweise führt die Kognition „Sport schadet dem Schlaf" dazu, dass solche Aktivitäten eingestellt werden. Im schlechten Fall führen dysfunktionale Kognitionen dazu, dass gar keine ärztliche Hilfe mehr aufgesucht wird, wenn zum Beispiel die Überzeugung besteht, dort „doch nur Medikamente zu erhalten".

Dysfunktionale Kognitionen können medial verstärkt werden und bestehen nicht selten auch bei Medizinern. Sie werden dann in Form von gut gemeinten Ratschlägen weitergegeben oder finden ihren Niederschlag in falsch verstandener Schlafhygiene (siehe Kap. 8).

Fallbeispiel

Frau B. ist der Meinung, dass ihr gestörter Schlaf durch spätes Essen noch weiter verschlechtert wird. Sie und ihre Familie essen von daher bereits schon um 17.30 Uhr, was immer wieder zu Konflikten führt.

Die insomniespezifische kognitive Verhaltenstherapie (KVT-I) korrigiert diese dysfunktionalen Einstellungen. Teilweise kann schon eine einzige Stunde Psychoedukation zu einer deutlichen Verbesserung führen, da sie den Patienten aus dem Teufelskreis von falscher Einstellung, Angst und Einschlafstörungen befreit (Kap. 8).

> ▶ Die insomniespezifische kognitive Verhaltenstherapie korrigiert dysfunktionale Einstellungen und Erwartungen bezüglich des Schlafes.

2.6 Therapie der Insomnie

Die meisten Patienten suchen kurz nach Auftreten der Schlafstörung keinen Arzt auf, da sie in der Regel hoffen, dass „es sich schon wieder gibt". Viele Patienten gehen zuerst zur Apotheke und probieren pflanzliche Mittel oder besorgen sich gute Tipps für den gesunden Schlaf. Mittlerweile ist das Internet gerade im Gesundheitsbereich zu einer wichtigen Informationsplattform geworden. Den Weg zum Arzt finden die Insomniebetroffenen oft erst dann, wenn diese Mittel oder Tipps erfolglos sind oder die Angst wegen Folgen der Insomnie zu groß geworden ist. Patienten mit einer Insomnie haben also beim ärztlichen Erstkontakt schon eine gewisse Chronifizierung der Schlafstörung erlebt. Sie begegnen dem Therapeuten daher mit einer Mischung aus Hoffnung und der Sorge, dass der Arzt „auch nicht helfen" kann.

> Viele Insomniepatienten versuchen zunächst komplementäre Methoden oder nehmen nicht rezeptpflichtige Mittel, bevor sie einen Arzt aufsuchen. Das bedeutet, dass viele Patienten bereits eine leichte Form der Chronifizierung erlebt haben. Die Erwartungen sind deswegen entsprechend höher.

Daher empfiehlt es sich, den Patienten bereits erfolgte Behandlungsversuche erzählen zu lassen und sich seine Vorstellung von einer Therapie anzuhören. Möchte der Patient eine Abklärung der Insomnie, ein Schlafmittel oder eine weiterführende psychotherapeutische Behandlung? Je nachdem kann der Patient in ein Schlaflabor überwiesen oder mit einem Hypnotikum behandelt werden. In vielen schlafmedizinischen Zentren können Adressen für Somnologen mit der Spezialisierung Insomnie erfragt werden.

Insomniepatienten sollten nach Beginn der Therapie wieder einbestellt werden. Insbesondere die Wiedervorstellung des Patienten nach therapeutischer Intervention, zum Beispiel nach Gabe eines Benzodiazepinrezeptoragonisten, ist wichtig, um den therapeutischen Erfolg abzuschätzen und einer möglichen Chronifizierung vorzubeugen. Um den Therapieverlauf bis zur Wiedervorstellung zu dokumentieren, kann ein Schlafprotokoll gegeben werden (siehe Kap. 10). Das Schlafprotokoll bietet den Vorteil, nicht nur die Qualität des subjektiven Schlafes zu erfassen, sondern auch die Schlafgewohnheiten, wie zum Beispiel die Bettzeiten.

> Grundsätzlich gilt: Die Insomnie ist gut behandelbar. Man sollte eine Insomnie nicht unbehandelt lassen.

2.6.1 Komplikationen einer unbehandelten Insomnie

Unbehandelte Insomnie bergen besondere Risiken.

Komplikationen unbehandelter Insomnien
- Erhebliche Beeinträchtigung der Befindlichkeit
- Müdigkeitsbedingte Unfälle
- Krankschreibungen
- Verschlechterung komorbider Störungen
- Hypnotikamissbrauch
- Depressive Symptome

Eine besondere Komplikation ist die Verschlechterung vor allem psychiatrischer Krankheitsbilder. Depressionen, aber auch psychosomatische Krankheitsbilder können ausgeprägter verlaufen, wenn nicht erholsam geschlafen wird, was zu den bekannten Komplikationen führen kann. Dies wäre bei der Depression der Suizid, von dem man weiß, dass er häufig raptusartig nachts auftritt. Inwieweit eine unbehandelte Insomnie zur Entstehung einer Depression beiträgt, wird wissenschaftlich diskutiert.

▶ Eine chronische Insomnie sollte ernst genommen werden, da sie den Alltag erheblich beeinträchtigen und komorbide Erkrankungen verschlechtern kann.

2.6.2 Therapieoptionen

Grundsätzlich kann bei der Therapie der Insomnie zwischen psychopharmakologischen und psychotherapeutischen Methoden unterschieden werden, für beides gibt es gute Evidenzen. Metaanalysen zeigen, dass sowohl die Verhaltenstherapie als auch Psychopharmaka die Schlafqualität wiederherstellen können. Zudem verbessern sich auch die Tagesbefindlichkeit und die Müdigkeit. Tab. 2.3 gibt Auskunft, wann eher eine medikamentöse Therapie und wann eine psychopharmakologische Therapie oder auch eine Mischung aus beiden Behandlungsformen zu empfehlen ist.

Die Therapie der Insomnie sollte sich in erster Linie an den Bedürfnissen des Patienten orientieren. Auch wenn sich die Patienten in den Kernsymptomen sehr ähneln, unterscheiden sie sich doch in dem Schweregrade, der Behandlungsgeschichte und vor allem in der Komorbidität. Dementsprechend sollte die Therapie individuell angepasst werden. Das bedeutet, einem Patienten keine Psychopharmaka zu empfehlen, wenn dieser eine Psychotherapie bevorzugt, andererseits ihm aber auch keine Schlafmittel zu verweigern, wenn er danach fragt. Dies erhöht in jedem Fall die Compliance, und Schlafmittel landen nicht ungeöffnet im Apothekenschränkchen.

Tab. 2.3 Medikamentöse versus nicht medikamentöse Therapie – optionale Entscheidungskriterien

Medikamentös	Verhaltenstherapeutisch oder komplementäre Methoden
Patient wünscht eine medikamentöse Therapie	Patient lehnt Medikamente ab
Patient braucht sofortige Hilfe	Verzögertes Einsetzen des Therapieerfolgs (Verbesserung der Schlafqualität) ist für den Patienten tolerabel
Vorliegen einer psychiatrischen Komorbidität	Keine schwere psychiatrische Komorbidität
Keine Gefahr einer negativen Wechselwirkung mit einer anderen Schlafstörung	Vorliegen einer anderen Schlafstörung, die durch ein Hypnotikum verschlechtert werden kann, z. B. Schlafapnoe oder periodische Beinbewegungen im Schlaf
Patient kann verhaltenstherapeutische oder andere Methoden nicht umsetzen	Patient hat die Möglichkeit, selbstständig seine schlafbezogenen Verhaltensweisen zu ändern
Mangelnde Psychotherapiefähigkeit	Patient wünscht eine ursachenorientierte Therapie

▶ Die Therapie der Insomnie sollte sich in erster Linie an den Bedürfnissen des Patienten richten.

Die kognitive Verhaltenstherapie für Insomnien ist laut Leitlinie die Therapie der ersten Wahl, ist aber nicht immer gewünscht und auch nicht immer verfügbar. Bei akuten Schlafstörungen, bei denen sich die typischen Symptome einer Insomnie wie dysfunktionales Denken oder falsche Verhaltensweisen noch nicht ausgebildet haben, kann ein Hypnotikum gegeben werden, am besten mit dem Hinweis, es nicht jeden Tag zu nehmen und schlafhygienische Maßnahmen einzuhalten. Bei chronischen Verläufen, bei denen sich bereits Verhaltensweisen entwickelt haben, die für sich genommen den Schlaf stören (z. B. zu lange Bettzeiten), sollte eher eine insomniespezifische Verhaltenstherapie empfohlen werden.

Die therapeutischen Methoden bei der Insomnie umfassen eine Reihe von Behandlungsmöglichkeiten, angefangen bei einer schlafhygienischen Beratung über Selbsthilfeprogramme bis hin zur stationären Psychotherapie. Die pharmakologische Behandlung ist seit jeher die klassische Therapie, sie wurde in den letzten Jahrzehnten durch spezifisch wirksame Substanzen erweitert (Tab. 2.4).

Die Fülle der therapeutischen Möglichkeit macht es notwendig, die Maßnahmen systematisch zu koordinieren. Diese systematische Anpassung der therapeutischen Möglichkeiten an den Schweregrad und die Komplexität der Insomnie ist im „stepped care model" von Espie beschrieben. Das Modell wird vor allem den therapeutischen Ressourcen gerecht, denn Schlaflabore und insomniespezialisierte Psychotherapeuten sind noch nicht überall verfügbar.

Das Modell sieht eine Anpassung des therapeutischen und vor allem des personellen Aufwands an den Schweregrad vor. Patienten mit leichter Insomnie

Tab. 2.4 Behandlungsoptionen bei der Insomnie

Form der Insomnie	Psychotherapie	Hypnotika
Akute Insomnie (<3 Monate)	Psychoedukation: Ratgeber Schlafschule Schlafhygiene Internetbasiert KVT-I	Pflanzliche Mittel Z-Substanzen
Schlafstörungen bei Schicht-arbeit	Psychoedukation: Ratgeber Schlafschule Schlafhygiene Internetbasiert KVT-I	Pflanzliche Mittel Z-Substanzen
Chronische Insomnie	Insomniespezifische Ver-haltenstherapie: • Selbsthilfeprogramme • Einzeltherapie • gruppentherapeutische Programme	Antidepressiva Intermittierende Therapie mit Z-Substanzen
Schwere Ausprägung der Insomnie nach Ausschöpfung der ambulanten Maßnahmen	Stationäres interdisziplinäres Programm	

sollten von psychoedukativen und auch unspezifischen Methoden profitieren, jene mit schwerer Insomnie sollten eher von professionellen Verhaltenstherapeuten und Schlafmedizinern bzw. ärztlichen Psychotherapeuten betreut werden. Die Indikation für Hypnotika sollte auf jeden Fall individuell abgestimmt sein.

2.6.3 Psychoedukation und Schlafschule

Die Psychoedukation nimmt in der Insomniebehandlung einen großen Stellenwert ein (Kap. 10). Sie ist Teil der kognitiven insomniespezifischen Verhaltenstherapie (KVT-I) und zielt auf die Vermittlung schlaffördernder und schlafhygienischer Maßnahmen ab. Für die Psychoedukation stehen diverse Ratgeber zur Verfügung, unter anderem einer, der von der Deutschen Gesellschaft für Schlafforschung und Schlafmedizin herausgegeben wurde. Die Psychoedukation kann die Entwicklung einer Insomnie und vor allem die Chronifizierung verhindern. In Deutschland wurde in diesem Rahmen eine Schlafschule entwickelt. Dies sind Seminare, bei denen Schlafgestörte auf Selbstkostenbasis eine Psychoedukation erhalten.

Schlafschule

Eine Schlafschule ist eine psychoedukative Maßnahme, in der folgende Inhalte vermittelt werden:

- Aufklärung über die Gründe einer Schlafstörung
- Aufrechterhaltende Faktoren einer Insomnie
- Vermittlung schlaffördernder Maßnahmen
- Entspannungsmethoden

Schlafschulen sind vor allem bei leichten Insomnien oder Schlafstörungen indiziert und eignen sich vor allem als präventive Maßnahme. Eine Schlafschule ersetzt keine insomniespezifische Verhaltenstherapie. Ein besonderes Problem bei der Insomnietherapie ist die Abgrenzung seriöser therapeutischer Angebote von semiprofessionellen Behandlungen. Gerade wegen der hohen Prävalenz von Schlafstörungen gibt es insbesondere im Internet ein Überangebot an Heilverfahren. Für Patienten und Ärzte ist es oft schwierig, die „Spreu vom Weizen zu trennen".

In der Regel können Schlaflabore mit Schwerpunkt Insomniebehandlung Auskunft geben.

2.6.4 Insomniespezifische Verhaltenstherapie

Die insomniespezifische Verhaltenstherapie wurde in den 1980er-Jahren entwickelt. Die aus der Lerntheorie und aus der Chronobiologie entlehnten Methoden sind allesamt wissenschaftlich auf ihre Effektivität untersucht worden. Eine genauere Beschreibung findet sich in Kap. 8. Sie wird mittlerweile auch als internetbasierte Form angeboten und ergänzt so die klassische Form der Face-to-face-Therapie.

2.6.5 Entspannungsmethoden

Entspannungsverfahren sind bei einer Insomnie immer zu empfehlen. Sie sollten jedoch so einfach wie möglich sein. In der Regel reicht es aus, entsprechende Atemtechniken zu lernen. Autogenes Training und auch die progressive Muskelrelaxation haben nur begrenzt Erfolg bei Insomniepatienten, zumal sie, werden sie in schlaflosen Nächten angewandt, eher noch wacher machen. Achtsamkeitsverfahren haben in den letzten Jahren in der Psychotherapie viel auch wissenschaftliche Aufmerksamkeit erfahren. Sie sind grundsätzlich bei nahezu allen Störungen mit psychischer Beteiligung indiziert, allerdings bedürfen sie auch einer spezifischen mentalen Einstellung. Achtsamkeit reduziert sich also nicht nur darauf, „mehr auf sich zu achten".

▶ Unspezifische Methoden wie Entspannung, Achtsamkeit oder andere stressreduzierende Maßnahmen sind grundsätzlich immer bei Schlafstörungen indiziert.

2.6.6 Psychopharmaka

Die psychopharmakologische Behandlung der Insomnie ist die klassische Behandlungsform. Für kaum eine Störung in der Medizin stehen so viele unterschiedliche Präparate zur Verfügung. Umso schwieriger ist es, die richtige und passende Substanz zu finden. Bei der Verschreibung eines Hypnotikums sollten jedoch einige Dinge beachtet werden. Einige Eigenschaften sollte ein Hypnotikum nicht haben. Es solltet:

- den Patienten am nächsten Tag **nicht** benommen oder müde machen,
- **nicht** zu einer erhöhten Unfallgefahr nachts führen,
- **nicht** eine zugrunde liegende Atmungsstörung verschlechtern,
- **nicht** zum Auftreten von periodischen Beinbewegungen im Schlaf führen,
- **nicht** rasch in der Wirkung nachlassen,
- **nicht** zu einer unerwünschten Gewichtszunahme führen,
- **nicht** als Dauerlösung für gestörten Schlaf fungieren.

Kap. 9 gibt eine genaue Übersicht über die Indikation und den Einsatz von Hypnotika. Wenn der Patient nach Gabe des Hypnotikums zur Kontrolle wieder einbestellt wird, kann ein Teil der genannten unerwünschten Wirkungen kontrolliert werden. Wann ein Hypnotikum eingesetzt werden sollte, richtet sich vor allem nach der Klinik, der Vorerfahrung und der Prognose des Patienten.

Fallbeispiel
Frau U. nimmt seit Jahren Zopiclon. Dann übernimmt ein neuer Arzt die Praxis, der es ihr nicht mehr als Dauermedikation verschreiben will. Sie wendet sich an ein schlafmedizinisches Zentrum und hat nun einen Platz in einer insomniespezifischen verhaltenstherapeutischen Gruppe bekommen. Zur Überbrückung möchte sie wieder dieses Medikament verschrieben bekommen.

Das Angebot nicht rezeptpflichtiger Hypnotika ist relativ unüberschaubar, und es gibt weniger wissenschaftliche Evidenzen für die Wirksamkeit als für die rezeptpflichtigen Substanzen. Insomniepatienten versuchen es in der Regel zunächst mit rezeptfreien Medikamenten aus der Apotheke. Grundsätzlich haben insbesondere Hypnotika auf pflanzlicher Basis ihre Berechtigung in der initialen Insomnietherapie, auch wenn der wissenschaftliche Nachweis bei vielen Präparaten noch aussteht. Bei chronischen Insomnien sind sie nicht indiziert. Problematisch ist hier mit Sicherheit der Internethandel zu sehen, bei dem noch nicht einmal eine individuelle Beratung durch einen Apotheker stattfindet.

Wolfgang Galetke

Das obstruktive Schlafapnoesyndrom ist die häufigste Form der schlafbezogenen Atmungsstörungen und geht häufig mit Schnarchen, Tagesschläfrigkeit und Übergewicht einher. Die Schlafapnoe kann jedoch auch bei schlanken Frauen oder Kindern vorkommen und unspezifische Symptome wie Konzentrationsstörungen oder insomnische Beschwerden verursachen. Sie kann vor allem komorbide Störungen, wie zum Beispiel eine Depression, erheblich verschlechtern. Die obstruktive Schlafapnoe hat eine Prävalenz von 4–10 % und wird mit zunehmendem Alter häufiger. Unbehandelt kann sie dramatische Folgen wie Schlaganfall oder Herzinfarkt haben. Es gibt unterschiedliche Möglichkeiten der Diagnostik und Behandlung, wobei sich als Standardtherapie die kontinuierliche Überdruckbeatmung (CPAP) durchgesetzt hat. Als Alternativen kommen bei bestimmten Patienten Unterkieferprotrusionsschienen, HNO-ärztliche Operationen oder andere Verfahren zur Anwendung. Kenntnisse über die Schlafapnoe und ihre Behandlung sollten zum Grundwissen eines Arztes gehören.

3.1 Klassifikation

3.1.1 Relevanz schlafbezogener Atmungsstörung in der ärztlichen Praxis

Warum ist das Wissen über die schlafbezogenen Atmungsstörungen so wichtig für die ärztliche Praxis? Erstens ist die Schlafapnoe sehr häufig, vor allem bei Patienten mittleren Alters. Zweitens kann eine unbehandelte Schlafapnoe mit erheblichen gesundheitlichen Risiken verbunden sein, beispielsweise mit Schlaganfall oder Herzinfarkt. Und drittens kann eine unbehandelte Schlafapnoe erhebliche psychische Störungen verursachen. Eine wesentliche Beeinträchtigung sind Müdigkeit, Konzentrationsschwäche und Minderung der Leistungsfähigkeit.

© Springer-Verlag GmbH Deutschland, ein Teil von Springer Nature 2020

55

T. Crönlein et al., *Schlafmedizin 1x1*, https://doi.org/10.1007/978-3-662-60406-9_3

Fallbeispiel

Herr G. ist Landwirt und immer müde, er ist sogar schon auf dem Trecker eingeschlafen. Er ist nicht mehr leistungsfähig, notorisch unausgeruht und zunehmend gereizt, weil er seinen Betrieb nicht mehr versorgen kann. Da er relativ schlank ist und als Single die Frage nach dem Schnarchen sich bislang nicht gestellt hat, ist sein Schlafapnoesyndrom lange Zeit unentdeckt geblieben. Aufgefallen ist es erst, als er wegen eines Erschöpfungssyndroms in eine psychosomatische Klinik eingewiesen wurde, hier gab es auch ein Schlaflabor.

Die durch die Schlafapnoe verursachte Tagesschläfrigkeit wird häufig unterdiagnostiziert, da sie auf Überarbeitung oder einfach auf das zunehmende Alter geschoben wird. Sie kann aber zu erheblichen Gefahren auch für die unmittelbare Umwelt des Patienten führen, beispielsweise im öffentlichen Straßenverkehr oder wenn der Patient in einem Beruf tätig ist, bei dem ein Fehlverhalten weitreichende Konsequenzen hätte. Eine schlafbezogene Atmungsstörung zu übersehen, kann daher gravierende Folgen für den Patienten, unter Umständen aber auch für die öffentliche Sicherheit haben.

Relevanz schlafbezogener Atmungsstörungen

Für die ärztliche Praxis sind schlafbezogene Atmungsstörungen aus folgenden Gründen relevant:

- Hohe Prävalenz
- Erhebliche kardiovaskuläre Risiken bei unbehandeltem Schlafapnoesyndrom
- Verschlechterung bestehender Krankheitsbilder
- Psychische Störungen aufgrund der schlafbezogenen Atmungsstörung

3.1.2 Obstruktive Schlafapnoe

Obstruktive Atmungsstörungen sind durch einen immer wieder auftretenden kompletten (Apnoe) oder inkompletten (Hypopnoe) Verschluss der oberen Atemwege im Schlaf gekennzeichnet. Von einer obstruktiven Apnoe spricht man, wenn – trotz erhaltener Atemtätigkeit – der Luftfluss in den oberen Atemwegen für mindestens 10 s vollständig aufgehoben ist. Eine obstruktive Hypopnoe liegt vor, wenn bei erhaltener Atmungsaktivität über mindestens 10 s ein Luftfluss zwar noch vorhanden, in seiner Amplitude aber reduziert ist. Beide Atmungsstörungen können bis zu 120 s andauern und gehen meistens mit einem Abfall des Sauerstoffgehalts im Blut einher. In der Regel ist das Luftholen am Ende einer Apnoe oder Hypopnoe mit einem lauten Schnarchgeräusch und mit einer Mikrounterbrechung des Schlafes (Arousal) verbunden. Es kann auch passieren, dass diese Ereignisse zum Aufwachen führen. Wenn die Atemwege im Schlaf

nur leicht eingeengt werden, erkennt man im Schlaflabor häufig ein „Abflachen"
der Luftflusskurve. Geht dies mit einem Arousal einher, spricht man von RERA
(„respiratory related arousal"), also praktisch von einer Vorstufe der obstruktiven
Hypopnoe und Apnoe.

Definitionen der Atemereignisse
- Obstruktive Apnoe: Der Luftfluss in den oberen Atemwegen ist für mindestens 10 s vollständig aufgehoben.
- Obstruktive Hypopnoe: Über mindestens 10 s ist ein Luftfluss zwar noch vorhanden, er ist in seiner Amplitude aber reduziert.
- RERA („respiratory related arousal"): Die Luftflusskurve ist abgeflacht, verbunden mit einem Arousal.

Da auch Gesunde im Schlaf vereinzelt obstruktive Atmungsstörungen haben können,
spricht man von einer obstruktiven Schlafapnoe (OSA) erst dann, wenn mehr als 5
dieser Ereignisse (Apnoen, Hypopnoen, RERA) pro Stunde Schlaf auftreten. Die
Anzahl der Ereignisse pro Stunde Schlaf nennt man Apnoe-Hypopnoe-Index (AHI).

Definition Schlafapnoe und Schweregrade
Von einem obstruktiven Schlafapnoesyndrom spricht man, wenn der
AHI größer als 5/h ist und typische Symptome (Abschn. 3.4) vorhanden
sind oder wenn der AHI größer als 15/h ist, unabhängig von vorhandenen
Beschwerden. Es werden verschiedene Schweregrade des OSAS unter-
schieden:

- leicht: 5–15/h
- mittel: >15/h
- schwer: >30/h

3.1.3   Zentrale Schlafapnoe

Zentrale Atmungsstörungen zeichnen sich dadurch aus, dass der Luftfluss trotz
offener Atemwege infolge fehlender Atmungsaktivität für mehr als 10 s entweder
vollständig (zentrale Apnoe) oder partiell (zentrale Hypopnoe) sistiert. Abb. 3.1
zeigt ein typisches Beispiel für eine zentrale Apnoe. Zentrale Hypopnoen sind
häufig nur im Schlaflabor durch Zusatzuntersuchungen zu differenzieren. Eine
Sonderform der zentralen Schlafapnoe ist die Cheyne-Stokes-Atmung, für die
ein Crescendo-Decrescendo-Muster des Luftflusses mit darauf folgender Apnoe
oder Hypopnoe charakteristisch ist. Man unterscheidet verschiedene Formen der
zentralen Schlafapnoe.

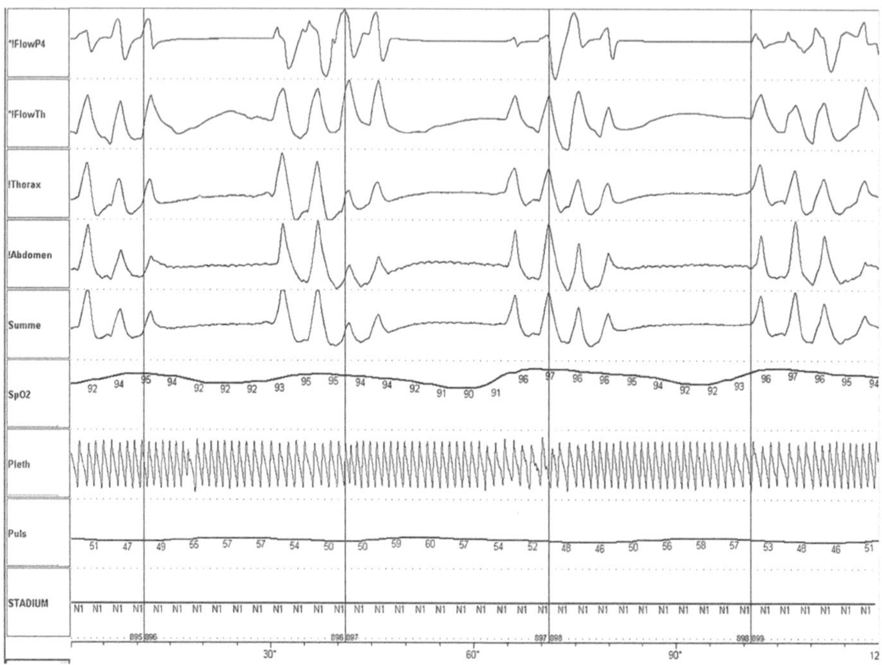

Abb. 3.1 Zentrale Schlafapnoe

3.2 Epidemiologie

Etwa 20 % aller Erwachsenen haben mehr als 5 obstruktive Ereignisse pro Stunde im Schlaf. Ein obstruktives Schlafapnoesyndrom, das heißt ein AHI >5/h Schlaf und typische Symptome, liegt bei etwa 2–4 % der erwachsenen Bevölkerung vor.

> Die Prävalenz einer obstruktiven Schlafapnoe ist bei Patienten mit einer Herz-Kreislauf-Erkrankung 2- bis 3-fach erhöht.

Die zentrale Schlafapnoe ist insgesamt deutlich seltener als die obstruktive Schlafapnoe. Aber auch hier gilt, dass besondere Patientengruppen häufiger zentrale Atmungsstörungen aufweisen als die übrige Bevölkerung. So wird das Auftreten einer Cheyne-Stokes-Atmung – der häufigsten Form der zentralen Schlafapnoe – bei 21–37 % der Patienten mit einer Herzinsuffizienz und einer eingeschränkten kardialen Pumpfunktion beobachtet. Bis zu 72 % der Patienten mit einem Schlaganfall leiden an einer zentralen Schlafapnoe. Diese Zahlen machen die enorme Bedeutung der schlafbezogenen Atmungsstörungen für die Gesamtbevölkerung, aber insbesondere auch für Patienten mit Herz-Kreislauf-Erkrankungen deutlich.

3.3 Ursachen

Der Kollaps der oberen Luftwege bei der obstruktiven Schlafapnoe kann einerseits durch anatomische Gegebenheiten, andererseits auch durch Noxen, wie zum Beispiel Muskelrelaxanzien, begünstigt werden. Ein wesentlicher Risikofaktor für die Entstehung eines OSAS ist sicher das Übergewicht, das häufig mit einer Umfangsvermehrung des Halses einhergeht. Einfach ausgedrückt ist das obstruktive Schlafapnoesyndrom ein mechanisches Problem. Während die oberen Luftwege im Wachen und vor allem in aufrechter Position freigehalten werden, kann es im Schlaf zu einer vorübergehenden Obstruktion kommen.

▶   Das obstruktive Schlafapnoesyndrom ist einfach ausgedrückt ein mechanisches Problem.

Ein wesentlicher begünstigender Faktor ist die Tatsache, dass im Schlaf der Muskeltonus sinkt, das Gewebe also schlaffer wird. Dies erklärt auch, warum es im REM-Schlaf zu einer Zunahme der Atempausen kommen kann, denn der REM-Schlaf zeichnet sich durch einen besonders niedrigen Muskeltonus aus. Ein weiterer Faktor, der das Auftreten von Apnoen begünstigt, sind anatomische Gegebenheiten, wie zum Beispiel eine besonders große Uvula, hypertrophe Mandeln oder auch ein sehr kleiner und enger Rachen. Schließlich kann auch eine verlegte Nasenatmung zu einer vermehrten Mundatmung führen und so Schnarchen und auch Obstruktionen begünstigen. Je nachdem, wie die Passage in den oberen Luftwegen geformt ist, kann eine nasale Ventilationstherapie oder auch eine operative Methode indiziert sein.

Bei der selteneren zentralen Schlafapnoe sind es eher internistische oder neurologische Grunderkrankungen, die zu zentralen Atmungsstörungen führen. So kann eine chronische Herzinsuffizienz durch eine verlängerte Kreislaufzeit und eine zentralnervöse Verstellung der sog. Apnoeschwelle zu dem typischen an- und abschwellenden Muster der Cheyne-Stokes-Atmung führen. Als Apnoeschwelle wird der CO_2-Gehalt im Blut bezeichnet, bei dem eine Apnoe auftritt. Vereinfacht ausgedrückt, sind es eher konstitutionelle Faktoren, die eine obstruktive Schlafapnoe hervorrufen, die dann in der Folge zu Herz-Kreislauf-Erkrankungen führen kann, während die zentrale Schlafapnoe eher die Folge einer bereits bestehenden internistischen, insbesondere kardialen Erkrankung ist.

Ursachen einer schlafbezogenen Atmungsstörung
- Spezifische Anatomie:
  - große Uvula
  - hypertrophe Mandeln
  - kleiner Rachenraum
  - große Zunge
  - Retrognathie

- Übergewicht
- Niedriger Muskeltonus, beispielsweise ausgelöst durch Noxen wie Alkohol oder Sedativa
- Behinderte Nasenatmung

3.4 Symptomatik

Die Schlafapnoe kann, wie bereits erwähnt, unterschiedliche Schweregrade und klinische Krankheitsbilder zeigen. Es gibt Patienten, die praktisch nichts merken und von ihren verzweifelten Ehefrauen geschickt werden, da diese nicht mehr schlafen können, und es gibt Patienten, die unter erheblichen kognitiven Einbußen leiden und Probleme haben, in monotonen Situationen wach zu bleiben. Wichtig bei der therapeutischen Indikation ist die Synopsis aller Beschwerden und Komorbiditäten mit dem respiratorischen Befund. Die Beurteilung eines Schlafapnoesyndroms und der therapeutischen Indikation ist also nicht allein vom Apnoe-Hypopnoe-Index abhängig.

Grundsätzlich kann man insbesondere beim obstruktiven Schlafapnoesyndrom zwischen nächtlichen Symptomen – die häufig vom Bettpartner beobachtet werden – und Beschwerden am Tag differenzieren. Patienten mit einer zentralen Schlafapnoe leiden am Tag vor allem an den Symptomen ihrer internistischen oder neurologischen Grunderkrankung, die häufig nicht von den Symptomen der Schlafapnoe differenziert werden können.

Symptome einer schlafbezogenen Atmungsstörung
In der Nacht

- Beobachtete Atemaussetzer
- Insomnie mit häufigem nächtlichen Erwachen
- Lautes und unregelmäßiges Schnarchen
- Aufwachen mit Atemnot
- Nächtliche Palpitationen
- Nachtschweiß
- Nykturie

Am Morgen und am Tag

- Morgendliche Kopfschmerzen
- Gefühl des nicht erholsamen Schlafes
- Körperliche und geistige Erschöpfung
- Tagesschläfrigkeit
- Monotonieintoleranz
- Beeinträchtigung der Gedächtnisleistung
- Persönlichkeitsveränderungen
- Depressive Störungen

3.4.1 Der Schlaf von Schlafapnoepatienten

Die Bandbreite der Schlafstörungen bei einer Schlafapnoe ist relativ groß. Sie reicht von der Präsenz langer Wachphasen bis hin zu relativ ungestörtem Schlaf, der jedoch als nicht erholsam wahrgenommen wird. Nur wenige Patienten wachen tatsächlich mit dem Gefühl des Erstickens auf.

Typischerweise zeigen Schlafapnoepatienten einen nicht erholsamen Nachtschlaf. Schon die Frage „Wie fühlen Sie sich morgens?" kann diagnostisch richtungsweisend sein. „Wie gerädert" fühlen sich die meisten Patienten mit einer schlafbezogenen Atmungsstörung. Einige sagen: „Müder als vor dem Zubettgehen." Die Schlafapnoe ist weniger mit langen quälenden Wachphasen assoziiert, sondern eher mit einem nicht erholsamen Schlaf.

Warum machen Apnoen müde? Der Grund liegt weniger in einer körperlichen Erschöpfung als vielmehr in einer schlafspezifischen Eigenheit, nämlich den Arousals (Kap. 1). Ein Arousal ist eine kurzzeitige Unterbrechung des Schlafflusses, die nicht zwangsläufig in ein Wachwerden münden muss (Abschn. 1.2.4). Es ist eher vergleichbar mit dem Stottern eines Motors, das auch nicht unbedingt Stehenbleiben bedeutet. Apnoen sind häufig mit Arousals assoziiert. Diese Störung der Schlafkontinuität bzw. die Schlaffragmentierung führt dazu, dass der Schlaf nicht mehr erholsam ist. Wenn sich dies regelmäßig wiederholt, was bei einem unbehandelten Schlafapnoesyndrom der Fall ist, kann dies zu einer erhöhten Schläfrigkeit und/oder Monotonieintoleranz führen. Abb. 3.2 zeigt, wie eine Apnoe mit einem Arousal assoziiert ist.

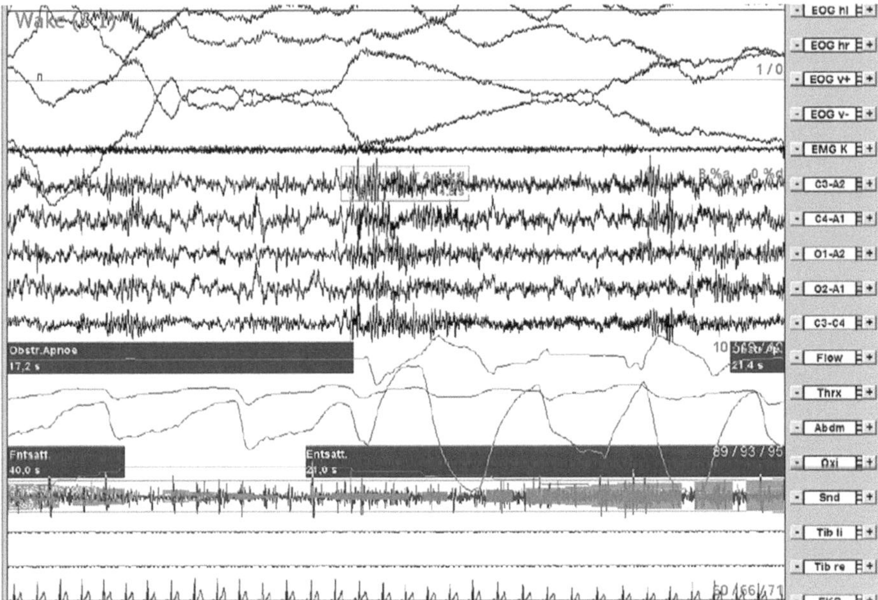

Abb. 3.2 Obstruktive Apnoe assoziiert mit einem Arousal (Mit freundlicher Genehmigung von Dr. Peter Geisler)

Vermehrte Arousals können jedoch auch zu vorzeitigem Erwachen führen. Die Patienten schildern dann Durchschlafstörungen, die sie sich nicht erklären können. Manche sind der Meinung, dass sie wegen ihrer vollen Blase aufwachen. Nicht selten werden Urologen wegen häufigen nächtlichen Wasserlassens aufgesucht, hinter dem sich eigentlich ein unbehandeltes Schlafapnoesyndrom versteckt.

3.4.2 Monotonieintoleranz als typische Form der Müdigkeit

Durch den fragmentierten Schlaf steigt die Tagesschläfrigkeit, die in monotonen Situationen zu raschem Einschlafen führen kann. Diese Unfähigkeit, monotone Situationen wach zu überstehen, ist ein typisches Symptom einer Schlafapnoe. Viele Patienten berichten, dass sie kein Problem mit Müdigkeit haben, solange sie „in Aktion" sind, jedoch einnicken, sobald sie zur Ruhe kommen. Da ein Schläfchen nach der Arbeit ebenso wie der TV-Schlaf als normal angesehen werden, kann diese Form der Müdigkeit lange unentdeckt bleiben. Besonders problematisch ist diese Störung für Patienten, die sich berufsbedingt häufiger in monotonen Situationen befinden, zum Beispiel Fernfahrer oder Berufe mit Überwachungsfunktionen.

3.4.3 Schnarchen

Schnarchen ist insbesondere bei Männern eher die Regel, bei Männern über 50 Jahren sind es über 60 %. Bei Frauen besteht ab den Wechseljahren ein verstärktes Risiko für das Schnarchen. Nicht jeder, der schnarcht, hat eine schlafbezogene Atmungsstörung. Typisch für die obstruktive Schlafapnoe, seltener auch für die zentrale Schlafapnoe, ist lautes und unregelmäßiges Schnarchen, unter Umständen unterbrochen durch Atempausen. Das Schnarchen entsteht durch Flattern von Gewebe im Rachenraum. Vom harmlosen oder primären Schnarchen spricht man, wenn das Schnarchen nicht von obstruktiven Ereignissen und demnach auch nicht von Weckreaktionen begleitet wird. In diesem Fall hat Schnarchen zunächst vor allem soziale Folgen, da es den Schlaf des Bettpartners stören kann. Nicht selten werden deshalb schnarchende Männern von ihren Ehefrauen zum Arzt geschickt, ohne dass sie selber Beschwerden in diesem Zusammenhang haben. Gefährlich ist das Schnarchen aber dann, wenn es von obstruktiven Ereignissen unterbrochen wird und somit Bestandteil einer schlafbezogenen Atmungsstörung ist.

> ▶ Lautes und unregelmäßiges Schnarchen kann ein Hinweis auf ein Schlafapnoesyndrom sein.

Die Behandlung von Schnarchen ist Ermessensache, wenn es die Atmung nicht beeinträchtigt. Es gibt eine Reihe von Behandlungsmaßnahmen, von einer Protrusionsschiene bis hin zur operativen Therapie. Die Indikation für operative Maßnahmen wird HNO-ärztlich gestellt. Es gibt jedoch auch einen Katalog an Verhaltensmaßnahmen, die schon eine Verbesserung bringen können.

Behandlung bei Schnarchen

- Gewichtsabnahme
- Alkoholkarenz
- Hochlagerung des Oberkörpers
- Vermeidung der Rückenlage
- Vermeidung muskelrelaxierender Substanzen (Hypnotika)
- Unterkieferprotrusionsschiene
- Operative Maßnahmen:
  - Kürzung der Uvula
  - Raffung des Gaumensegels
  - Tonsillektomie

3.4.4 „Weibliche" Schlafapnoe

Bei Frauen wird eine Schlafapnoe häufig übersehen. Das liegt daran, dass sie zunächst nicht in das Schema eines Schnarchers und Schlafapnoepatienten passen. Außerdem zeigen sie zunächst unspezifische Symptome wie Durchschlafstörungen und morgendliche Abgeschlagenheit. Bei vielen weiblichen Schlafapnoepatienten wird zunächst eine Insomnie diagnostiziert, ohne weiterführende Diagnostik. Problematisch ist dabei, dass sedierende Medikamente die schlafbezogene Atmungsstörung unter Umständen verschlechtern. Wichtig ist daher, bei chronischen Schlafstörungen geschlechtsunabhängig eine schlafbezogene Atmungsstörung in Erwägung zu ziehen.

3.5 Diagnostik

Die Diagnostik der schlafbezogenen Atmungsstörungen umfasst eine weite Bandbreite von Möglichkeiten, angefangen bei der Anamnese und der körperlichen Untersuchung bis hin zur Polysomnographie mit kardiorespiratorischer Messung. Natürlich kann nicht bei jedem Patienten eine ausführliche Diagnostik stattfinden, gewisse Warnsymptome können allerdings als Hinweis für das Vorliegen einer schlafbezogenen Atmungsstörung gelten. Hierzu gehört in erster Linie der erste körperliche Eindruck mit Übergewicht und engen Rachenverhältnissen; eine Anamnese mit schlechter Schlafqualität und Einschränkung der Tagesbefindlichkeit und schließlich das Vorliegen von Schnarchen kommen hinzu. Dies sind ausreichende Hinweise für eine schlafbezogene Atmungsstörung, sodass sich eine weiterführende Diagnostik lohnt. Außerdem sollte auch beim Vorliegen einer kardiovaskulären Erkrankung, zum Beispiel bei Hypertonie oder nächtlichen Herzrhythmusstörungen, an eine schlafbezogene Atmungsstörung als Ursache gedacht werden.

> **Wann sollte an eine Schlafapnoe gedacht werden?**
> Der Patient …
>
> - ist übergewichtig,
> - hat einen nicht erholsamen Schlaf
> - und schnarcht.

3.5.1 Phänotyp

Phänotypisch imponieren viele Schlafapnoepatienten durch Übergewicht. Andere körperliche Hinweise können sein:

- kurzer dicker Hals,
- Retrognathie,
- hypertrophe Tonsillen,
- lange Uvula.

Allerdings können auch schlanke Patienten davon betroffen sein, darum sollte bei Vorliegen anderer Symptome wie Schnarchen oder nicht erholsamer Schlaf weiter untersucht werden.

3.5.2 Anamnese

Hier steht die Frage nach Schnarchen und Aufwachen mit Atemnot im Vordergrund. Es gibt jedoch Patienten, die alleine schlafen und deswegen keine Auskunft darüber geben können oder bezüglich des Nachtschlafes kaum beeinträchtig sind. In diesem Fall sind Fragen nach der Befindlichkeit beim Aufwachen (Gefühl des Gerädertseins, trockener Rachen vom Schnarchen) und die leichte Ermüdbarkeit bzw. Monotonieintoleranz hilfreich. Das Schlafapnoesyndrom kann sich unterschiedlich auf den Schlaf und die Befindlichkeit auswirken. In seltenen Fällen kann es ohne klinische Symptomatik verlaufen. Falls sich trotz negativer Ergebnisse in der Anamnese der Verdacht auf ein Schlafapnoesyndrom erhärtet (z. B. Übergewicht, dicker Hals und kardiovaskuläre Risikofaktoren), sollte zur Sicherheit eine Polygraphie durchgeführt werden.

Ein wichtiger Punkt bei der Anamnese ist die Erfragung der Nasendurchgängigkeit. Die Nasenatmung wird in der Anamnese oft nicht beachtet und von Patienten nicht unbedingt von sich aus erwähnt. Sie spielt jedoch vor allem bei der Therapie der Schlafapnoe eine große Rolle, da die CPAP-Therapie Luft durch die Nase appliziert. Eine behinderte Nasenatmung kann durch Allergien, aber auch anatomisch bedingt sein. Im Fall einer behinderten Nasenatmung und eines Schlafapnoesyndroms empfiehlt sich die Vorstellung bei einem HNO-Arzt.

Ein weiterer Punkt bei der Anamnese bezüglich schlafbezogener Atmungsstörungen ist der Konsum von Alkohol oder anderen sedierend wirkenden Noxen (Beruhigungsmittel). Bereits moderater Alkoholkonsum kann aus einem habituellen Schnarcher einen Schlafapnoepatienten machen.

Anamnese

Anamnestische Punkte für die Erfragung eines Schlafapnoesyndroms sind:

- Durchschlafstörungen
- Nicht erholsamer Schlaf
- Starke Müdigkeit und körperliche Erschöpfung beim Aufwachen
- Schnarchen
- Verschlechterung des Schlafes nach Alkoholkonsum
- Aufwachen mit Atemnot
- Starke Müdigkeit am Tag
- Monotonieintoleranz
- Behinderte Nasenatmung

Die Anamnese kann durch einen Fragebogen erleichtert werden. Ein speziell für obstruktive Schlafapnoepatienten entwickelter Fragebogen ist der sog. Berliner Fragebogen. Das Ausmaß der Tagesschläfrigkeit kann mit der Epworth-Schläfrigkeitsskala erfasst werden (siehe Anhang).

3.5.3 Körperliche Untersuchung

Bei Verdacht auf Schlafapnoe sollten folgende Symptome untersucht werden.

Körperliche Untersuchung

- Nasendurchgängigkeit: frei oder häufig behindert?
- Rachenraum:
  - Uvula lang oder normal?
  - hypertrophe Tonsillen?
  - dentale Impressionen
- Body-Mass-Index
- Blutdruck, Puls

3.5.4 Polygraphie

Die Polygraphie ist ein ambulantes Messverfahren, das zu Hause durchgeführt wird. Das Gerät sollte mindestens 6 Kanäle besitzen und misst je nach Ausstattung die Atmung und die damit zusammenhängenden Parameter. Der Patient bekommt eine Einweisung in der Praxis und bringt das Gerät nach der Messung in der Regel am nächsten Tag zur Auswertung wieder zurück. Er sollte also mobil genug sein, um das Gerät selber anlegen und transportieren zu können, und er sollte über die entsprechenden kognitiven Fähigkeiten verfügen. Für die ambulante Validierung einer schlafbezogenen Atmungsstörung stehen unterschiedliche Arten von Polygraphen zur Verfügung. Diese sind mittlerweile im diagnostischen Prozess unerlässlich geworden. Weitere Informationen finden sich in Kap. 10.

Die apparative ambulante Messung der schlafbezogenen Atmungsstörungen ist im Zuge der Verbreitung des Wissens über die Störung und aufgrund der guten Behandlungsmöglichkeiten unerlässlich geworden. Während in den 1990er Jahren die schweren Fälle in den stationären Schlaflaboren untersucht und auf CPAP eingestellt wurden, ist diese Art der Untersuchung in der Breite nicht mehr möglich, da es nicht genug stationäre Schlaflabore gibt. Darüber hinaus ist eine Polysomnographie für das Screening einer schlafbezogenen Atmungsstörung nicht notwendig. Die Polygraphiegeräte sind mittlerweile weit verbreitet im Einsatz. Grundsätzlich gibt es 2 Indikationen.

Indikationen für eine Polygraphie
- Zur weiterführenden Diagnostik, falls sich der klinische Verdacht auf eine schlafbezogene Atmungsstörung ergibt
- Zur Überprüfung einer Therapie bei Kontrollen nach Richtlinien des Gemeinsamen Bundesausschusses zu Untersuchungs- und Behandlungs-methoden (BUB) der vertragsärztlichen Versorgung

Der erste Punkt ist für die Zuweisung in ein Schlaflabor sehr wichtig, da die meisten Krankenkassen eine polygraphische Abklärung fordern. Polygraphien werden in der Regel von Lungenfachärzten, Kardiologen und HNO-Ärzten durchgeführt. Diese erstellen dann auch den Befund.

3.5.5 Polysomnographie

Die Polysomnographie mit kardiorespiratorischer Kontrolle bietet die Möglichkeiten einer genaueren diagnostischen Differenzierung. Im Gegensatz zur Polygraphie können bei der Polysomnographie schlafbezogene Apnoen von anderen respiratorischen Ereignissen genau unterschieden werden. Beispielsweise kann zwischen obstruktiven und zentralen Apnoen verlässlich unterschieden werden, diese Unterscheidung ist vor allem bei Patienten mit Herzinsuffizienz und anderen kardiologischen Komplikationen wichtig. Die Polysomnographie macht es möglich, den Apnoe-Hypopnoe-Index und dessen Lageabhängigkeit zu bestimmen, außerdem kann der Grad der Schlaffragmentation gemessen werden. Dieser wird durch die Anzahl der Arousals bestimmt, welche mit Hypopnoen oder Apnoen assoziiert auftreten. Während die Polygraphie nur die Anzahl der respiratorischen Ereignisse mehr oder weniger zuverlässig aufzeichnet, kann die Polysomnographie erste Informationen über die Schlafapnoe geben.

Vorteile der Polysomnographie
- Exakte Bestimmung des Apnoe-Hypopnoe-Index
- Bestimmung des Arousal-Index
- Informationen über kardiologische Ereignisse während der Apnoen
- Informationen über Schnarchen
- Genaue Bestimmung einer Lageabhängigkeit
- Informationen über den Zusammenhang mit anderen Schlafstörungen (z. B. Epilepsie oder parasomnische Ereignisse)
- Informationen über das Ausmaß der Schlaffragmentation durch die Apnoen

Für die Titration des CPAP-Drucks bei der apparativen Behandlung ist die Polysomnographie unerlässlich. Um den passenden CPAP-Druck zu bestimmen, ist es notwendig, Informationen darüber zu haben, ob der Patient schläft oder wach ist und welche Art von Apnoen auftreten (Abschn. 3.6).

3.6 Therapie schlafbezogener Atmungsstörungen

Bei der Behandlung des Schlafapnoesyndroms sind über den objektivierbaren Apnoe-Hypopnoe-Index hinaus vor allem die klinischen Beschwerden und die komorbiden Störungen ausschlaggebend, es sei denn, der Index befindet sich im Bereich eines mittel- oder höhergradigen Schlafapnoesyndroms. In diesem Fall sollte therapiert werden.

Viele Patienten zeigen jedoch einen niedrigen Index und stellen sich vor allem wegen anderer schlafbezogener Störungen wie Tagesschläfrigkeit oder morgendlicher Abgeschlagenheit vor. Für eine weiterführende diagnostische Maßnahme sind vor allem die folgenden zwei Kriterien wichtig: Kann der Patient durch die erhöhte Tagesschläfrigkeit sich oder andere gefährden? Besteht eine organische oder eine psychiatrische Störung, die durch die schlafbezogene Atmungsstörung verschlechtert werden kann? Es besteht auch die Möglichkeit, dass das Messergebnis beispielsweise einer ambulanten Polygraphie verfälscht wurde, zum Beispiel durch technische Artefakte.

Fallbeispiel
Herr F. zeigt ein mittelgradiges Schlafapnoesyndrom mit einem Apnoe-Hypopnoe-Index von 16/h Schlaf in der Polygraphie. Sein Schlaf ist relativ erholsam, allerdings leidet er unter einer erheblichen Tagesschläfrigkeit, die sich vor allem ab mittags bemerkbar macht. Als Lehrer in einem Gymnasium

ist er dadurch sehr belastet. Durch die Einstellung auf eine CPAP-Therapie hat sich die Schläfrigkeit deutlich gebessert. Nach anfänglichen Zweifeln, ob dies die richtige Therapie für ihn sei, möchte er das Gerät nicht mehr missen.

Welche Therapie letztlich für den Patienten optimal ist, muss in der Zusammenschau der Befunde entschieden werden.

3.6.1　Kontinuierliche Überdruckbeatmung

Die kontinuierliche positive Überdruckbeatmung ist die klassische Therapie der obstruktiven Schlafapnoe („continuous positive airway pressure", CPAP). Durch die Überdruckbeatmung kommt es zu einer pneumatischen Schienung: Das im Schlaf entspannte Gewebe der oberen Atemwege wird durch den Überdruck freigehalten. Die Einstellung auf die Therapie erfolgt im Schlaflabor. Nur hier kann mittels polysomnographischer und kardiorespiratorischer Kontrolle der passende CPAP-Druck festgelegt werden.

Das CPAP-Gerät besteht aus einer Maske, einem Schlauch und einem Gerät, das den Überdruck erzeugt. Die Maske (Abb. 3.3) ist durch einen Schlauch mit dem CPAP-Gerät verbunden. Sie wird in der Regel über die Nase gesetzt, es sollte keine Luft nach außen dringen. Falls der Patient dennoch durch den Mund atmet, kann auch eine Mund-Nasen-Maske verwendet werden. Die Masken gibt es in verschiedenen Größen und Ausführungen. Die Maske sollte individuell von entsprechend geschultem Personal angepasst werden.

> ▶　Der Patienten sollte vor der ersten Einstellungsnacht die Möglichkeit haben, mit der Maske und dem CPAP-Gerät zu üben.

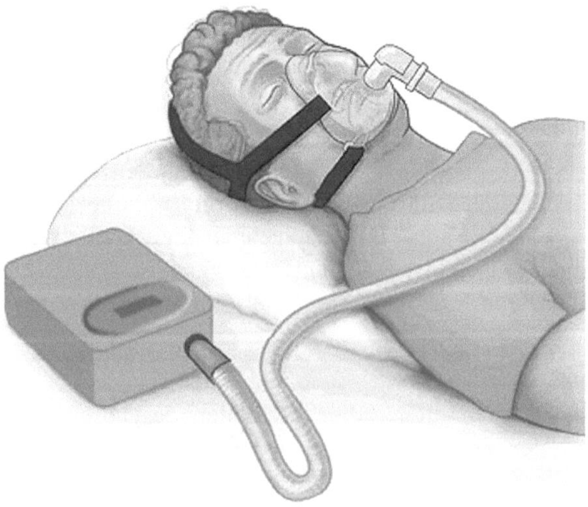

Abb. 3.3 CPAP-Gerät

Die Druckeinstellung kann von 4–20 mbar variieren. In der Regel wird in der Einstellungsnacht im Schlaflabor mit einem CPAP-Druck von 4 mbar begonnen und langsam hochtitriert. Ziel ist es, dass alle obstruktiven Ereignisse im Schlaf in jeder Körperposition und in jedem Schlafstadium unterdrückt werden. Bei übergewichtigen Patienten gelingt dies erst mit Drücken von bis zu 18 mbar. Der Druck sollte vom Patienten zu Hause nicht mehr verändert werden. Wenn der Druck zu niedrig ist, persistieren noch Atempausen, ist er zu hoch, kann es zum Auftreten von zentralen Apnoen kommen. Die Druckeinstellung ist demnach immer eine Indikation für eine Einweisung in ein Schlaflabor, hier findet die Einstellung unter ärztlicher Supervision statt. Man braucht normalerweise 2 Einstellnächte für eine CPAP-Therapie.

Wirkung der CPAP-Therapie
Durch die Überdrucktherapie werden die folgenden positiven Veränderungen beim Patienten erzielt:

- Verhinderung des Kollapses der oberen Luftwege
- Verschwinden des Schnarchens
- Verbesserung der Sauerstoffsättigung
- Reduktion der Tagesschläfrigkeit
- Verbesserung der Lebensqualität
- Verringerung eines Bluthochdrucks

3.6.2   Arten der Überdruckbeatmung

Es gibt unterschiedliche Formen der Überdruckbeatmung, welche je nach Art der schlafbezogenen Störung indiziert sind. CPAP ist vor allem bei obstruktiven schlafbezogenen Atmungsstörungen indiziert. Es verhindert den Kollaps der oberen Luftwege effektiv. Ein Charakteristikum der obstruktiven Schlafapnoe ist die Lage- und Schlafstadienabhängigkeit. In Rückenlage und im Traumschlaf (REM-Schlaf) ist der Druckbedarf der Patienten üblicherweise höher als zum Beispiel in Seitenlage oder im Tiefschlaf. Daher wurden Geräte entwickelt, die den Überdruck variieren können und an den gerade erforderlichen Bedarf anpassen (Tab. 3.1). Diese Variante der CPAP-Therapie nennt man automatische CPAP-Therapie (APAP). Kann der Patient nur schwer gegen den eingestellten CPAP-Druck ausatmen (weil z. B. ein hoher Druck erforderlich ist), kann eine Bilevel-CPAP-Therapie (BPAP) angewandt werden, bei der bei der Einatmung ein höherer Druck und bei der Ausatmung ein niedrigerer Druck im Schlaflabor eingestellt wird. Bei der zentralen Schlafapnoe vom Cheyne-Stokes-Typ kann unter Umständen eine adaptive Servoventilation (ASV) erforderlich sein, die bei jedem Atemzug die Atmung des Patienten mehr oder weniger unterstützt.

Tab. 3.1 Formen der kontinuierlichen Überdruckbeatmung und ihre Indikationen

Schlafstörung	CPAP	APAP	BiPAP	ASV
Obstruktives Schlafapnoesyndrom	×	×	×	
Zentrales Schlafapnoesyndrom			×	×
Obstruktives Schlafapnoesyndrom mit Rückenlagebetonung	×	×		
Zentrales Schlafapnoesyndrom mit Cheyne-Stokes-Atmung				×

Arten der Überdruckbeatmung
- CPAP: kontinuierliche positive Überdruckbeatmung
- APAP: Überdruckbeatmung mit automatischer Anpassung an die Atmung des Patienten
- BiPAP: Bilevel-Überdruckbeatmung, der Druck beim Ausatmen ist niedriger als beim Einatmen
- ASV: adaptive Servoventilation

3.6.3 Compliance

Die kontinuierliche Überdruckbeatmung ist in der Regel eine Langzeittherapie. Der Patient sollte die Maske jede Nacht verwenden. Das Thema Compliance ist dabei natürlich besonders wichtig. Welche Faktoren fördern die Compliance?

Compliance-fördernde Faktoren
- Guter Sitz der Maske
- Aufklärung des Patienten über die Störung
- Besserung der Beschwerden durch die Therapie (deutliche Tagessymptomatik oder schwere Schlafstörung)

Fallbeispiel
Herr M. hat nach einer Hüftoperation sehr an Gewicht zugenommen und ist immer müder geworden. Der Schlaf war schon lange nicht mehr erholsam, morgens fühlte er sich wie „von einem Lastwagen überfahren". Im Schlaflabor wurde ein ausgeprägtes Schlafapnoesyndrom diagnostiziert. Er erhielt sofort eine CPAP-Therapie. Gleich nach der ersten Nacht fühlte er sich erholter, das erste Mal seit Langem wieder frisch. Er nimmt das Gerät nun regelmäßig.

Je mehr der Patient von der Therapie profitiert, desto besser ist die Compliance. Dafür müssen jedoch einige Voraussetzungen gegeben sein. Der Patient sollte über den Befund aufgeklärt werden, und dies wenn möglich in einer Sprache, die er versteht. Des Weiteren sollte er eine passende Maske erhalten, und schließlich sollte er in die Handhabung des Geräts eingewiesen werden. Wenn möglich sollte der Erfolg der Therapie durch eine Nachbesprechung überprüft werden. Manchmal sind es sehr einfache Gründe, die eine Compliance verschlechtern, zum Beispiel dass sich der Ehepartner durch das Gerät gestört fühlt oder sich Druckstellen im Gesicht bilden. Besonders im Winter beklagen Patienten, dass ihnen die Luft zu kalt ist. Hier kann ein Warmluftbefeuchter Abhilfe schaffen. In den meisten Fällen können die Probleme behoben werden. Schwieriger wird es, wenn eine komorbide Insomnie besteht. Diese sollte dann parallel behandelt werden (Kap. 2).

3.6.4   Vermeidung der Rückenlage im Schlaf

Da es Formen der Schlafapnoe oder auch des Schnarchens gibt, die ausschließlich oder zumindest verstärkt in Rückenlage auftreten, kann durch die Vermeidung dieser Liegeposition die Atmungsstörung verbessert werden.

Bei dieser klassischen Methode wird durch ein Rückenpolster die Einnahme der Rückenlage vermieden. Früher wurden in Pyjamas Gegenstände, etwa ein Tennisball, eingenäht, welche die Rückenlage verhindern sollten. In der Regel reicht dies jedoch nicht aus, da sich die Betroffenen darauflegen. Mittlerweile gibt es Westen mit eingenähtem Polster (Abb. 3.4). Diese sind auch in verschiedenen Größen erhältlich (Informationen über Hersteller im Internet). Die Vermeidung der Rückenlage ist ausschließlich bei den schlafbezogenen Atmungsstörungen

Abb. 3.4 Weste mit
Rückenrolle

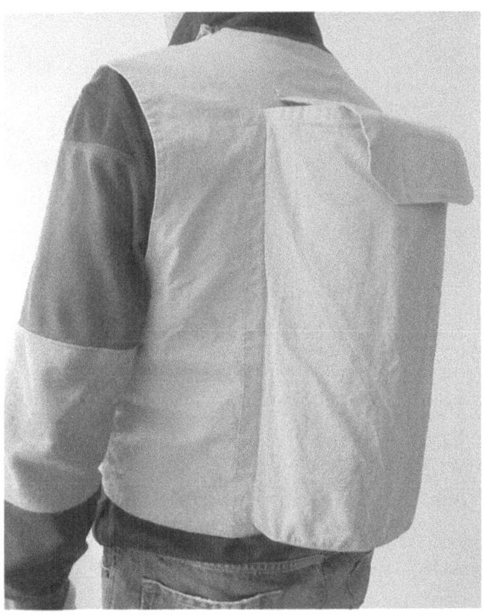

indiziert, die nur in Rückenlage auftreten. Dies ist allerdings selten und sollte in einem Schlaflabor festgestellt werden. Manchmal kann dem Patienten so eine nasale apparative Therapie erspart werden. Allerdings kann sich die Schlafapnoe auch in die Seitenlage verlagern. Daher sollte der Therapieerfolg kontrolliert werden, zum Beispiel mit einer Polygraphie. Bei Rückenschmerzen, Problemen mit der Wirbelsäule oder bei Schmerzen in Seitenlage, zum Beispiel aufgrund von Schulterproblemen, sollte diese Therapie nicht angewandt werden.

3.6.5 Operative Methoden

Die Hals-Nasen-Ohren-Heilkunde bietet eine Reihe operativer Maßnahmen an. Die Indikation dafür sollte von einem entsprechenden Facharzt gestellt werden. In erster Linie sollte die Nasenatmung überprüft werden. Das Problem dabei ist, dass sich die Qualität der Nasenatmung in Abhängigkeit vom Schlaf ändern kann. Es gibt Patienten, die im Liegen nachts deutlich weniger Luft bekommen als tagsüber in aufrechter Position. Außerdem leiden Patienten unter Umständen unter Allergien, welche die Atmung in der Nacht beeinträchtigen können.

Operative Möglichkeiten bei obstruktiver Schlafapnoe
- Septumkorrektur
- Nasenmuschelerweiterung
- Uvulopalatopharyngoplastik (UPPP)
- Kürzung der Uvula
- Tonsillektomie
- Zungenoperation
- Tracheotomie

Grundsätzlich hat eine Beatmungstherapie den Vorteil, dass körperlich nichts verändert wird, sie ist daher relativ nebenwirkungsarm. Wenn operiert wird, sollte darauf geachtet werden, dass im Zweifelsfall noch eine CPAP-Therapie angepasst werden kann.

3.6.6 Unterkieferprotrusionsschienen

Unterkieferprotrusionsschienen („Zahnschienen") bewirken durch eine Vorverlagerung (Protrusion) des Unterkiefers eine Erweiterung der oberen Atemwege und sollen so den Kollaps in diesem Bereich verhindern. Die Schienen bestehen aus einem Oberkiefer- und einem Unterkieferanteil, die durch ein Gelenk miteinander verbunden sind. Individuell angepasst wird diese Schiene durch einen Zahnarzt, der auch den Vorschub des Unterkiefers einstellt. Nach der wissenschaftlichen Datenlage sind Unterkieferprotrusionsschienen eine gute therapeutische Option beim Schnarchen und beim leicht- bis mittelgradigen obstruktiven Schlafapnoesyndrom (d. h. AHI $\leq$30/h). Zudem können diese Schienen auch bei einer höhergradigen obstruktiven Schlafapnoe eingesetzt werden, wenn der Patient eine CPAP-Therapie nicht toleriert. Der Therapieerfolg muss durch einen Schlafmediziner überprüft werden. Außerdem sollten bei den Schienenträgern regelmäßige zahnärztliche Untersuchungen stattfinden, um mögliche Nebenwirkungen der Schienen auf den Zahnapparat rechtzeitig zu erkennen.

3.6.7   Allgemeine Verhaltensmaßnahmen

Neben den klassischen Therapien wie Überdruckbeatmung, Unterkieferprotrusionsschienen oder operativen Maßnahmen gibt es einige Verhaltensmaßnahmen, welche den Apnoe-Hypopnoe-Index verbessern können und daher schon eine Linderung der Symptomatik erreichen können oder im Einzelfall sogar eine apparative Therapie überflüssig machen. Vor allem können diese Verhaltensmaßnahmen dem Patienten bis zur Einleitung einer klassischen Therapie empfohlen werden.

> **Wichtige Verhaltensmaßnahmen**
> - Gewichtsreduktion
> - Alkoholkarenz
> - Verzicht auf sedierende Hypnotika

Die meisten Patienten mit einem Schlafapnoesyndrom sind übergewichtig. Da Fettanlagerungen in den oberen Luftwegen die Gefahr einer Verengung und damit einer Apnoe im Schlaf erhöhen, ist eine Gewichtsreduktion auf jeden Fall zu empfehlen. Abgesehen davon wird dadurch das Risiko komorbider Störungen, die häufig bei Schlafapnoepatienten auftreten, wie zum Beispiel Bluthochdruck, erniedrigt. Wenn der Apnoe-Hypopnoe-Index grenzwertig und das Beschwerdebild durch die Atmungsstörung eher gering ist, kann eine deutliche Gewichtsreduktion unter Umständen einen kurativen Effekt haben.

> **Fallbeispiel**
> Herr P. bekam aufgrund einer Schlafapnoe eine CPAP-Therapie. Nach mehreren vergeblichen Therapieversuchen hat er durch eine Magenverkleinerung 35 kg abgenommen und hat jetzt Normalgewicht. In der Kontrollpolysomnographie zeigt sich nun ohne CPAP ein Apnoe-Hypopnoe-Index von 8/h. Da Herr P. auch sonst keine schlafbezogenen Beschwerden mehr zeigt, wird die CPAP-Therapie abgesetzt.

Auch Alkoholkarenz kann zu einer deutlichen Verringerung der Apnoen führen, vor allem kann es das Schnarchen verbessern. Dies liegt vor allem an der muskelrelaxierenden Wirkung von Alkohol im Schlaf.

Viele Patienten erhalten wegen Schlafstörungen Hypnotika, insbesondere ältere Patienten oft Benzodiazepine. Besonders bei Frauen zeigen sich aber unter einer Langzeittherapie mit Hypnotika schlafbezogene Atmungsstörungen. Bevor eine Überdrucktherapie eingeleitet wird, sollte also zunächst ein Absetzversuch unternommen werden. Dies ist manchmal nur im Rahmen einer insomniespezifischen Verhaltenstherapie möglich. Bei einer Einstellung auf CPAP sollte auf jeden Fall das Hypnotikum weggelassen werden. Unter Umständen sind andere Drücke notwendig, wenn ein sedierendes Hypnotikum eingenommen wird.

3.6.8   Weitere Methoden zur Behandlung der Schlafapnoe

Eine medikamentöse Therapie der obstruktiven oder zentralen Schlafapnoe ist nicht Erfolg versprechend, das gilt ebenso für einige in der Laienpresse propagierte Methoden wie Zungenretrainer, nasale Belüftungsverbesserung, Rachenstents oder Magnetkopfkissen. Trainingsmethoden zur Stabilisierung des erschlafften Gewebes im Rachenraum oder zur Kräftigung der Halsmuskulatur können manchmal eine Reduktion des Schnarchens bewirken, eine sinnvolle Therapie einer Schlafapnoe stellen sie nicht dar, auch wenn es manchmal „hoffnungsvolle" Meldungen in der Presse über Didgeridoo-Spielen oder andere außergewöhnliche Methoden gibt.

Eine neue Methode zur Therapie des leicht- bis mittelgradigen obstruktiven Schlafapnoesyndroms ist die elektrische Stimulation der Zungenmuskulatur durch einen zwischen den Rippen implantierten Schrittmacher („Zungenschrittmacher"), der zu einer Vorverlagerung der Zunge bei der Einatmung führt. In Studien stellte sich dieses Verfahren bei einer ausgewählten Patientengruppe als Erfolg versprechend dar. Allerdings ist diese Methode wegen der Kosten und der Invasivität des Eingriffs nur eine Option, wenn alle anderen therapeutischen Maßnahmen nicht zum Ziel führen oder nicht möglich sind.

3.7   Einflussfaktoren und Wechselwirkungen mit anderen Störungen

3.7.1   Übergewicht

Patienten mit einer Schlafapnoe sind in der Regel übergewichtig und haben häufig einen vermehrten Halsumfang. Dies wurde schon in den ersten Beschreibungen des Schlafapnoesyndroms (Pickwick) beschrieben. Etwa 80 % der Patienten mit Schlafapnoesyndrom sind übergewichtig. Die Fetteinlagerung kann zu einer Verengung der oberen Luftwege führen und fördert dann das Auftreten von Apnoen und Schnarchen. Übergewicht stellt aber auch einen erheblichen Risikofaktor für die kardiovaskulären Folgen des Schlafapnoesyndroms dar. Je stärker das Übergewicht, desto größer ist der Effekt einer Gewichtsabnahme auf den Schweregrad einer Schlafapnoe. In Einzelfällen kann dem Patienten eine CPAP-Therapie nach einer erfolgreichen Gewichtsabnahme erspart bleiben. Es gibt jedoch auch schlanke Schlafapnoepatienten, und im Zuge einer erhöhten Sensibilität für die Diagnose Schlafapnoe kommen zunehmend Patienten mit leichten Ausprägungsgraden einer schlafbezogenen Atmungsstörung in die Schlaflabore.

3.7.2 Depressionen und Schlafapnoe

Schlafapnoesyndrome und Depressionen sind sehr häufige Störungen und betreffen in der Inzidenz eine ähnliche Altersgruppe. Depressionen treten bei Frauen häufig während der Wechseljahre auf, und auch bei Männern ist die mittlere Altersgruppe gefährdet. Neben den genetischen Faktoren, die bei beiden Störungen zu einem gewissen Ausmaß eine Rolle spielen, ist das Nachlassen der Leistungsfähigkeit gerade in einer Leistungsgesellschaft von großer Bedeutung. Bei beiden Störungen zeigt sich ein reduzierter Antrieb, und dieser ist im Querschnitt oft schwierig von einer Müdigkeit aufgrund einer schlafbezogenen Atmungsstörung zu unterscheiden.

Fallbeispiel
Herr M. ist immer müde und kann sich nicht mehr erholen. Er ist im Außendienst tätig und muss oft Ausfälle von Kollegen ausgleichen. Die ständige Müdigkeit belastet ihn, da er in der Woche mehrere hundert Kilometer mit dem Auto zurücklegen muss. Abends braucht er dann zwei Bier, um „runter zu kommen". Nachdem er am Steuer einmal eingeschlafen ist, hat er sich krankschreiben lassen mit der Diagnose Burn-out. Herr M. leidet unter einem ausgeprägten Schlafapnoesyndrom und hat über die Jahre ein depressives Syndrom entwickelt.

Falls sich der Verdacht auf eine depressive Störung ergibt, kann der Effekt einer Therapie des Schlafapnoesyndroms abgewartet werden. In vielen Fällen verbessert sich durch die Konsolidierung der Schlafqualität die Müdigkeit und damit dann auch die Depression. Falls der Patient dann immer noch Zeichen einer Antriebsstörung oder Verstimmung zeigt, sollte psychiatrisch mitbehandelt werden. Umgekehrt sollte bei antriebsgestörten Patienten im mittleren Alter auch an die Möglichkeit einer schlafbezogenen Atmungsstörung als Ursache gedacht werden.

3.7.3 Restless-legs-Syndrom und Schlafapnoe

Schlafbezogene Atmungsstörungen treten häufig im Verbund mit einem Restless-legs-Syndrom auf. Der Grund hierfür ist noch unbekannt. Die Tatsache, dass die Störungen häufig gemeinsam auftreten, unterstreicht die Notwendigkeit, bei der Anamnese alle wichtigen Schlafstörungen abzufragen. Viele Patienten sind froh, wenn die Untersuchung einen Hinweis auf eine schlafbezogene Atmungsstörung bringt, und kommen nicht auf den Gedanken, die gelegentliche Unruhe in den Beinen auch noch anzusprechen. Wenn die Polysomnographie keine Messung der Beinaktivität einschließt, kann es sein, dass beispielsweise periodische Beinbewegungen im Schlaf übersehen werden. Warum die Diagnostik und Behandlung beider Störungen wichtig sein kann, zeigt das folgende Beispiel.

Fallbeispiel

Frau X. klagt über Ein- und Durchschlafstörungen ohne lange Wachzeiten und über morgendliche Abgeschlagenheit. Sie wird ab mittags so müde, dass sie sich in monotonen Situationen kaum wach halten kann. Trotz erheblicher Müdigkeit kann sie nachts nicht einschlafen und spürt eine unangenehme Unruhe, die sich abends vor allem in den Beinen bemerkbar macht. Sie geht dann herum, kann kaum stillsitzen. Diese Symptome treten jedoch nicht regelmäßig auf. Im Schlaflabor zeigen sich ein ausgeprägtes Schlafapnoesyndrom und periodische Beinbewegungen. Da die Beinbewegungen häufig atempausensynchron auftreten, ist die Unterscheidung schwierig. Eine CPAP-Einstellung ist gescheitert, da die Patientin über erhebliche Beinunruhe klagte und kaum stillhalten konnte unter der Maske. Erst als die Patientin wegen der motorischen Störung mit Pramipexol behandelt wurde, konnte eine CPAP-Einstellung erfolgen.

3.7.4 Insomnie und Schlafapnoe

Schlafapnoesyndrome treten häufig mit Insomnien auf. Wenn die insomnischen Beschwerden nach Behandlung der Atmungsstörung weiter bestehen, ist von einer komorbiden Störung auszugehen. Die Unterscheidung zwischen primärer und sekundärer Insomnie ist in der neuen Klassifikation für Schlafstörungen (ICSD-3) weggefallen.

Leider werden auch komorbide Insomnien häufig übersehen, dabei spielt es keine Rolle, ob sich die Insomnie aufgrund der Schlafapnoe entwickelt hat. Neuere Studien zeigen, dass Patienten mit Schlafapnoe und Insomnie Symptome zeigen, die man nicht mehr als Folge der Atmungsstörung bewerten kann, wie zum Beispiel dysfunktionales Denken und Ängste. Weitere Studien zeigen auch, dass sich eine unbehandelte Insomnie negativ auf die CPAP-Compliance auswirken kann. Dies ist durchaus verständlich. Wenn ein Patient Angst hat, zu wenig Schlaf zu bekommen, wirkt jede vermeintlich schlafstörende Bedingung bedrohlich, so zum Beispiel eine CPAP-Maske. Da die Gabe eines sedierenden Hypnotikums sich jedoch wieder negativ auf die Atmung auswirken kann, sollte hier vor allem verhaltenstherapeutisch behandelt werden.

3.7.5 Parasomnie und Schlafapnoe

Ein unbehandeltes Schlafapnoesyndrom kann parasomnische Syndrome verschlechtern, da die Apnoen den Schlaf fragmentieren können. Dies ist besondere bei den REM-Schlaf-bezogenen Parasomnien der Fall. REM-Schlaf-bezogene Parasomnien sind zum Beispiel das Schenk-Syndrom („REM sleep behaviour disorder"). Hier kommt es aus dem REM-Schlaf heraus zum Ausagieren der Träume (Abschn. 7.4.1). Da obstruktive Apnoen besonders im REM-Schlaf vermehrt auftreten, ist also besondere diagnostische Vorsicht geboten. Aber auch Non-REM-gebundene Parasomnien können sich durch eine unbehandelte Apnoe verschlechtern.

3.7.6 Einfluss von Medikamenten auf schlafbezogene Atmungsstörungen

Insbesondere sedierende Medikamente haben einen Einfluss auf die Ausprägung einer schlafbezogenen Atmungsstörung. Die Muskulatur der Rachenwände hält normalerweise dem Luftsog beim Einatmen stand. Beim Schlafen erschlafft die Muskulatur ohnehin; wird der Muskeltonus zusätzlich medikamentös geschwächt, kann es leichter zu einem Kollaps der Rachenwände und somit zu einem Atemstillstand kommen. Insbesondere bei Frauen wird dieser medikamentöse Effekt auf die Atemmuskulatur unterschätzt, daher ist ein Teil der schlafbezogenen Atemstörungen bei älteren Frauen iatrogen.

Fallbeispiel
Frau A. ist 78 und kann seit Jahren nicht schlafen, dies hat sich, seit ihr Mann gestorben ist, nochmals erheblich verschlechtert. Sie hat von ihrem Hausarzt ein Beruhigungsmittel bekommen, ein Benzodiazepin. Sie schläft nun sehr schnell ein, wacht dafür aber häufiger in der Nacht auf und fühlt sich am nächsten Morgen wie erschlagen. In einer ambulanten Polygraphie zeigt sich bei ihr ein Schlafapnoesyndrom.

3.8 Schlafbezogenes Stöhnen

Das schlafbezogene Stöhnen, auch Katathrenie genannt, bezeichnet ein stöhnendes Geräusch, welches bei der Exspiration auftritt. Der Krankheitsbeginn ist in der Regel in der Kindheit. Das Stöhnen ist mit keiner Komplikation verbunden, und es gibt keine beschriebenen therapeutischen Maßnahmen. Es ist vor allem für den Bettnachbarn belastend, der Schlafende bemerkt nichts. Katathrenie sollte differenzialdiagnostisch von einer zentralen Schlafapnoe, Schnarchen, epileptischen Anfällen, Sprechen im Schlaf, nächtlichem Asthma und einem schlafbezogenen Laryngospasmus abgegrenzt werden.

Motorische Störungen

Peter Young

Motorische Störungen im Schlaf sind Bewegungsphänomene, die während des Schlafens auftreten. Dazu gehören das Restless-legs-Syndrom, periodische Beinbewegungen im Schlaf, Einschlafzuckungen, Bruxismus und die Jactatio capitis nocturna. Das Restless-legs-Syndrom ist relativ häufig und nicht immer leicht zu diagnostizieren bzw. zu behandeln. Insbesondere hier gibt es bei der pharmakologischen Therapie immer wieder neue Aspekte und Therapieprinzipien zu beachten. Die anderen Störungen sind weniger häufig, können den Betroffenen aber erheblich belasten. Motorische Störungen im Schlaf haben unterschiedliche Ursachen und treten nicht selten komorbid mit anderen Erkrankungen auf. Sie können auch als unterwünschte Nebenwirkung einer Medikation auftreten.

4.1   Restless-legs-Syndrom (RLS)

Dem Restless-legs-Syndrom (RLS), auch Willis-Eckbom-Syndrom oder im Volksmund „Zappelbeine" genannt, wird von vielen Patienten kein Krankheitswert beigemessen: „Meine Mutter und Großmutter hatten das auch schon, die haben sich die Beine immer mit Franzbranntwein eingerieben." Dabei kann die motorische Unruhe in den Beinen eine so starke Ausprägung gewinnen, dass ein längeres Sitzenbleiben im schlimmsten Fall nicht mehr möglich ist. Das RLS ist in der Regel mit Schlafstörungen assoziiert und nicht selten der Grund für eine persistierende Insomnie. Darum sollte bei Ein- und Durchschlafstörungen auch immer nach dieser Störung gefragt werden, denn nicht nur die Unruhegefühle in den Beinen, sondern auch die möglicherweise auftretenden periodischen Beinbewegungen im Schlaf können diesen stören.

Das RLS kann als Begleiterscheinung anderer Erkrankungen oder auch als idiopathische Störung auftreten. Problematisch ist, dass Missempfindungen in den Beinen eine häufige Beschwerde sind und sich manchmal nur schwer vom RLS abgrenzen lassen.

© Springer-Verlag GmbH Deutschland, ein Teil von Springer Nature 2020

T. Crönlein et al., *Schlafmedizin 1x1*, https://doi.org/10.1007/978-3-662-60406-9_4

4.1.1 Definition und Symptomatik

Ein RLS zeigt sich immer durch folgende 4 Symptome:

Kernsymptome des Restless-legs-Syndroms
- Missempfindungen in den unteren Extremitäten (sehr selten auch in den oberen Extremitäten), häufig wie Ameisenlaufen oder Kribbeln oder auch als unklare Schmerzen (Ziehen) oder Hitzegefühle beschrieben
- Spontane Besserung während Bewegung
- Beschwerden treten in Ruhe auf
- Tageszeitliches Maximum am Abend

Leitsymptom sind für die Patienten schwer definierbare Missempfindungen in den Füßen bis hinauf zu den Unterschenkeln. Einige Patienten berichten von einem Ziehen in den Beinen oder einem Gefühl „wie Ameisenlaufen". Manchmal äußern sich die Missempfindungen auch wie Hitzegefühle oder Brennen. Wichtig ist, dass sich diese Empfindungen durch Bewegung akut unterdrücken lassen und bei Stillhalten wieder auftreten. Viele Patienten therapieren sich selbst mit Wechselduschen oder Massagen. Insbesondere ältere Patienten greifen gerne zu Franzbranntwein wegen des kühlenden Effekts. Erst wenn Ein- und Durchschlafstörungen auftreten, erfolgt oft eine ärztliche Konsultation. Oft wird diesen Sensationen jedoch kein Krankheitswert beigemessen. Typischerweise treten die Missempfindungen in den Abendstunden auf, quasi wenn der Patient die Beine „mal hochlegt". Einige Patienten bemerken die unruhigen Beine auch erst, wenn sie sich ins Bett legen, und müssen dann vermehrt wieder aufstehen und sich bewegen. Die Unmöglichkeit, die Beine in den Abendstunden stillhalten zu können, kann zu einer erheblichen sozialen Beeinträchtigung führen und natürlich ermüden. Patienten berichten, nicht mehr ins Kino oder ins Theater gehen zu können.

Fallbeispiel
Frau J. leidet unter diesen Kribbelgefühlen in den Füßen. Sie berichtet spontan und ohne Nachfragen davon. Sobald sie es sich abends gemütlich macht, fangen die Füße an zu kribbeln. Dieses Gefühl ist so unangenehm, sie könne es schwer beschreiben, aber wenn sie aufstehe, werde es besser. Wegen dieser Kribbelgefühle vermeide sie mittlerweile Kino- oder Theaterbesuche.

▶ Die Dysästhesien in den Beinen beim RLS können sich unterschiedlich äußern, entweder als Kribbeln oder auch als ziehende Schmerzen, sie verschwinden jedoch akut bei Bewegung.

Restless-legs-Symptome schwanken in der Auftretenshäufigkeit. Symptomfreie Intervalle auch über Wochen sind nicht selten und an keine besondere klinische Auffälligkeit gebunden. Die meisten Patienten berichten, dass sie manchmal monatelang keine Beschwerden haben. RLS-Symptome verschlechtern sich bei Wärme und treten daher häufiger in den Sommermonaten auf.

Fallbeispiel
Herr T. hat immer wieder Restless-legs-Beschwerden gehabt. Seit er die Fußbodenheizung abgestellt hat, geht es im besser.

Mit RLS können periodische Beinbewegungen im Schlaf auftreten. Diese PLM („periodic limb movements") manifestieren sich als relativ diskrete Bewegungen der unteren Extremitäten, welche erst im Schlaflabor messbar sind, können jedoch auch eine gewisse Heftigkeit erreichen. Bei vielen Patienten bemerkt der Bettnachbar diese Beinbewegungen als „Treten" oder „Zappeln".

4.1.2 Pathophysiologie

Das Restless-legs-Syndrom ist wahrscheinlich durch eine Dysfunktion des zentralnervösen dopaminergen Systems verursacht. Diese Hypothese wird durch die spontane Wirksamkeit dopaminerger Substanzen unterstützt. Es wird eine Verminderung der D1- und D2-Rezeptoren-Dichte angenommen. Ein weiterer Pathomechanismus scheint die neuronale Speicherung von Eisen zu sein. Insgesamt ist die Pathophysiologie des RLS noch ungeklärt.

4.1.3 Häufigkeit

In neueren Untersuchungen wird von einer Prävalenz von 5–10 % ausgegangen. Das RLS wird in der Regel bei Patienten mittleren Alters diagnostiziert, kann aber auch schon bei Kindern auftreten. Frauen sind häufiger betroffen als Männer.

4.1.4 Diagnostik

Restless-legs-Symptome sind reine Empfindungen und können nicht durch Messmethoden objektiviert werden. Die mit dem RLS häufig auftretenden periodischen Beinbewegungen im Schlaf können jedoch gemessen werden. Problematisch am RLS ist also, dass es nur anamnestisch zu erheben ist. Die 4 Kardinalsymptome sind richtungsweisend. Die Abgrenzung zur Polyneuropathie oder zu Wurzelreizsyndromen verursacht durch Bandscheibenvorfälle kann allerdings schwierig sein.

▶ Ein Restless-legs-Syndrom ist eine klinische Diagnose und sollte immer persönlich in der Anamnese erhoben werden, Fragebogendaten sind hier zu ungenau. Die Kardinalsymptome müssen erfüllt sein.

4.1.4.1 Anamnese

Der diagnostische Königsweg bei der Diagnostik des RLS ist eine genaue Anamnese. Man sollte sich auf jeden Fall die Missempfindungen genau schildern lassen, vor allem auch die unmittelbare Reaktion darauf: Bleibt der Betroffene liegen? Spürt er überhaupt einen Bewegungsdrang? Muss er die Füße kühlen?

Die 4 Basisfragen für das RLS sind:

- Leiden Sie unter Missempfindungen in den Beinen (also Kribbeln, Ziehen, Schmerzen, Hitze- oder Kältegefühle), die fast ausschließlich in Ruhe auftreten?
- Verspüren Sie dann einen unangenehmen Bewegungsdrang in den Beinen?
- Kommt es zu einer spontanen und deutlichen Besserung der Empfindungen, wenn Sie sich bewegen, die Beine massieren oder kühlen?
- Treten die Empfindungen vor allem abends auf?

Auch wenn die Kriterien deutlich sind, ist das RLS nicht immer leicht zu erfragen. Dies liegt vor allem daran, dass die Symptome oft nicht täglich auftreten oder unterschiedlich empfunden werden.

Symptomausprägungen des RLS
Arten der Missempfindungen

- Kribbeln wie Ameisenlaufen
- Ziehende Schmerzen
- Brennen an den Fußsohlen
- Wummern in den Unterschenkel
- Unangenehmes Gefühl, „man kann es gar nicht beschreiben"

Arten der motorischen Kompensation

- Herumlaufen
- Auf den Ballen wippen
- Füße aneinanderreiben
- Füße kühlen
- Füße kalt abduschen

Zeit des Auftretens

- Abends in Ruhe
- Nachts beim Liegen
- Wenn man abends sitzt und nicht abgelenkt ist
- Wenn es besonders warm ist

Zur Unterstützung der Anamnese kann auch ein Fragebogen dienen, allerdings sollte sich die Diagnose wie oben beschrieben nicht auf die Antworten im Fragebogen alleine stützen. Es stehen unterschiedliche Fragebögen zur Verfügung, die aber in der ärztlichen Praxis nicht notwendigerweise eingesetzt werden müssen. Bei schwierigen RLS-Fällen erleichtert ihr Einsatz jedoch die Einschätzung des Schweregrads. Folgende Fragebögen stehen zur Messung des RLS zur Verfügung:

- International Restless Legs Severity Scale (IRLS, siehe Anhang)
- Restless-legs-Syndrom-Diagnoseindex
- RLS-Diagnosekriterien

Einige Patienten sind sich der Symptome nicht sicher oder haben sie bislang nicht als störend empfunden. Andere werden auch erst durch eine ausführliche Exploration auf die Symptome aufmerksam.

4.1.4.2 Körperliche Untersuchung

Die körperliche, insbesondere die neurologische Untersuchung ist nicht aufschlussreich. Sie sollte jedoch vor allem zum Ausschluss einer Polyneuropathie erfolgen. Bei Verdacht ist eine elektrophysiologische Untersuchung indiziert. Eine Polyneuropathie, eine Radikulopathie oder Myelopathie kann ein Restless-legs-Syndrom verstärken.

4.1.4.3 Laborwerte

Eisenmangel ist ein wichtiger Kofaktor des RLS. Deswegen gehört die Bestimmung des Ferritins bei einem Verdacht auf ein RLS immer zur Basisdiagnostik. Besonders für junge Frauen, Dialysepatienten und Patienten mit chronischer Anämie empfiehlt sich eine Ferritinuntersuchung, da ein Ferritinmangel ein Restless-legs-Syndrom auslösen kann. Als Richtwert gilt ein Ferritinwert von mindestens 50 µg/l. Gentests sind nicht notwendig.

▶ Bei Restless-legs-Syndrom Ferritin bestimmen!

4.1.4.4 L-Dopa-Test

Weitere diagnostische Sicherheit kann eine probatorische Gabe von L-Dopa darstellen. Bei diesem Test werden 100 mg L-Dopa nach dem Einsetzen der Beschwerden verabreicht. Die Reaktion wird 1–2 h nach der Einnahme gemessen, beispielsweise auf einer visuellen Analogskala (0–100). Das Testergebnis wird als positiv gesehen, wenn der Schweregrad sich auf der Analogskala um 50 % bessert.

4.1.4.5 Polysomnographie

Was bringt eine Untersuchung im Schlaflabor hinsichtlich der Diagnosesicherung eines RLS? Es gibt keine RLS-typischen Muster in der Polysomnographie. Allerdings kann mit einer Untersuchung im Schlaflabor festgestellt werden, ob der Patient unter periodischen Beinbewegungen im Schlaf leidet, die häufig mit dem RLS assoziiert auftreten (Abschn. 4.2). Inwieweit auch periodische Beinbewegungen im Schlaf vorhanden sind, ist dem Betroffenen in der Regel nicht bewusst. Er nimmt nur die Missempfindungen in den Beinen wahr. Erst die Messung der Spannung in den Mm. tibialii zusammen mit einem Schlaf-EEG kann Aufschluss über das Ausmaß von Beinbewegungen im Schlaf und vor allem über deren schlafstörenden Effekt geben. Außerdem kann mit der Polysomnographie das Ausmaß einer Schlafstörung quantifiziert werden. Periodische Beinbewegungen im Schlaf können mit Arousals im EEG assoziiert sein. Das bedeutet, dass mit bzw. durch die Beinbewegungen Mikrostörungen des Schlafflusses bestehen können. Dieser PLM-Arousal-Index zeigt an, inwieweit die periodischen Beinbewegungen den Schlaf stören.

> ▶ Im Schlaflabor können den Schlaf störende Restless-legs-Symptome und periodische Beinbewegungen objektiviert werden.

4.1.5 Formen des Restless-legs-Syndroms

Das RLS kann als familiäres RLS auftreten. Es gibt Stammbaumuntersuchungen, die zeigen, dass eine ganze Familie davon betroffen sein kann. In der Anamnese berichten die Patienten dann zum Beispiel von dem Großvater oder der Mutter, die auch „nie abends lange stillsitzen" konnte. Der Vererbungsgang ist autosomal-dominant. Die familiäre Variante des RLS scheint eine schwerere Ausprägung zu haben mit einer rascheren Verschlechterung. Das Erstmanifestationsalter scheint sich in den RLS-Familien nach vorne zu verlagern.

> ▶ Es gibt eine familiäre und eine sekundäre Form des RLS.

Neben dieser vererbten Variante des RLS gibt es eine sekundäre Form. Primäre Ursachen können sowohl Medikamente als auch Erkrankungen sein (siehe Übersicht). Sowohl das RLS als auch die periodischen Beinbewegungen können als unerwünschte Nebenwirkung von Medikamenten auftreten. In diesem Zusammenhang sind Mirtazapin und andere Antidepressiva erwähnenswert. Das Auftreten von RLS-Beschwerden als unerwünschte Nebenwirkung hat eine therapeutische Relevanz. Nicht immer ist den Patienten bewusst, dass das gelegentliche Kribbeln in den Füßen tatsächlich auch Krankheitswert besitzen kann. Dies in Zusammenhang mit periodischen Beinbewegungen kann jedoch zu einer Verschlechterung des Schlafes in Form von Einschlafstörungen oder Zunahme des Leichtschlafes mit Durchschlafstörungen führen. Wenn Patienten berichten, dass beispielsweise unter Mirtazapin der Schlaf schlechter anstatt besser wird, empfiehlt es sich, in dieser Richtung nachzufragen und ggf. zu substituieren. Auch andere Antidepressiva können zum Auftreten eines RLS führen.

Mögliche Ursachen für das Restless-legs-Syndrom
- Urämie
- Eisenmangelanämie
- Niedrige Ferritinwerte
- Schwangerschaft
- Polyneuropathie
- Myelopathie
- Multiple Sklerose
- Parkinson-Krankheit
- Spinozerebelläre Ataxie
- Pharmakogen:
  - überwiegend bei dopaminantagonistisch wirkenden Substanzen (Neuroleptika, Metoclopramid, tri- und tetrazyklische Antidepressiva, Serotoninwiederaufnahmehemmer und atypische Neuroleptika)
  - Mirtazapin
  - Doxepin
  - Amitriptylin

4.1.6   Therapie des Restless-legs-Syndroms

Das Restless-legs-Syndrom wird grundsätzlich pharmakologisch behandelt. Für die Therapie stehen unterschiedliche Medikamente zur Verfügung, wobei nach Ausreizung der zugelassenen Medikamente auch Off-label-Substanzen wirksam sind. Die erste Substanz, die für die Behandlung zugelassen war, ist L-Dopa, später kam Pramipexol dazu. L-Dopa hat eine rasche Wirkung und kann gut bei Bedarf genommen werden. Pramipexol ist ebenfalls gut verträglich und in der Langzeiteinnahme weniger problematisch. Substanzgruppe zweiter Wahl sind Antikonvulsiva und schließlich Opioide als dritte Wahl. Es gibt keinen fest definierten Behandlungsrhythmus, da die Medikation mit den Komorbiditäten, dem Alter und der Art des RLS abgestimmt werden sollte. Grundsätzlich wird jedoch zunächst dopaminerg behandelt. Falls hierunter keine Besserung erfolgt oder sich unerwünschte Nebenwirkungen zeigen, kann auf andere Medikamente umgestellt werden. Auch diese Umstellung sollte je nach Verfassung des Patienten individuell abgewogen werden.

Nicht jede Restless-legs-Symptomatik muss sofort behandelt werden, zumal die Störung in den meisten Fällen zeitliche Schwankungen zeigt. Man behandelt,

- wenn sich der Patient durch die Missempfindungen deutlich beeinträchtigt fühlt,
- wenn der Patient über Einschlafstörungen aufgrund der Missempfindungen klagt.

Der Patient sollte einen Leidensdruck zeigen, beispielsweise weil er die Abendstunden nicht mehr genießen kann oder unter Einschlafstörungen leidet.

Frau P. berichtet, dass sie RLS-Symptome kenne, sie habe diese aber nur in den Sommermonaten. Im Winter treten sie sehr selten auf.

Auch bei Vorhandensein der Symptome sollte die Indikation für eine pharmakologische Therapie auf jeden Fall abgewogen werden, da es unter einer pharmakologischen Therapie im schlechtesten Fall auch zu einer Augmentation kommen kann.

Bei der Behandlung des RLS sollten folgende Umstände beachtet werden:

- Handelt es sich um ein idiopathisches oder rein sekundäres RLS?
- Ist durch die Gabe einer dopaminergen Substanz eine Verschlechterung einer komorbiden Störung zu befürchten (z. B. einer Depression)?
- Besteht bei dem Patienten (z. B. altersbedingt) Sturzgefahr in der Nacht?

Erstens sollte abgeklärt werden, ob es sich bei den RLS-Beschwerden um ein sekundäres oder ein primäres RLS handelt. Die Behandlung eines sekundären RLS bedeutet im Fall einer Nebenwirkung zunächst die Substitution des Medikaments. Zweitens sollte darauf geachtet werden, inwieweit eine medikamentöse Therapie nicht unerwünschte Nebenwirkungen auf die Ausprägung komorbider Störung haben könnte, beispielsweise bei psychiatrischen Störungen. Medikamente wie Pramipexol können zu nächtlicher Verwirrtheit und in seltenen Fällen zu maniformen Symptomen führen, zum Beispiel zu Spielsucht und Hypersexualität. Insbesondere bei älteren Patienten sollte also an Unfallgefahr als unerwünschte Nebenwirkung gedacht werden.

Schließlich zeigt das RLS Schwankungen. Einige Patienten haben beispielsweise nur ein paar Mal im Monat RLS-Beschwerden, andere nur in den Sommermonaten.

▶ Für das RLS gibt es zugelassene pharmakologische Behandlungen.

4.1.6.1 Medikamentöse Behandlung

Medikamente, die für die Behandlung des RLS zugelassen sind, zeigt Tab. 4.1.

L-Dopa (Restex)

Das erste offizielle zugelassene Medikament für Restless-legs-Syndrome. Üblicherweise sollte mit einer Tablette (100 mg) begonnen werden. Die Einnahme sollte 1 h vor dem Schlafengehen erfolgen, kann aber auch schon am Abend passieren, nämlich dann, wenn üblicherweise die Beschwerden auftreten. Die Halbwertszeit liegt bei 4–5 h. Wenn die Dosis nicht ausreichen sollte, kann zusätzlich ein retardiertes Präparat gegeben werden. Die retardierte Form kann insbesondere bei persistierenden Schlafstörungen gegeben werden. Da mit dem RLS oft periodische Beinbewegungen im Schlaf einhergehen, können diese auch im

Tab. 4.1 Medikamente zur RLS-Therapie

Wirkstoff	Dosierung [mg]	Handelsname	Indikation
L-Dopa/Benserazid	100–300, auch inter-mittierende Gabe	Restex	Leichtes RLS
Pramipexol	0–18–1,375	Sifrol	Mittelschweres bis schweres idiopathisches RLS
Rotigotin	0–3	Neupro, Leganto	
Ropinirol	0,5–4	Requip, Adartrel	
Oxycodon/Naloxon	5/2,5–20/10	Targin	Schweres idiopathisches RLS

Lauf der Nacht so weiter abgedeckt werden. Die Tagesdosis sollte jedoch 300 mg nicht überschreiten. Restex kann auch gut bei Bedarf genommen werden.

Pramipexol (Sifrol)
Dieses Medikament ist ebenfalls für die Behandlung des RLS zugelassen. Es ist gut verträglich, kann initial aber zu Schwindel führen. Problematisch sind selten berichtete Fälle der Impulskontrolle, zum Beispiel bezüglich des Einkaufverhaltens, aber auch der Sexualität. Die initiale Dosierung ist 0,18 mg, 1 h vor der Bettzeit. Wenn nötig, sollte in 0,09-mg-Schritten wochenweise gesteigert werden. Achtung: In Kombination mit Alkohol oder anderen stark sedierenden Medikamenten kann es zu einer starken Sedierung kommen.

Rotigotin
Dies ist ein Medikament, welches nur als Pflasterform applizierbar und damit gut dosierbar ist. Im Gegensatz zur Anwendung bei der Parkinson-Krankheit beträgt die maximal zugelassene Dosierung 3 mg pro Tag. Das Pflaster wird täglich neu geklebt, es bietet sich an, dies nach der täglichen Körperwäsche zu tun. Das Neupropflaster bietet sich im Fall einer Unverträglichkeit anderer oral eingenommener Substanzen an. Achtung: Rotigotin kann zu einer spontanen Müdigkeit führen und daher die Verkehrstüchtigkeit einschränken.

Ropinirol
Dieses Medikament ist für das idiopathische RLS zugelassen, nicht für das sekundäre. Es ist gut wirksam, sollte aber langsam einschleichend gegeben werden. Die Augmentation ist hier weniger häufig als beim L-Dopa. Wichtig: Eine fettreiche Mahlzeit kann die Resorption von Ropinirol vermindern.

Neben den Dopaminergika kommen auch Membranstabilisatoren oder Antikonvulsiva bei der Behandlung des RLS zum Einsatz. Zu diesen gehören Pregabalin (Lyrica) und Gabapentin (Neurontin). Auch gibt es mittlerweile ein zugelassenes Opiat zur Therapie des RLS. Oxycodon kombiniert mit Naloxon ist für die Behandlung des schweren RLS zugelassen.

Fallbeispiel

Herr B. leidet unter schwerem RLS. Er wurde bereits mit L-Dopa behandelt. Hierunter kam es zu einer Vermehrung der Symptome. Herr B. kommt kaum zum Einschlafen, er massiert seine Unterschenkel, steht immer wieder auf und marschiert auf und ab. Er kann erst in den Morgenstunden richtig einschlafen.

Wird der Patient medikamentös behandelt, sollte er auf jeden Fall nach ein paar Wochen wieder einbestellt werden, um zu sehen, ob er das Medikament verträgt und ob es nicht zu einer Augmentation kommt.

▶   Das größte Problem bei der Behandlung eines RLS ist die Gefahr einer Augmentation.

Bei einer Augmentation kann sich die Symptomatik von den Abend- in die Mittags- oder Morgenstunden verlagern und zu einer deutlichen Zunahme der Intensität der Symptome kommen. Eine Augmentation wurde vor allem unter L-Dopa nachgewiesen. Manchmal wird die Augmentation mit dem Nachlassen der Wirkung verwechselt, was dann zu einer Dosissteigerung führen kann. Der Patient sollte daher über die Kriterien einer Augmentation bei der Einnahme dopaminerger Substanzen aufgeklärt werden.

Kriterien einer Augmentation
- Früheres Einsetzen der Beschwerden im Tagesverlauf
- Allgemeine Zunahme der Intensität
- Kürzere Latenz des Auftretens, sobald der Körper in Ruhe ist
- Generalisierung auf andere Körperteile (in der Regel Arme)

Falls die Schlafstörungen trotz suffizienter Behandlung des RLS weiter bestehen, gibt es folgende Möglichkeiten:

- Es besteht zusätzlich eine Insomnie, welche entweder verhaltenstherapeutisch oder mit den entsprechenden Medikamenten behandelt werden sollte.
- Es bestehen über das RLS hinaus noch periodische Beinbewegungen im Schlaf, welche nicht ausreichend therapiert sind.

In beiden Fällen sollte der Patient zur weiteren Abklärung in ein Schlaflabor oder zu einem Schlafmediziner geschickt werden.

4.1.6.2 Nicht medikamentöse Behandlungsformen

Die Symptomatik des RLS lässt sich durch bestimmte Verhaltensmaßnahmen allenfalls vermindern, aber nicht ursächlich behandeln. Die Einhaltung kann dem Patienten zumindest vorübergehend Linderung schaffen.

Verhaltensmaßnahmen beim RLS
- Vermeidung von Wärme, Fußbodenheizung, Sauna etc.
- Ablenkung
- Moderate Bewegung tagsüber

4.2 Periodische Beinbewegungen im Schlaf

4.2.1 Definition und Symptomatik

Periodische Beinbewegungen im Schlaf („periodic limb movement disorder", PLMD) sind durch periodisch auftretende Episoden von schlaffragmentierenden repetitiven, stereotypen Bewegungen der Extremitäten während des Schlafes definiert. In der Regel sind die Füße bzw. die unteren Extremitäten betroffen. Die Beinbewegungen zeigen sich normalerweise in einer Extension der großen Zehe. Sie können auch mit einer leichten Flexion von Sprunggelenk, Knie und Hüfte einhergehen. Die Bewegungen sind meist diskret, können aber auch für den Bettnachbarn spürbar sein. Einige Patienten berichten, am nächsten Morgen ein zerwühltes Bett vorzufinden, ohne dass sie wissen, wie dies zustande gekommen sei.

Fallbeispiel
Die Ehefrau eines Patienten berichtet von regelmäßigen Fußbewegungen ihres Mannes im Schlaf, die sie in der Nacht immer wieder aufwecken. In der Polysomnographie zeigte sich eine ausgeprägte PLMD.

Die Bewegungen treten definitionsgemäß mit zeitgleichen Abständen mindestens 3-mal hintereinander auf. Die Diagnose wird nach der Klassifikation ICSD-3 dann gestellt, wenn der Mangel an Erholung im Schlaf nicht durch eine andere Schlafstörung erklärbar ist.

▶ Periodische Beinbewegungen im Schlaf sind in der Regel nicht erfragbar, sondern werden im Schlaflabor gemessen.

Periodische Beinbewegungen im Schlaf sind unbekannter als das Restless-legs-Syndrom, und die wenigsten Patienten wissen, dass diese Störung häufig im Verbund mit den RLS auftritt. Die Bewegungen sind von therapeutischer Relevanz, wenn sie den Schlaf stören, und dies ist in der Regel nur durch eine Polysomnographie messbar. Der Schlaf ist dann durch viele Arousals, verursacht durch die Beinbewegungen, zersetzt und nicht mehr erholsam. Hier ist dann auch der schlafstörende Effekt dieser Bewegungen messbar: Bei simultaner Ableitung des Schlaf-EEG und der Messung von Beinbewegungen kann man sehen, wie die Bewegungen den Schlaf minimal unterbrechen, was schließlich zum Aufwachen führen kann.

4.2.2 Diagnostik

Periodische Beinbewegungen passieren zwar im Schlaf, können aber indirekt erfragt werden. Manchmal bekommt der Bettnachbar die Bewegungen mit oder das Bett ist am nächsten Morgen vor allem am Fußende zerwühlt. Als ambulante Messmethode hat sich eine hochauflösende Aktometrie als nützlich erwiesen. Hierbei kommt ein kleiner Aktometer zum Einsatz, der über Nacht am Fußknöchel getragen wird und Beinbewegungen misst. Diese Geräte sind oft in Schlaflaboren mit neurologischer Ausrichtung vorhanden (Abschn. 10.7).

Die Schwierigkeit bei der Diagnostik periodischer Beinbewegungen ist, dass die Symptome in der Regel nicht wahrgenommen werden. Nur wenige Patienten berichten von einem Zucken der Beine oder von einem zerwühlten Bett. Allerdings gibt es einige klinische Hinweise für ihr Vorhandensein.

Klinische Hinweise für PLMD
- Nicht erholsamer Schlaf
- Zerwühltes Bett
- Bettnachbar bemerkt nächtliche Zuckungen oder vermehrte Unruhe in den Beinen
- Häufiges Aufwachen in der Nacht

Wegen der fehlenden subjektiven spezifischen Symptome sind Prävalenzen nicht bekannt. Die PLMD scheint in höherem Alter häufiger aufzutreten, kann aber auch schon im Kindesalter vorkommen.

4.2.3 Komorbiditäten

Trotz der fehlenden Daten zur Epidemiologie gibt es Studien zur Komorbidität von PLMD und anderen Störungen. An erster Stelle steht hier das Restless-legs-Syndrom (ca. 80–90 % der Patienten). Die periodischen Beinbewegungen im Schlaf können mit Restless-legs-Beschwerden assoziiert sein, müssen es aber nicht. Die Medikamente für das RLS unterdrücken in der Regel auch die PLMD. Weitere häufige Störungen sind das Schlafapnoesyndrom. Hier kann die PLMD so ausgeprägt sein, dass eine Einstellung auf CPAP erschwert ist. Andere neurologische Erkrankungen die mit PLMD einhergehen, sind Polyneuropathien, Multiple Sklerose und Rückenmarksläsionen.

Komorbiditäten (Auswahl)

- Restless-legs-Syndrom
- Schlafapnoesyndrom
- Narkolepsie
- REM-Schlaf-Verhaltensstörung
- Schwere kongestive Herzinsuffizienz
- Syringomyelie
- Multiple Sklerose
- Polyneuropathien
- Sklerodermie

Fallbeispiel

Frau H. hat ein Schlafapnoesyndrom und periodische Beinbewegungen im Schlaf, die in der Polysomnographie sehr ausgeprägt waren. Eine Einstellung war nicht möglich, da der Schlaf immer wieder durch die Beinbewegungen unterbrochen wurde. Erst als diese behandelt wurden, konnte eine CPAP-Einstellung erfolgen.

4.2.4 Therapie der periodischen Beinbewegungen im Schlaf

Für die Therapie stehen dieselben Substanzen zur Verfügung wie für das Restless-legs-Syndrom. Die Medikamente, welche die RLS-Beschwerden unterdrücken, wirken auch auf die periodischen Beinbewegungen. Man sollte darauf achten, dass die Medikamente eine ausreichend lange Wirkdauer aufweisen. Falls die normale Dosierung nicht reicht, kann eine retardierte Form gegeben werden. Das Medikament sollte kurz vor der Schlafenszeit genommen werden. Um den Therapieerfolg zu messen, kann eine hochauflösende Bewegungsmessung der Beine erfolgen.

4.3 Schlafbezogene Beinkrämpfe

Bei den schlafbezogenen Beinkrämpfen, auch nächtliche Wadenkrämpfe genannt, handelt es sich um heftige Schmerzen, die ihre Ursache in Muskelkontraktionen, meist im Bereich der Waden oder der Füße, haben. Die Krämpfe können bis zu einige Minuten dauern und vergehen von allein. Darauf folgend können muskuläre Verspannungen und Muskelschmerzen auftreten, die das Wiedereinschlafen erschweren. Für die Diagnostik reicht eine Anamnese, eine elektrophysiologische Untersuchung ist nicht indiziert.

Es gibt Häufigkeitsangaben über Jugendliche (7 %) und über alte Menschen, bei den über 80-Jährigen lirgt die Prävalenz bei 50 %. Die Datenlage ist bezüglich dieser Störung jedoch dünn. Es fehlen leider Studien über die Pathophysiologie und wirksame Therapien. Folgende auslösende Faktoren für nächtliche Beinkrämpfe werden beschreiben:

- Dehydration
- Diabetes mellitus
- Körperliche Anstrengung
- Schwangerschaft
- Andere Stoffwechselstörungen

Differenzialdiagnostisch bedeutsam können Störungen des Kalziumstoffwechsels und des übrigen Elektrolyt- und Wasserhaushalts sein, des Weiteren Myelopathien, Neuropathien und schmerzhafte Faszikulationen. Therapeutisch werden schmerzlindernde Maßnahmen empfohlen, wie zum Beispiel Dorsalflexion des Fußes, Massage oder Wärme.

Fallbeispiel

Der etwa 75 Jahre alte Patient berichtet von ständigen Beinkrämpfen in der Nacht, die ihn vom Schlafen abhalten. Er gehe abends um ca. 22 Uhr ins Bett und könne auch gut einschlafen, wache dann aber nach ca. 1 h mit Krämpfen in den Unterschenkeln auf. Er schlafe aufgrund dessen nur gefühlte 2–3 h in der Nacht. In der Polysomnographie zeigt sich ein stark fragmentierter Schlafablauf. Im Schlaf zeigt sich eine Muskeltonuserhöhung an den Schienbeinen. Der Patient wacht dann auf und versucht, den Krampf durch Umherlaufen zu verringern. Die Krämpfe treten schließlich so häufig auf, dass keine weitere Ableitung mehr möglich ist.

4.4   Bruxismus

Bruxismus oder schlafbezogenes Zähneknirschen ist eine relativ bekannte Störung, den Betroffenen jedoch meist nicht bewusst. In der Regel fallen die Folgen erst beim Zahnarztbesuch auf. Etwa 6 % der Bevölkerung sind betroffen. Interessanterweise leiden bei ca. 20–50 % der Betroffenen auch Angehörige unter Bruxismus. Ein Vererbungsmodus ist jedoch noch nicht erforscht. Die Störung tritt überwiegend im Jugendalter auf, bei den über 60-Jährigen sind nur 3 % betroffen.

Der Bruxismus zeichnet sich durch eine rhythmische Aktivität der Kaumuskulatur aus. Es kommt dabei zu exzessiven zentrischen und exzentrischen Kontakten der Zahnreihen, was zu deren Schädigung führen kann. In der Polysomnographie zeigen sich typische Kauartefakte aus dem Schlaf heraus. Diese Kauartefakte können zu Arousals führen, welche wiederum die Erholsamkeit des Schlafes einschränken. Manchmal kann es auch zu Schmerzen im Bereich der Kaumuskel kommen. Tab. 4.2 listet die unterschiedlichen Ursachen für Bruxismus auf.

Tab. 4.2 Ursachen des Bruxismus

Form	Ursachen
Primär	Keine Ursache erkennbar, geht in der Regel mit einer erhöhten psychischen Anspannung einher
Sekundär	Zum Beispiel apallische Syndrome, Schädelhirntrauma, fortgeschrittene neurodegenerative Krankheiten, Intoxikationen, Stimulanzien oder Genussmittel (Nikotin, Kaffee)
Iatrogen	Durch Medikamente induziert (Serotoninwiederaufnahmehemmer)

Die Therapie besteht in erster Linie aus einer kieferorthopädischen Maßnahme mit einer Aufbissschiene. Außerdem haben verhaltenstherapeutische Maßnahmen, welche überwiegend auf die Stressverarbeitung abzielen, aber auch Konditionierung nach dem Wecken gute Ergebnisse erbracht. Das Gleiche gilt für die Hypnotherapie, bei der der M. masseter entspannt wurde. Akut können Sedativa gegeben werden, Antidepressiva werden nicht empfohlen. Die Anwendung von Botulinumtoxin ist eine nicht gesicherte Therapie, kann aber bei schwerem Bruxismus erfolgen.

> **Therapie des Bruxismus**
> - Verhaltenstherapie zur Verbesserung der Stressverarbeitung
> - Hypnotherapie
> - Aufbissschienen
> - Akut: Clonazepam, Clonidin und L-Dopa
> - Injektionen mit Botulinumtoxin in dem M. masseter

4.5   Rhythmische Bewegungsstörung

4.5.1   Definition und Symptomatik

Im Übergang vom Wachsein zum Schlafen, aber auch beim Aufwachen aus leichten Schlafstadien können repetitive rhythmische Bewegungen des Körpers auftreten (Jactatio capitis nocturna, „head banging", „body rolling"). Diese können unterschiedliche Formen annehmen. Häufig ist das Kopfrollen oder Oberkörperschaukeln. Insgesamt sind große Muskelgruppen betroffen, welche rhythmisch bewegt werden. Die Bewegungen können von einigen bis zu mehreren Minuten andauern. Die Betroffenen sind dabei bei Bewusstsein, können aber darüber einschlafen. Viele tun dies, um sich zu „beruhigen", es ist allerdings keine willkürlich gewählte Entspannungsform, da sie auch aus dem Schlaf heraus auftreten kann. Die Störung tritt meist in jeder Nacht auf. Insbesondere beim Übergang vom Wachen in den Schlaf finden sich die pathologischen Bewegungsmuster.

Manchmal treten die Bewegungen auch tagsüber in Ruhe auf, zum Beispiel beim Musikhören oder beim Autofahren, sie sistieren dann bei Ansprache. Komplikationen entstehen, wenn sich die Betroffenen verletzen, zum Beispiel durch Kopfanschlagen.

Die meisten erwachsenen Patienten schämen sich wegen dieser Bewegungsstörung, die sie nicht unter Kontrolle haben. Viele Patienten fühlen sich dadurch auch sozial isoliert und befürchten, deswegen keinen Partner zu finden.

Fallbeispiel

Eine Patientin berichtet, ihr Oberkörperschaukeln schon seit der Kindheit zu haben. Ihre Oma meinte immer zu ihr, sie werde deswegen niemals einen Mann finden. Dies hat sich allerdings nicht bewahrheitet.

Die Störung ist vorwiegend bei Kleinkindern anzutreffen, kann aber auch bis in das Erwachsenenalter persistieren. Im Alter von 9 Monaten wurden bei knapp 60 % aller beobachteten Kinder rhythmische Bewegungen gefunden, dies reduzierte sich auf 33 % im Alter von 18 Monaten und weiter auf 5 % bei 5-Jährigen.

Bei älteren Kindern und Erwachsenen kann die rhythmische Bewegungsstörung ein Begleitsymptom einer Retardierung, von Autismus oder anderen Entwicklungsstörungen sein. Bei Schulkindern treten die Bewegungen häufig in Verbindung mit einem Aufmerksamkeitsdefizitsyndrom auf. Die überwiegende Mehrheit der Betroffenen ist jedoch psychisch gesund. Interessanterweise scheint es eine genetische Komponente zu geben mit einem geschätzten familiären Auftreten von 20 %.

4.5.2　Therapie der rhythmischen Bewegungsstörung

Zu den rhythmischen Bewegungsstörungen im Übergang von Wachen zum Schlafen gibt es wenige Forschungsergebnisse, die sich zumeist auf Fallbeschreibungen beschränken. Während die Behandlung bei Kleinkindern in der Regel nicht notwendig ist, gibt es für Erwachsene gute Ergebnisse mit verhaltenstherapeutischen Methoden, wie zum Beispiel mit dem Einüben alternativer Verhaltensweisen. Als medikamentöse Therapie wird Clonazepam diskutiert (1 mg/Tag), ansonsten gibt es positive Berichte über den Einsatz von Imipramin (10 mg/Tag). Antiepileptika zeigen keine Wirkung.

4.6　Einschlafmyoklonien

Einschlafmyoklonien sind spontan auftretende Zuckungen der Extremitäten oder des ganzen Körpers während der Einschlafphase. Manchmal sind sie mit einem Gefühl des Fallens verbunden. Der Betroffene wacht davon spontan auf. Diese Störung ist in der Regel harmlos, kann aber zu chronischen Schlafstörungen führen.

Eine medikamentöse Therapie ist nur selten notwendig. Meistens reicht es aus, den Betroffenen von der Gutartigkeit der Störung zu unterrichten. Einschlafmyklonien können mit Benzodiazepinrezeptoragonisten gut behandelt werden. Differenzialdiagnostisch sollte an epileptische Anfälle gedacht werden.

Fallbeispiel

Herr F. stellt sich in der Schlafambulanz vor, er berichtet von so heftigen Zuckungen in der Einschlafphase, dass er immer wieder aufwachen würde und deswegen eine Einschlafstörung entwickelt habe. Mit Zolpidem ging es ihm besser.

Hypersomnolenz zentralen Ursprungs

5

Tatjana Crönlein, Wolfgang Galetke und Peter Young

Tagesmüdigkeit und eine erhöhte Einschlafneigung am Tag trotz ausreichendem Schlaf sind häufig genannte Beschwerden in der allgemeinärztlichen Praxis. In der ICD-10-GM wird grundsätzlich zwischen einer Hypersomnie und einer Narkolepsie mit Kataplexien unterschieden. Nach der aktuellen ICSD-3 werden diese Störungen jetzt übergeordnet als Hypersomnolenzstörungen zentralen Ursprungs bezeichnet. Hypersomnolenzen sind Krankheitsbilder, bei denen die Symptomatik nicht durch eine nachweisbare körperliche oder psychiatrische Ursache hervorgerufen wird. Bei diesem Beschwerdebild ist die Differenzialdiagnostik besonders wichtig, da diverse Störungen Tagesschläfrigkeit und Müdigkeit verursachen können (z. B. Depressionen, Schlafapnoe oder periodische Beinbewegungen im Schlaf). Die Folgen einer unbehandelten Hypersomnolenz können dramatisch sein, da sich durch ungewolltes Einschlafen nicht nur die Fehlerwahrscheinlichkeit erhöht, sondern allgemein auch die Unfallgefahr. Für die Sicherung der Diagnose ist eine Untersuchung im Schlaflabor notwendig. Für die Therapie stehen einerseits Verhaltensmaßnahmen zur Reduktion des Schlafdrucks und andererseits wachheitsfördernde Medikamente zur Verfügung.

5.1 Definition, Symptome und Diagnostik der Hypersomnolenz

5.1.1 Definition

Jeder kennt Tagesmüdigkeit, und entspanntes Einschlafen am Tage während der Freizeit wird in der Regel als erholsam empfunden. Wenn die Tagesschläfrigkeit jedoch nicht durch die Nachtschlafqualität kontrollierbar ist, also davon unabhängig scheint, und das Tagesgeschäft beeinträchtigt ist, wird von einer Hypersomnie und mittlerweile von einer Hypersomnolenz gesprochen. Die Klassifikation der Hypersomnolenzen ist relativ schwierig, da sich Müdigkeit nicht

© Springer-Verlag GmbH Deutschland, ein Teil von Springer Nature 2020
T. Crönlein et al., *Schlafmedizin 1x1*, https://doi.org/10.1007/978-3-662-60406-9_5

immer objektivieren lässt und Tagesschläfrigkeit ein unspezifisches Symptom ist. Nur bei der Narkolepsie zeigen sich bislang organische Korrelate. Inzwischen beschäftigt sich in der Deutschen Gesellschaft für Schlafforschung und Schlafmedizin eine eigene Arbeitsgruppe mit der Erforschung der Hypersomnolenzen.

Hypersomnolenz bedeutet ein „Zuviel" an Schläfrigkeit. Nach der aktuellen ICSD-3 werden diese Störungen jetzt übergeordnet als „Hypersomnolenzstörungen zentralen Ursprungs" bezeichnet. Bislang gibt es keine offizielle deutsche Übersetzung. Aus diesem Grund wird der Begriff der Hypersomnolenzen verwendet und der Begriff der Hypersomnie nur noch im Kontext der Schlafstörung.

Hypersomnolente Störungen zeichnen sich durch eine erhöhte Tagesmüdigkeit und/oder Tagesschläfrigkeit aus, die unabhängig von der Qualität des Nachtschlafes ist. Hypersomnolenzen werden in idiopathische Hypersomnien und Narkolepsien eingeteilt.

> Bei Erkrankungen mit Hypersomnolenz ist die Tagesschläfrigkeit nicht durch Schlafmangel erklärbar.

Müdigkeit bedingt durch Schlafmangel ist normal und kann durch kompensatorischen Schlaf ausgeglichen werden. Wenn die Müdigkeit jedoch nicht durch die üblichen Verhaltensmaßnahmen kompensiert werden kann, sprechen wir von einer hypersomnischen Symptomatik. Die Betroffenen sind immer müde, egal was sie tun, und fühlen sich dadurch beeinträchtigt. Im Gegensatz dazu steht bei einer Insomnie der gestörte Schlaf im Vordergrund der Beschwerden. Auch bei der Insomnie ist der Betroffene in der Regel müde, sieht dies jedoch als Folge des gestörten Schlafes.

Fallbeispiel

Frau Z. ist immer müde, sie schläft schon um 21 Uhr auf dem Sofa ein und schläft später im Bett weiter. Sie hat Probleme, morgens aufzustehen und die Kinder schulfertig zu machen. In der Regel schläft sie dann vormittags noch einmal und hat auch schon das Klingeln der Kinder mittags nicht gehört.

Eine Ausnahme innerhalb der Hypersomnolenzen bildet das Schlafmangelsyndrom (Abschn. 5.4). Manche Patienten sind sich der Tatsache, dass ihre Schlafdauer nicht ausreichend ist, nicht bewusst. In diesen Fällen ist ihre Einschätzung der individuell benötigten Schlafmenge falsch. Schlafmangelsyndrome kommen häufig bei Personen vor, die eine Mehrfachbelastung haben, zum Beispiel Pflege eines Familienangehörigen oder zwei Jobs.

> Schlafmangelsyndrome verursachen ähnliche Beschwerden wie die Hypersomnolenzen, sind aber Folge eines Schlafdefizits.

> **Kriterien einer Hypersomnolenz**
> Eine Hypersomnolenz zeichnet sich aus durch
>
> - erhöhte Müdigkeit oder erhöhte Einschlafneigung
> - bei ausreichendem Schlaf in der Hauptschlafperiode
> - ohne Vorliegen einer körperlichen Erkrankung oder psychiatrischen Störung
> - mit einem Leidensdruck.

5.1.2   Phänomenologie hypersomnischer Symptome

Im deutschsprachigen Raum werden die verschiedenen Begriffe wie Müdigkeit oder Schläfrigkeit oft synonym benutzt. Bei genaueren Hinsehen unterscheiden sich die beiden Zustände aber (Tab. 5.1). Die phänomenologische Unterscheidung der verschiedenen Zustände kann diagnostisch schon richtungsweisend sein, darum werden sie hier gesondert aufgeführt.

Tab. 5.1 Thesaurus der hypersomnischen Begriffe

Symptom	Beschreibung
Tagesmüdigkeit	Gefühl der Erschöpfung und Minderbelastbarkeit Nachlassen der Konzentration, schwere Augenlider, psychomotorische Verlangsamung
Schläfrigkeit	Übergang vom Wachen zum Schlafen deutlich eingeschränkte Reaktionsvermögen verlangsamte und eingeschränkte Wahrnehmung
Monotonieintoleranz	Erhebliche Probleme, in Ruhesituationen wach zu bleiben, dabei bedeutet Ruhe die Abwesenheit von Aktivität muss nicht mit erhöhter Tagesmüdigkeit einhergehen
Ungewolltes Einschlafen	Der Betroffene schläft entgegen seinem Vorsatz, wach zu bleiben, ein
Somnolenz	Extreme Schläfrigkeit, der Betroffene schläft ein, sobald er davon nicht abgehalten wird
Morgendliche Abgeschlagenheit	Aufwachen mit dem Gefühl des „Gerädertseins"; einige Patienten erklären, dass sie müder und erschöpfter seien als vor der Schlafperiode
Schlaftrunkenheit	Eingeschränktes Wachsein mit unkoordiniertem Verhalten, tritt beim Aufwachen auf
Sekundenschlaf	Extrem kurzes Einnicken
Einschlafattacken	Unkontrollierbares Einschlafen muss nicht mit Müdigkeit einhergehen Einschlafen ist ungewollt und erfolgt in der Regel in sozial nicht akzeptierten Situationen

5.1.2.1 Müdigkeit

Müdigkeit ist ein subjektives Gefühl der Erschöpfung und des Nachlassens der Kräfte. Sie kann mit körperlichen Symptomen wie brennenden Augen, Kopfschmerzen, Gliederschmerzen und Kraftlosigkeit einhergehen. Wenn Personen müde sind, ist die Reaktionsgeschwindigkeit und -genauigkeit eingeschränkt. Müdigkeit mündet in der Regel aber nicht immer in Einschlafen, bei Insomniepatienten zum Beispiel kann die Müdigkeit nicht in Schläfrigkeit verwandelt werden. Müdigkeit kann sich von alleine bessern oder durch einen kurzen Nap kompensiert werden. Müdigkeitsverhindernde Medikamente sind Modafinil oder Koffein.

▶ Müdigkeit kann mit psychologischen Methoden gemessen werden.

Die Müdigkeit kann oft durch Motivation vorübergehend kompensiert werden. Diese willentliche Beeinflussung ist wichtig, da wir alle immer wieder Müdigkeit ausgesetzt sind und dieser eben nicht einfach nachgeben können. Weitere kompensatorische Möglichkeiten sind Koffein, Licht oder Bewegung, aber auch soziale Interaktion.

Ständige Müdigkeit ist ein Grund für eine weiterführende Abklärung. In Schlaflaboren gibt es die Möglichkeit, das Ausmaß einer Müdigkeit differenzialdiagnostisch zu bestimmen (Kap. 10). Hierzu werden in der Regel Testverfahren angewandt, bei denen der Proband in einer monotonen Situation reagieren muss. Müdigkeit ist eine häufige Nebenwirkung von Medikamenten, kann hormonelle Ursachen haben oder ist Ausdruck von Schlafmangel.

5.1.2.2 Monotonieintoleranz

Eine Monotonieintoleranz bezeichnet eine situationsbedingte Einschlafneigung. Die Betroffenen sind in Aktivität wach, neigen aber in monotonen Situation dazu einzuschlafen. Dies kann problematisch sein, da sich die Betroffenen nicht immer dieser Einschlafneigung bewusst sind und sie eben erst in der monotonen Situation merken. Insbesondere beim Autofahren kann es dann zum Sekundenschlaf (siehe unten) kommen. Im Zugverkehr beispielsweise gibt es technische Einrichtungen für Lokführer, die das ungewollte Einschlafen verhindern sollen. Personen mit Monotonieintoleranz können in der Regel sehr aktiv sein und merken dann ihre Müdigkeit nicht. Erst wenn sie zur Ruhe kommen, merken sie den Schlafdruck. Viele Schlafapnoe-Patienten berichten von Monotonieintoleranz.

Fallbeispiel

Herr L. beaufsichtigt Baustellen, ist oft unterwegs und häufig angespannt. Er bemerkt eine „bleierne" Müdigkeit, wenn er mal zur Ruhe kommt. Als Beifahrer oder in den Mittagspausen schläft er oft ungewollt ein.

5.1.2.3 Schläfrigkeit

Schläfrigkeit bezeichnet mehr oder weniger den Übergang vom Wachen zum Schlafen.

5.1.2.4 Somnolenz

Die exzessive Tagesschläfrigkeit zeichnet sich durch das Unvermögen aus, wach zu bleiben (Somnolenz). Somnolenz gilt als Form der Bewusstseinsstörung, da eine Form der Benommenheit vorliegt.

5.1.2.5 Einschlafattacken

Bei ungewolltem Einschlafen hat der Patient die Kontrolle über die Aufrechterhaltung des Wachseins verloren. Es besteht unter Umständen eine deutliche Gefährdung der Umwelt und der eigenen Person, daher sollte dies auf jeden Fall abgeklärt werden. Für die Anamnese ist es hilfreich, sich Beispiele schildern zu lassen und abzuklären, ob das Einschlafen tatsächlich außer Kontrolle geraten ist. Es sollte zwischen sozial akzeptiertem Einschlafen und sozial nicht akzeptablen Situationen unterschieden werden. Der sogenannte TV-Schlaf oder auch das Einschlafen in Vorträgen gilt als sozial akzeptabel, nicht aber das Einschlafen am Steuer oder im Gespräch.

Diese Unfähigkeit, über eine längere Zeit am Tag wach zu bleiben, wird im Schlaflabor mit dem Multiplen Wachbleibetest (MWT) gemessen. Der Patient wird hierzu wie zu einer Polysomnographie verkabelt und erhält die Anweisung, über 20 min unter monotonen Bedingungen wach zu bleiben. Diese Messung wird mehrere Male am Tag wiederholt. Ungewolltes Einnicken auch in Form von Sekundenschlaf kann so gemessen werden. Einschlafattacken sind ein Symptom einer Narkolepsie.

▶ Ungewolltes Einschlafen in sozial nicht akzeptablen Situationen sollte dringlich von einem erfahrenen Schlafmediziner und in einem Schlaflabor abgeklärt werden.

5.1.2.6 Sekundenschlaf

Beim Sekundenschlaf nickt der Betroffene für Sekunden ein, wobei diese ultrakurzen Schlafeinheiten oft nicht einmal bemerkt werden. Manchmal werden nur die Folgen bemerkt, zum Beispiel Abkommen von der Straße. Der Sekundenschlaf ist dadurch erklärbar, dass bei starker Müdigkeit das Gehirn sofort beim Augenschluss Schlafwellen produziert, während beim normalen Einschlafen sich zunächst noch kurze oder auch längere Zeit Wachwellen im EEG zeigen. Der Sekundenschlaf ist extrem gefährlich, da er rasch und quasi unbemerkt kommen kann. Sekundenschlaf ist ein Zeichen von akutem Schlafmangel, kann aber auch bei chronisch gestörtem Schlaf vorkommen.

5.1.2.7 Schlaftrunkenheit

Die Schlaftrunkenheit ist an sich eine Aufwachstörung, die vor allem bei Kindern auftreten kann. Die betroffene Person wirkt wie „trunken" mit psychomotorischer Verlangsamung und eingeschränkter Kommunikationsfähigkeit. Schlaftrunkenheit gehört klassifikatorisch eigentlich zu den Non-REM-Parasomnien.

5.1.3 Klassifikation der Hypersomnolenzen zentralnervösen Ursprungs

Hypersomnolenzen zentralnervösen Ursprungs sind Schlafstörungen mit vermehrter Tagesschläfrigkeit, die nicht durch zirkadiane Schlaf-Wach-Rhythmusstörungen, schlafbezogene Atmungsstörungen oder Störungen des Nachtschlafes hervorgerufen werden. Sie werden nach ICSD-3 in verschiedene Krankheitsbilder eingeteilt. Für den praktizierenden Arzt ist diese Einteilung nicht unbedingt relevant, sie sei hier aber der Vollständigkeit halber erwähnt.

> **Hypersomnien zentralen Ursprungs nach ICSD-3**
> - Narkolepsie Typ 1 (mit Kataplexien)
> - Narkolepsie Typ 2 (ohne Kataplexien)
> - Kleine-Levin-Syndrom
> - Idiopathische Hypersomnie
> - Verhaltensinduziertes Schlafmangelsyndrom
> - Hypersomnie durch körperliche Erkrankung
> - Hypersomnie durch Drogen, Medikamente oder Substanzen
> - Hypersomnie assoziiert mit einer psychiatrischen Erkrankung

In der ICD-10-GM wird zwischen der Narkolepsie und der Hypersomnie unterschieden, des Weiteren kann ein krankhaft gesteigertes Schlafbedürfnis codiert werden.

> **Unterteilung der Hypersomnien nach ICD-10-GM**
> - Narkolepsie und Kataplexie (G47.4)
> - Nichtorganische Hypersomnie (F51.1)
> - Krankhaft gesteigertes Schlafbedürfnis (G47.1)

Die nichtorganische Hypersomnie nach ICD-10-GM betont den Leidensdruck der übermäßigen Schlafneigung und sieht ein Zeitkriterium von mindestens einem Monat vor (siehe Tab. 5.2). Die Diagnose sollte nicht gestellt werden, wenn eine

Tab. 5.2 Kriterien der hypersomnischen Krankheitsbilder nach ICD-10-GM

Störung	Symptome
Nichtorganische Hypersomnie (F51.1)	• Klagen über übermäßige Schlafneigung während des Tages oder über Schlafanfälle, oder über einen verlängerten Übergang zum vollen Wachzustand (Schlaftrunkenheit), die nicht durch inadäquate Schlafdauer erklärbar ist • Die Schlafstörung tritt fast täglich über mindestens einen Monat oder in wiederkehrenden Perioden kürzerer Dauer auf und verursacht entweder einen deutlichen Leidensdruck oder eine Beeinträchtigung der alltäglichen Funktionsfähigkeit • Fehlen von zusätzlichen Symptomen einer Narkolepsie oder von klinischen Hinweisen für eine Schlafapnoe • Verursachende organische Faktoren fehlen, wie z. B. neurologische oder andere somatischen Krankheitsbilder, Störungen durch Einnahme psychotroper Substanzen oder eine Medikation

andere Störung vorliegt, die Schläfrigkeit verursachen kann, zum Beispiel eine Depression.

Narkolepsien mit Kataplexien können anamnestisch gut eingegrenzt werden. Um eine genaue Differenzialdiagnostik der Hypersomnolenzen leisten zu können, sind jedoch Messverfahren eines Schlaflabors notwendig. Hier wird mittels psychologischer Testungen und Polysomnographie eine Messung der Tagesschläfrigkeit und Tagesmüdigkeit vorgenommen. Zur Erfassung narkolepsietypischer Symptome erfolgt ein Multipler Schlaflatenztest (MSLT) (Kap. 10). Allerdings kann eine richtungsweisende Diagnose bereits ambulant gestellt werden.

5.1.4 Anamnese bei hypersomnischen Symptomen

Der diagnostische Leitfaden für die ärztliche Praxis orientiert sich zunächst an der Erkennung möglicher körperlicher Ursachen, wie zum Beispiel einer Schlafapnoe, für die Tagesschläfrigkeit (Abb. 5.1). Wenn sich eine organische Schlafstörung nachweisen lässt, wird diese zugrunde liegende Störung diagnostiziert. Die Übersicht zeigt mögliche Differenzialdiagnosen bei chronischer Müdigkeit oder pathologischer Tagesschläfrigkeit. Eine zweiter Leitfaden ergibt sich aus dem Gefährdungspotenzial: Bestehen unkontrollierbaren Einschlafens oder Kataplexien? Und hat dies unter Umständen eine Eigen- oder Fremdgefährdung zur Folge? In diesem Fall empfiehlt sich die Überweisung in ein Schlaflabor. Da sich auch depressive Symptome wie eine Antriebsstörung wie Müdigkeit anfühlen können, kann eine weitere pyschiatrische Abklärung helfen.

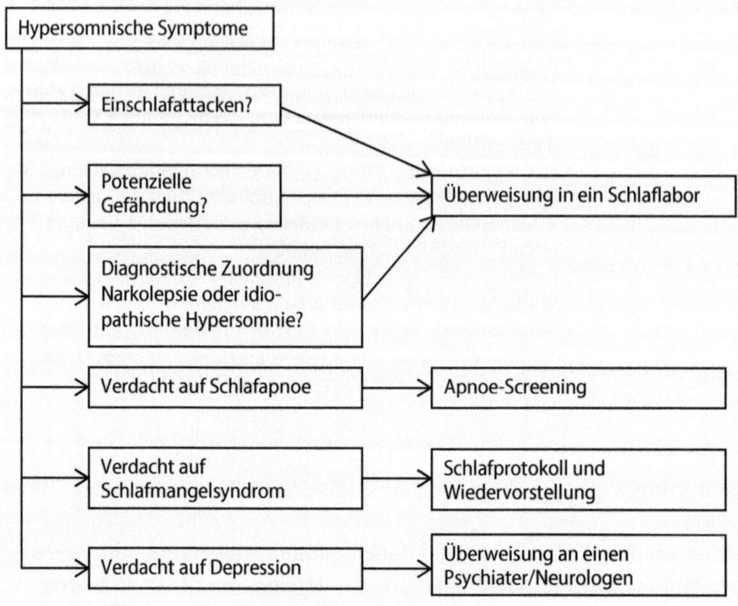

Abb. 5.1 Diagnostischer Leitfaden bei hypersomnischen Symptomen

Mögliche Ursachen chronischer Müdigkeit oder pathologischer Schläfrigkeit
- Schlafapnoesyndrom
- Restless-legs-Syndrom und periodische Beinbewegungen im Schlaf
- Depression
- Neuroleptikaeinnahme
- Drogenkonsum
- Schlafmangelsyndrom
- Schichtarbeit
- Schwangerschaft

▷ Wenn körperliche oder psychiatrische Ursachen ausgeschlossen sind, kann das Beschwerdebild einer der Formen der Hypersomnolenz zugeordnet werden.

Wenn körperliche oder psychiatrische Ursachen ausgeschlossen sind, kann das Beschwerdebild einer der Formen der Hypersomnolenz zugeordnet werden. Das Schlafmangelsyndrom hat innerhalb der Hypersomnolenzen eine Sonderstellung, da es durch Verhalten mitbedingt ist (Abschn. 5.4).

Tab. 5.3 Messverfahren bei der Hypersomnolenz

Methode	
Fragebögen	Epworth Sleepiness Scale
Psychomotorische Tests	Vigilanztest nach Quatember Maly
Blutuntersuchungen	HLA-Typisierung
Schlaflabor	Mehrfach-Schlaf-Latenz-Test Mehrfach-Wach-Test

5.1.5 Diagnostische Methoden bei hypersomnischen Symptomen

Manchmal gibt Verhaltensbeobachtung schon Aufschluss, nämlich dann, wenn der Patient bereits im Wartezimmer einschläft. Für die Diagnostik einer Hypersomnolenz stehen unterschiedliche Methoden zur Verfügung. Die Methoden werden im Kap. 10 näher beschrieben (Tab. 5.3).

Im Schlaflabor werden zur Messung der Müdigkeit und zur weiteren differenzialdiagnostischen Einordnung spezielle Testungen durchgeführt. Dazu gehören der Multiple Schlaflatenztest (MSLT) und der Multiple Wachbleibetest (MWT). Durch Messung der Schlaflatenzen und des Auftretens von REM-Schlaf kann so eine Narkolepsie diagnostiziert werden.

5.2 Narkolepsie

5.2.1 Definition und Epidemiologie

Die Narkolepsie ist eine Störung des Schlaf-Wach-Rhythmus, man kann sagen, dass Non-REM- und REM-Schlaf und Wachsein hier dissoziiert und unregelmäßig über den Tag-Nacht-Rhythmus verteilt auftreten. Sie wird in die Narkolepsie mit Kataplexien oder mit Hypocretin-1-Defizit (Typ 1) und Narkolepsie ohne Kataplexie n (Typ 2) eingeteilt. Die Symptome sollten eine Mindestdauer von 3 Monaten haben, um die Kriterien einer Narkolepsie zu erfüllen.

▶ Die Narkolepsie wird in Typ 1 (mit Kataplexien) und Typ 2 (ohne Kataplexien) eingeteilt.

Die Narkolepsie kann in fast jedem Alter auftreten, zeigt jedoch 2 Hauptverteilungsgipfel zwischen 15 und 25 Jahren und zwischen 30 und 40 Jahren. 20 % treten vor dem 10. Lebensjahr auf und werden häufig fehldiagnostiziert. Kinder kompensieren Müdigkeit häufig durch vermehrte motorische Bewegungen und werden deswegen dann irrtümlich für hyperaktiv gehalten. Die Symptome der kindlichen Narkolepsie unterscheiden sich teilweise von denen der Erwachsenen. Es gibt keine Geschlechterhäufung. Verwandte von Narkolepsiepatienten haben ein leicht erhöhtes Risiko gegenüber der Normalbevölkerung.

▶   Die Erkrankung bleibt lebenslang, Heilungen sind nicht beschrieben.

Die Narkolepsie Typ 1 hat eine niedrige Prävalenz mit 0,026–0,036 % der Bevölkerung in Westeuropa und den USA. Die Narkolepsie mit Kataplexie kann in jedem Alter auftreten, macht sich in der Regel jedoch bei Eintritt in das Berufsleben als störend bemerkbar. Männer sind etwas häufiger betroffen. Bei 40–60 % der Betroffenen mit Narkolepsie und Kataplexien können andere Symptome wie Schlaflähmung, automatisches Verhalten, hypnagog e/hypnopomp e Halluzinationen (beim Einschlafen/Aufwachen) und ein gestörter Nachtschlaf auftreten.

5.2.2 Symptome

Narkolepsie bedeutet „in den Schlaf fallen". Sie ist nicht immer leicht zu erkennen, vor allem aufgrund der häufigen zeitlichen Verzögerung des Auftretens der Kataplexie. Die Tagesschläfrigkeit tritt oft sehr viel früher auf als die Kataplexien, die Latenz kann Jahre dauern. Darüber hinaus sind diese Zustände manchmal nur diskret und äußern sich subklinisch. Früher wurde eine narkoleptische Tetrade beschrieben mit den Symptomen Tagesschläfrigkeit, Kataplexie, Schlaflähmung und schlafbezogenene Halluzinationen. Die wenigsten Patienten zeigen jedoch ein Vollbild mit allen Symptomen einer Narkolepsie (Tab. 5.4). Während die Tagesmüdigkeit mit ungewolltem Einschlafen immer vorhanden ist, zeigt nur ein kleiner Teil der Patienten Symptome wie automatisches Handeln. Die Störung kann schwerwiegende soziale Folgen für das Alltags- und Berufsleben haben. Neben der Gefährdung der eigenen und der öffentlichen Sicherheit können auch bestimmte Berufe nicht mehr oder nur eingeschränkt ausgeübt werden.

▶   Die Tagesschläfrigkeit tritt meist zuerst auf, die Kataplexien können sich
    Monate bis Jahre später entwickeln.

5.2.2.1 Tagesschläfrigkeit bei der Narkolepsie

Das erste Symptom, das bei Narkolepsiepatienten auftritt, ist in der Regel die Einschlafneigung verbunden mit einer erhöhten Tagesschläfrigkeit. Häufig kann diese durch Aktivität anfangs noch kompensiert werden. Oft fällt es dann jedoch unangenehm auf, wenn der Betroffene in sozial nicht akzeptierten Situationen einschläft, zum Beispiel bei Besprechungen. Die Tagesschläfrigkeit kann insbesondere bei Jugendlichen Folgen haben. Sie löst Unmut aus und kann als Desinteresse oder Faulheit ausgelegt werden. Da die Krankheit in der Regel zunächst unerkannt bleibt, kann es sein, dass die Symptome von den Betroffenen schuldhaft verarbeitet werden. Schwere Einschlafattacken passieren in absurden Situationen, zum Beispiel beim Essen oder während einer geselligen Runde unter Freunden. In

Tab. 5.4 Symptome der Narkolepsie

Symptom	Beschreibung
Tagesschläfrigkeit	Erhöhtes Einschlafrisiko, das über den Tag in der Intensität fluktuieren kann und abhängig ist vom Grad der Monotonie (z. B. lange Autofahrten)
Ungewolltes Einschlafen	Kann mehrfach am Tag vorkommen oder auch seltener. Die Situationen können unter Umständen sehr ungewöhnlich sein. Das Einschlafen ist in der Regel nicht kontrollierbar. Die Schlafepisoden werden als erholsam empfunden, beeinträchtigen jedoch die Lebensqualität erheblich
Kataplexie	Plötzlicher partieller bis kompletter, zumeist beidseitiger Verlust des Muskeltonus, Bewusstsein ist immer erhalten; Dauer: Sekunden bis Minuten; Auslöser sind affektive Ereignisse (Lachen, Ärger, Schreck)
Schlaflähmung	Aufwachen mit einem passageren Gefühl des Gelähmtseins, das den ganzen Körper betrifft
Albträume	Quälende Träume bei häufig gestörtem Nachtschlaf
Gestörter Nachtschlaf	Gestörtes Ein- und Durchschlafen, allerdings fehlt wie bei den Insomniepatienten das vermehrte lange nächtliche Grübeln im Schlaf, auch sonst sind keine schlafbezogenen Ängste vorhanden
Automatisches Handeln	Fortführung einer begonnenen Handlung in einem schlafähnlichen Zustand (z. B. Schreiben)
Hypnogoge/hypnopompe Halluzinationen	Für den Betroffenen unerklärliche Erlebnisse und Trugwahrnehmungen während des Schlafes bzw. aus dem Schlaf heraus

der Regel reicht nur eine kurze Zeit des Schlafes (ca. 30 min), und der Betroffene ist wieder für ein paar Stunden frisch.

Fallbeispiel

Herr P. ist Student und geht recht gerne aus. Seinen Freunden ist schon früher seine erhöhte Einschlafneigung aufgefallen. Neulich ist er sogar in einem Nachtclub bei lauter Musik eingeschlafen, obwohl er nichts getrunken hatte.

5.2.2.2 Kataplexie

Kataplexien bezeichnen den durch eine Emotion ausgelösten kurzzeitigen Tonusverlust der Muskulatur (affektiver Tonusverlust oder Lachschlag). Dieser Tonusverlust erfolgt bei erhaltenem Bewusstsein und beginnt in der Kopfregion, um sich dann in Richtung der Füße auszubreiten. Diese Ausbreitung kann jedoch auch inkomplett sein, ein Sturz ist also nicht obligat. Die kindlichen Kataplexien sehen häufig anders aus als die der Erwachsenen (z. B. Zunge herausstrecken). Sie kann Sekunden bis Minuten dauern.

Die Kataplexie ist affektiv getriggert, beispielsweise durch spontane Freude (Lachen) oder Erschrecken. Narkolepsiepatienten berichten, durch die Kontrolle der auslösenden Situationen (z. B. Vermeiden von Komödien) ihre Kataplexien verringern zu wollen. Die Person ist während einer Kataplexie bei Bewusstsein, manchmal schläft sie auch im Anschluss ein. Der Muskeltonusverlust kann die gesamte Haltemuskulatur betreffen, manchmal jedoch auch nur die Halsmuskulatur oder Teile der Gesichtsmuskeln. Manche Patienten berichten, dass ihnen etwas aus der Hand fällt oder sie ungewollt mit den „Beinen einknicken". Die Häufigkeit kann intraindividuell schwanken. Kataplexien beeinträchtigen die Steuerungsfähigkeit im Straßenverkehr oder die Bedienung von potenziell gefährdenden Geräten/Maschinen.

5.2.2.3 Schlaflähmung

Schlaflähmung, auch Schlafparalyse genannt, ist kein zentrales Symptom der Narkolepsie. Hier wird die Dissoziation während des REM-Schlafes zwischen Muskeltonus und Vigilanz deutlich. Bei der Schlafparalyse wacht der Betroffene auf und kann sich nicht rühren, der REM-Schlaf-typische niedrige Muskeltonus besteht in dieser Situation weiter. Diese als Lähmung empfundene Schwäche ist nicht auf einzelne Körperstellen beschränkt, sondern auf alle Muskeln mit Ausnahme des Zwerchfells und der Augenmuskulatur. Sie dauert nur kurz und löst sich dann von alleine auf. Die Betroffenen erleben diese Paralyse verständlicherweise als sehr beängstigend, da sie mit der Umwelt nicht mehr kommunizieren können, jedoch alles wahrnehmen. Durch leichtes Berühren kann die Schlafparalyse vorzeitig beendet werden.

▶ Schlaflähmungen sind kein narkolepsietypisches Phänomen, sie können auch als isolierte Schlaflähmung auftreten. Dies ist bei ca. 6 % der Bevölkerung der Fall.

5.2.2.4 Gestörter Nachtschlaf

Die Patienten berichten von Schlafstörungen und führen nicht selten die erhöhte Tagesmüdigkeit auf diese zurück. Allerdings ist der Nachtschlaf nicht wie bei Insomniepatienten durch lange Wachphasen mit Grübeln zersetzt, sondern eher durch kurze Unterbrechungen. Der gestörte Nachtschlaf ist gut mit der Grundhypothese der Narkolepsie zu erklären, dass weder Wachsein noch Schlaf über längere Zeit aufrechterhalten werden kann. Die gestörte Schlafqualität steht außerdem in keinem Verhältnis zu der von den Patienten geschilderten Tagesschläfrigkeit. Nicht selten bilden periodische Beinbewegungen eine zusätzliche Ursache für gestörten Nachtschlaf.

5.2.2.5 Schlafgebundene Halluzinationen

Hypnopompe (beim Aufwachen) oder hypnagoge (beim Einschlafen) Halluzinationen sind überwiegend visuell. Es sind in der Regel komplexe Visionen (Personen oder Tiere), seltener sind sie taktil.

Fallbeispiel

Eine Patientin mit Narkolepsie berichtet, dass sie nachts Männer in ihrem Schlafzimmer sieht. Sie ist sich in diesem Moment sicher, dass sie wirklich da sind, wundert sich dann aber am nächsten Tag, warum Handwerker nachts in ihrem Schlafzimmer gewesen sein sollten.

5.2.2.6 Albträume

Narkolepsiepatienten haben nicht nur einen gestörten Nachtschlaf mit häufigen Unterbrechungen, sie leiden auch unter vermehrten Albträumen. Dies hängt auch mit dem vermehrten REM-Schlaf zusammen.

5.2.2.7 Automatisches Handeln

Hier werden Tätigkeiten sozusagen wie im Schlaf fortgeführt. Dies können ganz alltägliche Handlungen wie Kochen oder Bügeln sein. Das Ergebnis ist in der Regel fehlerhaft. Reaktionsvermögen und Wahrnehmung sind in dieser Phase eingeschränkt, es besteht erhöhte Unfallgefahr.

Fallbeispiel

Eine Patientin mit Narkolepsie berichtet, dass sie häufig am Tag besonders bei Computertätigkeiten einschläft. Es ist ihr schon häufiger vorgekommen, dass sie nach dem Erwachen sieht, dass sie noch 2–3 Sätze ohne Sinn in eine E-Mail geschrieben hat.

5.2.3 Pathophysiologie und Verlauf

Die Pathophysiologie ist bei der Narkolepsie noch weitgehend unbekannt, mittlerweile geht man von einem multifaktoriellen Geschehen aus. Es gibt Indizien für eine genetische Komponente. Erstens besteht eine HLA-Assoziation mit den HLA DRB1*1501, DQB1*0602 Typ. 98 % der Narkolepsiepatienten haben diesen Typ, allerdings auch ca. 30 % der Normalbevölkerung. Die HLA-Typisierung hat also eine hohe Sensitivität mit geringer Spezifität. Zweitens findet sich bei Narkolepsiepatienten eine familiäre Häufung mit erhöhtem Risiko für Verwandte ersten Grades (38- bis 40-fach) bei DQB1*0602 positiven Narkolepsiepatienten. Auf dem Boden dieser Disposition wird ein autoimmunologischer Prozess angenommen, der in Zusammenhang mit der Minderproduktion von Orexin (Hypocretin) steht. Man geht von einer Verminderung hypocretinhaltiger Neurone im dorsolateralen Hypothalamus aus. Bei Narkolepsiepatienten Typ 1 ist Hypocretin im Liquor unterhalb der Nachweisgrenze. Hypocretin ist ein Neuropeptid, welches im Subthalamus gebildet wird. Ihm wird eine appetitansteigende und eine Schlaf-Wach-regulierende Wirkung zugeschrieben. Inwieweit die Narkolepsie durch eine Impfung ausgelöst werden kann, wie bei der Pandemrix-Impfung in Skandinavien 2010 angenommen wurde, ist noch ungeklärt.

Der Verlauf der Erkrankung ist unterschiedlich. Die Narkolepsie kann bereits im Kindesalter auftreten und die Lebensqualität erheblich beeinträchtigen. Im Verlauf können sich sekundäre Depressionen, aber auch metabolische Störungen bilden. Mit zunehmendem Alter schwächt sich die Symptomatik allerdings ab.

5.2.4 Diagnostik

Bei der Narkolepsie steht eine Reihe von diagnostischen Maßnahmen zur Verfügung. Um die Diagnose einer Narkolepsie zu sichern, ist eine Polysomnographie im Schlaflabor unerlässlich, da nur hier das narkolepsietypische Auftreten von REM-Schlaf am Tage und/oder kurz nach dem nächtlichen Einschlafen gemessen werden kann.

Fallbeispiel

Herr P. befand sich bereits seit Wochen auf der psychosomatischen Station, auf der er wegen dissoziativer Anfälle behandelt wurde. Im Rahmen einer Abklärung des Verdachts auf eine schlafbezogene Atmungsstörung zeigte sich ein REM-Onset in der Polysomnographie. Die weitere Anmanese ergab, dass es sich bei dem Patienten nicht um dissoziative Anfälle, sondern um Kataplexien handelte.

Die Gefahr einer Fehldiagnose ist bei Narkolepsiepatienten relativ groß. Untersuchungen haben ergeben, dass bei vielen Narkolepsiepatienten fälschlich zunächst eine psychiatrische Störung diagnostiziert und behandelt wird. Eine große Zahl von Patienten zeigt jedoch auch psychiatrische Störungen wie Depressionen und Persönlichkeitsstörungen. Fehldiagnostiziert kann die Narkolepsie bei Patienten erhebliche psychosoziale Konsequenzen haben. Sie werden als Faulpelze oder Schlafmützen angesehen. Dies bleibt nicht ohne Folgen für das Selbstbild, besonders bei Heranwachsenden, dabei sind Personen mit einer Narkolepsie nicht geistig oder mental beeinträchtigt.

▶   Patienten mit dem Verdacht auf eine Narkolepsie sollten im Schlaflabor untersucht werden.

5.2.4.1 Anamnese
Die Diagnostik der Narkolepsie erfolgt in erster Linie anamnestisch. Dabei sollte nach der Schlafqualität sowie den narkolepsietypischen Symptomen gefragt werden.

Anamnese der Narkolepsiesymptome
- Sind Sie ungewöhnlich müde? Lässt sich die Müdigkeit durch die Qualität des Nachtschlafes erklären?
- Schlafen Sie tagsüber ein? Auch in Situationen, in denen es unangemessen ist?
- Fühlen Sie sich erfrischt nach einem „Nickerchen"?
- Spüren Sie manchmal eine plötzlich einschießende Muskelschwäche, zum Beispiel in den Beinen, oder lassen sie etwas fallen?
- Sind diese Erlebnisse von Muskelschwäche an lustige, erschreckende oder anderweitig emotional aufwühlende Situationen gebunden?
- Sind Sie schon einmal aufgewacht und konnten sich für eine Zeitlang nicht bewegen?
- Leiden Sie unter Durchschlafstörungen?

Narkolepsiepatienten empfinden ihre Müdigkeit und ständige Schläfrigkeit als sozial belastend und auch als gefährlich (z. B. beim Autofahren). Sie sind in der Regel sehr kooperativ, was die diagnostische Aufklärung betrifft.

5.2.4.2 Psychologische Testung

Der Standardfragebogen für die Messung der Tagesschläfrigkeit ist die Epworth Sleepiness Scale (ESS). Dieser wird in Kap. 10 näher beschrieben und ist im Anhang abgebildet. Die Skala erfragt die Wahrscheinlichkeit, in monotonen Situationen des Alltags einzuschlafen. Ein Gesamtscore von 10 und mehr ist als pathologisch zu werten. In Arztbriefen wird die Epworth Sleepiness Scale gerne als diagnostischer Wert in der Schlafmedizin eingesetzt. Sie eignet sich auch gut zur Verlaufskontrolle. Ein weiterer Fragebogen ist die Standford Sleepiness Scale, welche jedoch eher für Forschungszwecke eingesetzt wird.

Psychologische Testungen sind bei den Hypersomnien insgesamt wichtig, vor allem in Bezug auf die Konzentration und die Leistungsfähigkeit. Ein gutes Messinstrument für die Daueraufmerksamkeit ist der Vigilanztest nach Quatember und Maly (siehe Kap. 10). Während Insomniepatienten trotz ihres schlechten Schlafes in der 30-min-Testung gut abschneiden, können Narkolepsiepatienten in der Regel in dieser monotonen Situation nicht gleichbleibend schnell reagieren.

5.2.4.3 Polysomnographische Untersuchung

Eine polysomnographische Untersuchung ist für die Bestätigung der Diagnose einer Narkolepsie unumgänglich. Da die Erkrankung sich durch eine ungewöhnliche Verteilung des REM-Schlafes über 24 h auszeichnet, gehört zur polysomnographischen Diagnostik eine Tagschlafmessung in Form des Multiplen Schlaflatenztests (MSLT). Bei diesem Test wird mittels Polysomnographie die Einschlaflatenz tagsüber als Parameter für eine erhöhte Einschlafneigung erfasst (Kap. 10). Der Patient legt sich hierfür tagsüber mehrfach in regelmäßigen Abständen ins Bett und bekommt die Aufforderung zu schlafen. Nun wird polysomnographisch erfasst, ob der Patient einschläft und dabei mit seiner Einschlaflatenz unter einem Richtwert liegt (8 min) und ob er REM-Schlaf erreicht.

Der Patient sollte also 2 Nächte in einem Schlaflabor untersucht werden, wobei tagsüber der MSLT durchgeführt wird. Für die Durchführung eines MSLT sollten Antidepressiva abgesetzt werden, da diese den REM-Schlaf unterdrücken. Um keinen REM-Rebound zu provozieren, sollten die Antidepressiva ausreichend lang vorher abgesetzt werden.

Gründe für die Durchführung einer Polysomnographie bei einem Verdacht auf Narkolepsie
- Untersuchung des Nachtschlafes zum Ausschluss einer anderen Schlafstörung (z. B. Apnoen)
- Messung der REM-Latenz (verkürzte REM-Latenz ist ein diagnostisches Kriterium)
- Auftreten von REM-Schlaf am Tag

Typischerweise zeigt sich in der Polysomnographie eine verkürzte REM-Latenz, auch REM-Onset genannt. Der Betroffene erreicht deutlich schneller REM-Schlaf, meist kurz nach dem Einschlafen. Dieser Befund ist typisch für eine Narkolepsie, aber nicht spezifisch. Im Schlaflabor sollte vor allem eine unbehandelte körperliche Ursache für die Müdigkeit ausgeschlossen werden.

▶ Um REM-Schlaf polysomnographisch nachzuweisen, sollten Antidepressiva abgesetzt werden, da sie den REM-Schlaf unterdrücken. Dies sollte in Zusammenarbeit mit dem behandelnden Arzt abgestimmt und nach Abschätzung der Risiken vorgenommen werden.

Der Schlaf bei der Narkolepsie kann sich im Lauf der Zeit verschlechtern. Patienten berichten dann von vermehrtem Aufwachen. Häufig findet man periodische Beinbewegungen im Schlaf, die zusätzlich den Schlaf fragmentieren können.

Abb. 5.2 zeigt ein Beispiel einer Polysomnographie mit frühem REM-Schlaf nach dem Einschlafen und einen MSLT mit 2-maligem REM-Schlaf und einer gemittelten Einschlaflatenz von 1,8 min. Die schwarzen Balken im Hypnogramm zeigen den REM-Schlaf an.

5.2.4.4 HLA-Bestimmung

Die Narkolepsie ist die mit dem HLA-System am stärksten assoziierte Erkrankung. Über 98 % der Patienten mit Narkolepsie Typ 1 tragen das Allel des DQB1 0602, während dieses Allel in der Normalbevölkerung zu 23 % zu finden ist. Die Bestimmung des HLA-Genotyps kann helfen, mehr Evidenz für die Diagnosestellung zu bekommen. Häufig wird jedoch übersehen, dass das

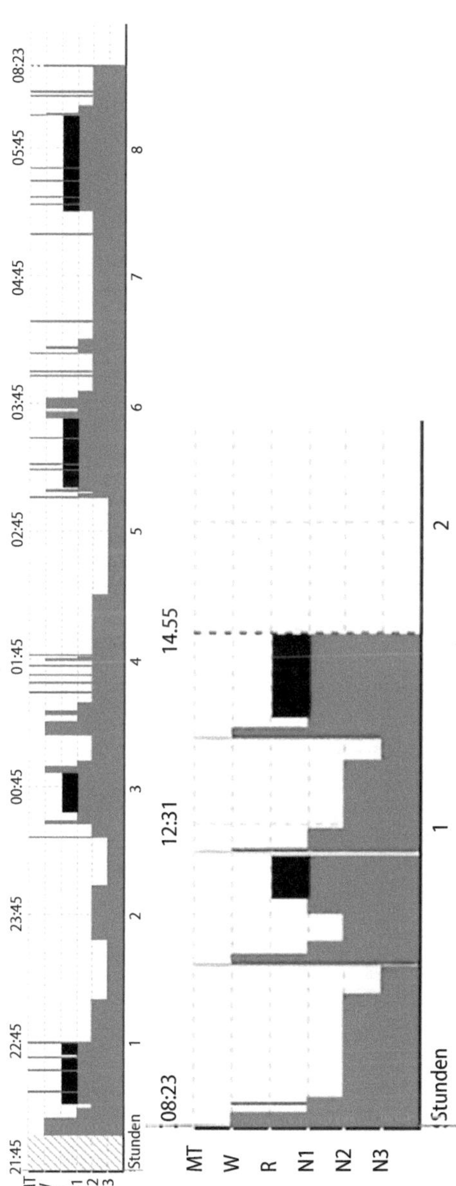

Abb. 5.2 Hypnogramm mit „sleep onset REM": Die schwarzen Balken markieren den REM-Schlaf. Man sieht im oberen Beispiel einer Nachtableitung eine deutlich verkürzte REM-Latenz und im unteren Beispiel einen Multiplen Schlaflatenztest mit 2-maligem REM-Schlaf

HLA-Allel DQB1 0602 nicht beweisend für die Narkolepsie Typ 1 ist. Sehr selten finden sich Patienten mit Narkolepsie Typ 1, die das HLA-Allel DQB1 0602 nicht tragen. Die Bestimmung des HLA-Genotyps unterliegt in Deutschland dem Gendiagnostikgesetz.

5.2.4.5 Orexinbestimmung

Das Peptid Orexin, auch Hypocretin genannt, wird von einer begrenzten Anzahl von Neuronen im dorsolateralen Hypothalamus gebildet. Seine Funktion ist bislang nicht genau verstanden. Es konnte aber in Autopsien von verstorbenen Narkolepsiepatienten gezeigt werden, dass insbesondere bei Patienten mit Narkolepsie Typ 1 diese Neuronen degeneriert sind. Diese Erkenntnis hat zu dem Ansatz geführt, das Peptid im Liquor nachzuweisen. Bei 80 % der Patienten mit Narkolepsie Typ 1 ist Orexin auf einen Wert <110 pg/µl erniedrigt. Dieser Befund kann auch helfen, eine Narkolepsie zu diagnostizieren; die Bestimmung ist aber sehr aufwendig.

5.2.5 Therapie der Narkolepsie

Therapieziele bei der Narkolepsie sind einerseits die Steigerung der Wachheit am Tag und – wenn vorhanden – die Unterdrückung von Kataplexien. Dabei sollte die medikamentöse Therapie von Verhaltensmaßnahmen begleitet sein. Wie für viele Erkrankungen gibt es auch für die Narkolepsie eine Selbsthilfegruppe, die Deutsche Narkolepsie Gesellschaft (DNG). Diese Gruppe ist aktiv und auch auf den täglichen Jahrestagungen der Deutschen Gesellschaft für Schlafmedizin vertreten (www.dng-ev.de).

5.2.5.1 Wachheitsfördernde Medikamente

Zur Steigerung der Wachheit können Modafinil, Methylphenidat oder antriebsteigernde Antidepressiva eingesetzt werden (Kap. 9). Die früher eingesetzten Amphetamine sind obsolet. Viele der antriebsteigernden Antidepressiva können einen positiven Effekt auf die Tagesschläfrigkeit haben. Sie sind aber allesamt nicht für die Indikation Narkolepsie zugelassen.

Zugelassene wachheitsfördernde Medikamente
- Modafinil (200–400 mg/Tag), geringe Nebenwirkungen, kann jedoch die Wirkung von Kontrazeptiva (Pille) verringern, keine Suchtkomponente
- Metylphenidat (10–60 mg), häufiger kardiovaskuläre Nebenwirkungen
- Selegilin (10–40 mg), oft nicht ausreichende Wirkung
- Pitolisant (9–36 mg/Tag)

5.2.5.2 Medikamente zur Unterdrückung der Kataplexien

Die wirksamste Substanz zur Behandlung von Kataplexien ist Natriumoxybat. Es ist unter dem Namen Xyrem zur Behandlung der Narkolepsie zu gelassen. Das Präparat wird vor dem gewollten abendlichen Einschlafen und in der Nacht eingenommen. Als bekanntes Narkotikum führt es zu einem raschen Eintreten von Tiefschlaf und verbessert damit den fragmentierten Nachtschlaf bei Narkolepsie, mit der Konsequenz auch geringerer Tagesschläfrigkeit am Tag. Der Haupteffekt (und das Zulassungsgebiet) ist jedoch die signifikante Reduktion von Kataplexien, die innerhalb von 7–14 Tagen bei regelmäßiger Einnahme von 9–12 g pro Nacht eintritt. Zur Unterdrückung von Kataplexien stehen auch eine Reihe weiterer Substanzen zu Verfügung. In erster Linie werden trizyklische Antidepressiva eingesetzt, zum Beispiel Clomipramin oder Imipramin. Clomipramin ist zur Therapie der Kataplexie bei Narkolepsie Typ 1 zugelassen. Es ist leider mit vielen Nebenwirkungen wie Mundtrockenheit und Erektionsstörungen verbunden. Neuerdings ist Pitolisant (Wakix) zur Behandlung der Kataplexien bei Narkolepsien in Deutschland zugelassen. Pitolisant ist ein inverser Agonist am Histamin-H3-Rezeptor, welcher die Aktivität histaminerger Neurone im Gehirn stärkt. Die Anfangsdosis beträgt 9 mg und kann bei Bedarf bis auf 18 mg gesteigert werden. Die Tagesdosis kann auch auf 4,5 mg gesenkt werden, grundsätzlich sollte die niedrigst wirksamste Dosis verabreicht werden.

Medikamente zur Unterdrückung von Kataplexien
- Clomipramin (10–150 mg)
- Selektive Serotoninwiederaufnahmehemmer (z. B. Fluoxetin 20–60 mg)
- Selegilin (10–40 mg)
- Reboxetin (2–12 mg)
- Venlafaxin (37,5–300 mg)
- Pitolisant (4,5–36 mg)

5.2.5.3 Medikamente zur Verbesserung des Nachtschlafes

Bei zunehmender Dauer einer Narkolepsie kann es zu Schlafstörungen kommen. Hier sollten vor allem periodische Beinbewegungen im Schlaf als mögliche Ursache ausgeschlossen werden. Diese kommen bei Narkolepsie gehäuft vor.

▶ Bei Narkolepsiepatienten finden sich häufig periodische Beinbewegungen im Schlaf, die denselben fragmentieren können.

Zur Verbesserung der Schlafqualität sollten Medikamente gewählt werden, welche einerseits den Schlaf verbessern, andererseits nicht den REM-Schlaf unterdrücken. Neben den klassischen Hypnotika bietet sich auch die Gabe von Opipramol, Trimipramin oder Pipamperon an. Medikamente, welche den REM-Schlaf in der Nacht unterdrücken, können diesen sozusagen in den Tag verschieben; es würde also zu vermehrten Kataplexien oder anderen REM-Schlaf-bezogenen Symptomen kommen. Natriumoxybat (Xyrem) zur Verbesserung des Schlafes wurde bereits beschrieben.

5.2.5.4 Verhaltensmaßnahmen bei Narkolepsie

Eine wichtige Verhaltensmaßnahme ist die Reduktion der Müdigkeit durch kurze Nickerchen (Naps, Kap. 8). Diese Naps sind kurze Schlafeinheiten, die nicht länger als 20 min dauern sollten. Die Durchführung ist im Anhang beschrieben. Naps können gezielt eingesetzt werden, um einen unerwünscht hohen Schlafdruck zu reduzieren. Dies ist nicht nur bei Narkolepsie der Fall, sondern vor allem auch bei Schichtarbeit. Falls nötig, sollte der Arbeitgeber über die Diagnose informiert werden, damit „Schlafpausen" erlaubt werden. Des Weiteren sollte versucht werden, so viel Stress wie möglich zu reduzieren.

5.2.6 Zur Frage der Arbeitsfähigkeit bei Narkolepsie

Grundsätzlich ist man mit einer Narkolepsie arbeitsfähig. Es gibt Patienten, bei denen kurz vor dem Austritt aus dem Berufsleben die Narkolepsie diagnostiziert wird und die ihr Leben bis dahin berufstätig waren. Es gibt jedoch Berufe mit einem Anforderungsprofil in Bezug auf Wachheit und psychomotorische Kontrolle, in denen Patienten mit einer Narkolepsie und vor allem mit Kataplexie nicht arbeiten können. Neben den offensichtlichen Berufen wie Piloten und Fahrzeugführer jeglicher Art sollte die Berufsfähigkeit mit dem Patienten abgesprochen werden. Problematisch ist hier mit Sicherheit die Tatsache, dass bei vielen Patienten zwischen dem Auftreten und dem ersten Arztbesuch eine Latenz von ca. 10 Jahren liegt, in einigen Ländern auch noch länger. Nach Sicherung der Diagnose kann abhängig von der Kombination und vom Schweregrad ein GdS (Grad der Schädigungsfolgen) von 50–80 gegeben werden. Das Gutachten sollte jedoch von einem Arzt mit schlafmedizinischen Erkenntnissen erstellt werden.

5.3 Hypersomnien

Es gibt verschiedene Formen der Hypersomnie: die rezidivierende und die idiopathische Form.

5.3.1 Kleine-Levin-Syndrom

Das Kleine-Levin-Syndrom ist relativ bekannt, tritt aber extrem selten auf. Es wird auch als remittierende Hypersomnie bezeichnet. Insgesamt gibt es keine Prävalenzzahlen, sondern nur Einzelbeschreibungen (ca. 200). Typisch ist ein episodisches Auftreten von rezidivierender Hypersomnie. Die Episoden können einmal im Monat, aber auch einmal pro Jahr auftreten und einige Tage bis mehrere

Wochen andauern. Prodromalsymptome können Abgeschlagenheit oder Kopfschmerzen sein. Die Betroffenen schlafen während der Episoden 16–18 h und stehen lediglich zum Essen oder für einen Toilettengang auf. Nicht selten erfolgt in dieser Zeit eine Gewichtszunahme. Ein Kleine-Levin-Syndrom besteht dann, wenn akzessorische Symptome auftreten (z. B. sexuelle Enthemmung, Aggressivität oder auch vermehrter Hunger und Essen). Es kann auch zu Halluzinationen oder Verwirrtheit kommen.

Symptome des Kleine-Levin-Syndroms
- Episoden mit deutlich verlängerter Schlafperiode (16–18 h) pro Tag
- Dazu entweder sexuelle Enthemmung, Hyperphagie oder vermehrte Aggressivität
- Episodisches Auftreten mit langen symptomfreien Intervallen

Die Störung manifestiert sich in der Pubertät, Jungen sind häufiger betroffen als Mädchen. Zur Diagnosesicherung sollte eine Untersuchung im Schaflabor erfolgen mit einer 24-h-Polysomnographie.

Das Kleine-Levin-Syndrom ist sehr selten und sollte insbesondere bezüglich des Vorliegens einer bipolaren Störung genau abgeklärt werden. Bei dieser affektiven psychiatrischen Störung kann es zu ähnlichen Verläufen kommen mit vermehrtem Antrieb und Hypersexualität.

Zur Therapie des Kleine-Levin-Syndroms gibt es aufgrund der geringen Fallzahl wenige Informationen. Während die Tagesschläfrigkeit gut mit Amphetaminen behandelt werden kann, ist die Unterdrückung der Verhaltensauffälligkeiten medikamentös schwieriger zu erreichen. Hier gibt es positive Ergebnisse zum Einsatz von Lithium.

5.3.2 Idiopathische Hypersomnie

Synonyme dieser Form sind idiopathische zentrale Hypersomnolenz, Non-REM-Narkolepsie, Non-REM-Hypersomnie oder polysymptomatische idiopathische Hypersomnie. Die Hypersomnie kann mit und ohne verlängerte Schlafdauer auftreten.

Welche Schlafdauer ist normal? Diese Frage kann nicht endgültig beantwortet werden, da es für die Schlafdauer keinen biologischen „Cut-off-Wert" für eine Pathologie gibt. Die Schlafdauer verändert sich im Lauf der ersten Jahre des Lebens erheblich, sie variiert je nach Lebenssituation und ist ab dem 20. Lebensjahr weitgehend gleichbleibend. In der Schlafmedizin wird für Erwachsene eine Schlafdauer von 5–10 h noch als normal angesehen, solange keine Beeinträchtigung des Schlafes vorliegt. Es gibt jedoch Menschen, die deutlich länger schlafen, und das täglich. Diese Personen leiden in der Regel weniger unter ihrem erhöhten Schlafbedürfnis, sondern eher an den sozialen Konsequenzen ihrer

Hypersomnie. Sie können unter Umständen beruflichen Verpflichtungen nicht mehr nachkommen oder sind sozial zunehmend isoliert.

In der ICD-10-GM wird die nichtorganische Hypersomnie unter F51.1 mit folgenden Symptomen klassifiziert.

F51.1 Nichtorganische Hypersomnie
- Klagen über übermäßige Schlafneigung während des Tages oder über Schlafanfälle, oder über einen verlängerten Übergang zum vollen Wachzustand (Schlaftrunkenheit), die nicht durch eine inadäquate Schlafdauer erklärbar ist.
- Diese Schlafstörung tritt fast täglich über mindestens einen Monat oder in wiederkehrenden Perioden kürzerer Dauer auf und verursacht entweder einen deutlichen Leidensdruck oder eine Beeinträchtigung der alltäglichen Funktionsfähigkeit.
- Fehlen von zusätzlichen Symptomen einer Narkolepsie oder Hinweisen für eine Schlafapnoe.
- Verursachende organische Faktoren fehlen, wie z. B. neurologische oder andere somatische Krankheitsbilder, Störungen durch Einnahme psychotroper Substanzen oder eine Medikation.

5.3.2.1 Symptomatik

Wenn Patienten über zu viel Schlaf klagen, sollte diagnostisch an eine idiopathische Hypersomnie gedacht werden. Diese eher seltene Störung beschreibt eine chronische Müdigkeit trotz ausreichenden Schlafes. Die Störung ist sehr selten und beginnt meist vor dem 25. Lebensjahr, es gibt wenige Untersuchungen zu Langzeitverläufen. Während sich bei einigen Patienten der Schlaf wieder normalisiert, kommt es bei anderen zu einer lebenslangen Störung der Wachheit.

> Eine idiopathische Hypersomnie bezeichnet eine erhöhte Tagesmüdigkeit und -schläfrigkeit trotz ausreichenden Nachtschlafes.

Narkolepsiepatienten sind zwar müde und schlafen tagsüber häufig ein, benötigen in der Regel jedoch nicht viel Schlaf am Stück. Hinter einer langen Schlafdauer kann sich eine psychiatrische Störung (z. B. eine Depression mit Antriebsstörung) oder eine nicht erkannte organische Schlafstörung (z. B. ein Schlafapnoesyndrom) verstecken. Dies sollte differenzialdiagnostisch bedacht werden.

Die nächtliche Schlafdauer beträgt bei der Hypersomnie mit verlängerter Schlafdauer in der Regel mehr als 10 h, dennoch ist das Aufwachen erschwert, auch nach mehreren Weckversuchen. Bei der idiopathischen Hypersomnie ohne verlängerte Schlafdauer liegt die mittlere Schlafdauer in der Nacht und am Tag unter 9–10 h. Auch nach Tagschlaf episoden zeigt sich eine längere Dauer bis zum Wachsein.

Fallbeispiel

Frau K. ist Anfang 20 und macht eine Ausbildung. Sie ist immer müde, dabei versucht sie ausreichend zu schlafen. Sie geht oft schon im 21 Uhr ins Bett und steht um 6.30 Uhr auf. Wenn ihre Mutter sie nicht weckt, verschläft sie trotz mehrerer Wecker.

Neben der Müdigkeit und dem vermehrten Schlafbedürfnis bestehen außerdem häufig vegetative Störungen, wie zum Beispiel orthostatische Hypertension, Synkopen oder ein Raynaud-Syndrom an Händen und Füßen.

5.3.2.2 Diagnostik

Die Anamnese sollte schwerpunktmäßig auf die Tagesschläfrigkeit und -müdigkeit und auf die Schlafzeiten abzielen. Wichtig ist hier auch die differenzial-diagnostische Abklärung von möglichen Ursachen wie schlafbezogene Atmungsstörungen, periodische Beinbewegungen im Schlaf oder Medikamentennebenwirkungen. Ein Schlafprotokoll (Kap. 10) kann genauer Aufschluss über die eingehaltenen Bett- und Schlafzeiten geben, wobei in der Regel hierfür 2–3 Wochen ausreichen. Hypersomniepatienten schlafen manchmal bis zu 14 h (Abb. 5.3). Achtung: Manchmal kann sich hinter einer subjektiv „zu langen" Schlafdauer auch eine objektiv zu kurze Dauer verbergen. Dies ist beim Schlaf-mangelsyndrom der Fall. Neben einer Anamnese sollte ergänzend die Epworth Sleepiness Scale (ESS) angewendet werden (Anhang). Diese misst die Einschlaf-wahrscheinlichkeit am Tage.

Fallbeispiel

Herr T. ist 25 Jahre alt und studiert. Er ist immer müde, obwohl er für sein Empfinden ausreichend lange schläft. Er führt ein Schlafprotokoll, in dem sich eine mittlere Schlafdauer von ca. 8 h ergibt. Der Patient benötigt im Schnitt jedoch länger. Er wollte dies nicht wahrhaben, da alle in seinem Umfeld eher noch kürzer schlafen. Die systematische Verlängerung der Schlafdauer ergibt eine Besserung.

Diagnostik bei idiopathischer Hypersomnie
- Anamnese:
  - ungestörter Schlaf mit einer Dauer von mindestens 10 h bei Hyper-somnie mit langer Schlafdauer
  - ungestörter Schlaf mit normaler Dauer (6 10 h Schlaf) bei Hyper-somnie ohne lange Schlafdauer
  - Tagesmüdigkeit
  - Tagschlaf
- Schlafprotokoll 2 Wochen zur Dokumentation der Schlafzeiten
- Falls Verdacht, Abklärung einer Schlafapnoe
- Falls Verdacht, Abklärung periodischer Beinbewegungen im Schlaf
- Falls Verdacht auf Narkolepsie, Überweisung in eine Schlaflabor

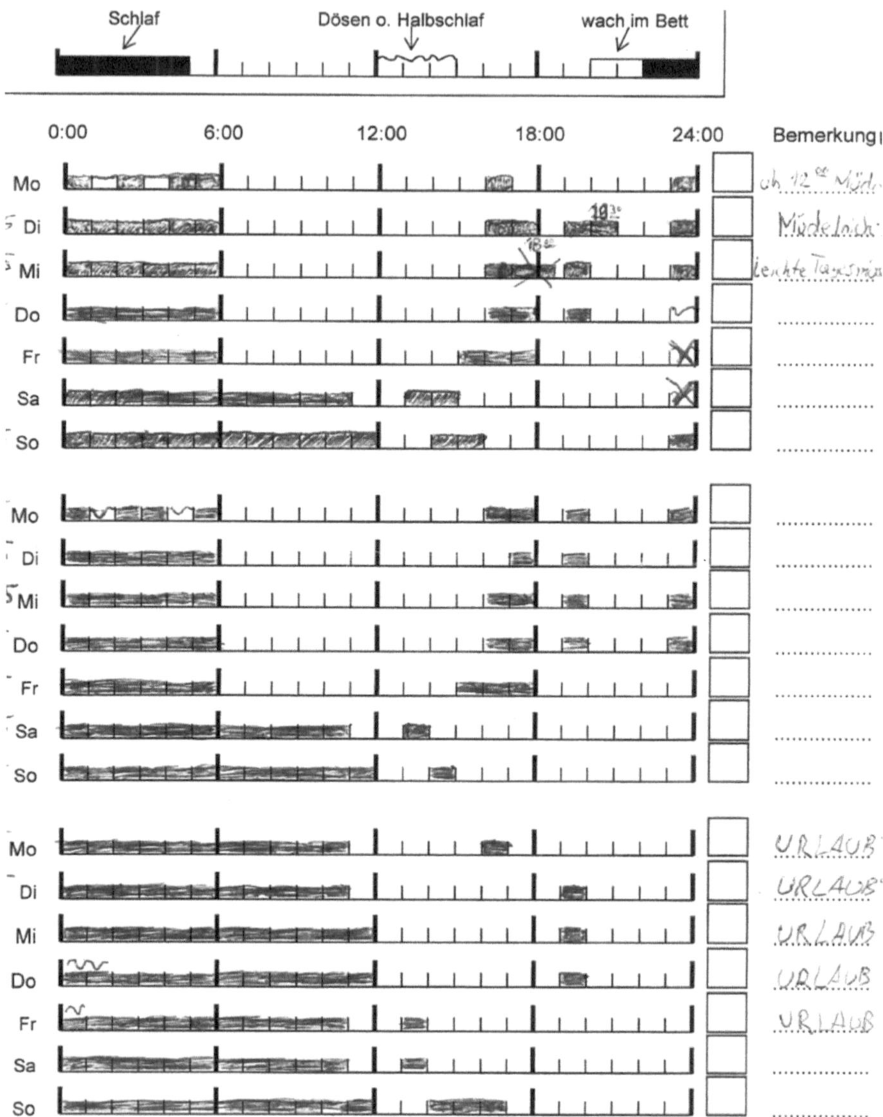

Abb. 5.3 Schlafprotokoll mit verlängerter Schlafdauer. Es zeigen sich regelmäßig Naps am späten Nachmittag. Am Wochenende schläft der Patient bis mittags, und in der dritten Woche (Urlaub) zeigt sich eine mittlere Schlafdauer von ca. 10 h. (Mit freundlicher Genehmigung von Dr. Peter Geisler)

Falls sich Zweifel an der Diagnose einer Hypersomnie mit langer Schlafdauer ergeben, sollte eine Abklärung im Schlaflabor erfolgen. Hier können die erreichte Schlafdauer gemessen werden und Testungen der Müdigkeit erfolgen. Im Schlaflabor findet eine Polysomnographie unter Ad-libitum-Bedingungen statt, die einen weiteren Hinweis geben kann.

Zur Abgrenzung einer Narkolepsie ist die Durchführung eines Multiplen Schlaflatenztests notwendig (Kap. 10). Falls sich hier mindestens 2 Episoden REM-Schlaf zeigen und die mittlere Schlaflatenz unter 8 min bleibt, sind die Kriterien einer Narkolepsie erfüllt. Braucht der Patient im Mittel jedoch länger als 8 min, kann weder die Diagnose einer Narkolepsie noch einer Hypersomnie gegeben werden.

Es besteht keine HLA-Assoziation und der Wert für Hypocretin im Liquor liegt im Normbereich (>200 pg/ml).

5.3.2.3 Therapie der idiopathischen Hypersomnie

Nach Ausschluss möglicher organischer Ursachen für die erhöhte Müdigkeit kann die idiopathische Hypersomnie nur symptomatisch behandelt werden. Bei einer Hypersomnie mit langer Schlafdauer empfiehlt sich die Einhaltung von Naps am Tag, um den Schlafdruck zu erniedrigen. Diese sollten eine Dauer von 30 min nicht überschreiten und nicht zu nah an der Hauptschlafphase erfolgen. Der Patient sollte auf jeden Fall auf ausreichende Bettzeiten und Schlafzeiten achten.

Psychopharmakologisch stehen wie bei der Narkolepsie einige Substanzen zur Verfügung (Kap. 9). Neben Modafinil können Amphetamine gegeben werden.

Therapie der idiopathischen Hypersomnie
- Schlafdruck senken durch Naps tagsüber
- Pharmakologisch
  - Amphetamine
  - Modafinil („off label")

5.4   Verhaltensabhängiges Schlafmangelsyndrom

Das verhaltensabhängige Schlafmangelsyndrom ist dadurch gekennzeichnet, dass die Betroffenen in Relation zu ihrem natürlichen Schlafbedürfnis zu wenig Schlaf bekommen. Der Grund hierfür liegt jedoch nicht in einer körperlichen Schlafstörung oder in einer Insomnie, sondern die Beschwerden sind rein motivational bedingt. Die Personen schlafen zu wenig, nicht selten, um ihren täglichen Anforderungen gerecht zu werden. Die Tatsache, dass der Patient zu wenig Schlaf hat, ist ihm jedoch nicht bewusst.

Fallbeispiel
Herr O. stellt sich wegen ständiger Müdigkeit vor. Er sei vor allem morgens unausgeschlafen und habe Probleme, aufzustehen. Wenn er gefordert und in Aktion ist, könne er sich gut wach halten und sich auch konzentrieren, in ruhigeren Situationen schlafe er jedoch ein. Er mache sich deswegen auch Sorgen beim Autofahren. Der Nachtschlaf selber ist ungestört, er kann schnell einschlafen und habe auch das Gefühl, sehr tief zu schlafen.

5.4.1 Symptomatik

Das Schlafmangelsyndrom ist symptomatisch mit einer partiellen Schlafdeprivation vergleichbar. Der Nachtschlaf ist gut. Der Körper kann zwar fehlenden Schlaf relativ gut kompensieren, reagiert bei längerer verkürzter Schlafdauer jedoch mit erhöhter Müdigkeit, Stimmungsschwankungen und erhöhter Einschlafneigung. Tagsüber leiden die Personen unter einer mangelnden Belastbarkeit, die sich auch körperlich durch Erschöpfung bemerkbar machen kann. Ruhige Situationen sind für die Betroffenen schwierig auszuhalten, da sie drohen einzuschlafen (Monotonieintoleranz). Da chronischer Schlafmangel auch die Stimmung beeinträchtigen kann, wirken die Betroffenen nicht selten beim Erstkontakt dysphorisch oder depressiv.

Symptome eines Schlafmangelsyndroms
- Tagesmüdigkeit trotz subjektiv guten Nachtschlafes
- Monotonieintoleranz
- Rasches Einschlafen
- Keine organische Schlafstörung
- Mangelnde Belastbarkeit
- Zeichen chronischer Erschöpfung
- Objektiv zu kurze Bettzeiten

5.4.2 Diagnostik

Ein Schlafmangelsyndrom lässt sich relativ gut erfragen. Dabei sind verschiedene Informationen wesentlich. Zum einen sollten die tatsächlichen Bettzeiten unter der Woche und am Wochenende erfragt werden. Die Erfragung der tatsächlichen Liegezeiten ist wesentlich für die Anamnese, da der Patient u. U. eine andere Vorstellung von „genug" Nachtschlaf hat.

▶ Um die Diagnose eines Schlafmangelsyndroms stellen zu können, werden Informationen über die täglichen Bettzeiten benötigt!

Aufschluss über das Vorliegen eines Schlafmangelsyndroms gibt des Weiteren die Verlaufsdokumentation der Schlafzeiten. Die Patienten sollten für mindestens 2 Wochen ein Schlafprotokoll führen. Auch kann eine aktimetrische Untersuchung hilfreich sein, um dem Patienten den Schlafmangel zu verdeutlichen.

Außerdem sollten die Aktivitäten erfragt werden. Viele Patienten sind nicht nur durch die reduzierten Bettzeiten, sondern auch durch die Art der Tätigkeiten körperlich oder psychisch belastet. Insbesondere bei Frauen mittleren Alters finden sich viele, die neben ihrem regulären Job noch Angehörige pflegen. Bei den jüngeren Patienten nimmt die Zahl der Alleinerziehenden zu. Leider werden auch in „normalen" Berufen die Arbeitsbelastungen immer höher, sodass nur wenige noch auf die klassische 38- oder 40-h-Woche kommen.

Fallbeispiel

Herr G. ist immer müde. Er hat zwei Jobs, arbeitet aber nicht mehr als 8 h täglich. Allerdings muss er für den ersten Job morgens für um 4 Uhr aufstehen, da er Zeitungen austrägt. Er ist auf das Geld angewiesen.

5.4.3 Therapie des Schlafmangelsyndroms

Eine medikamentöse Therapie ist beim Schlafmangelsyndrom nicht indiziert, da es sich um Symptome eines partiellen Schlafmangelsyndroms handelt. Im Vordergrund steht hier die Anpassung der Bettzeiten an das individuelle Schlafbedürfnis.

Zunächst sollte der Patient seine Bettzeiten und den Schlaf mit einem Schlafprotokoll über mindestens 2 Wochen dokumentieren. Diese Zeit sollte repräsentativ für den Arbeitsalltag sein und nicht in den Urlaub fallen. Wenn die Bettzeiten im Durchschnitt nicht 6 oder 7 h überschreiten, sollten diese versuchsweise um eine Stunde in der Nacht erweitert werden. Es ist wichtig, dem Patienten zu erklären, dass mit der erfolgreichen Erweiterung der Bettzeiten nicht nur der Körper mehr Schlaf bekommt, sondern der Patient damit auch erheblich zu Klärung der Störung beitragen kann. In der Regel braucht man 2–3 Wochen, um einen chronischen Schlafmangel auszugleichen.

Falls sich der Schlaf dadurch nicht verbessert, kann noch einmal eine Erweiterung der Bettzeiten angestrebt werden, außerdem sollte nach kritischen und belastenden Tätigkeiten oder Situationen geforscht werden. Im Zweifelsfall sollte eine Abklärung in einem Schlaflabor erfolgen.

▶ Beim Schlafmangelsyndrom sollten die Bettzeiten systematisch erweitert werden!

Zirkadiane Störungen des Schlaf-Wach-Rhythmus

6

Tatjana Crönlein, Wolfgang Galetke und Peter Young

Zirkadiane Störungen des Schlaf-Wach-Rhythmus entstehen durch eine Desynchronisation zwischen dem Schlaf-Wach-Rhythmus und äußeren Zeitgebern. Diese Schlafstörungen sind dadurch definiert, dass die Schlafphasen zu Zeitpunkten stattfinden, an denen der Körper normalerweise wach ist. Diese transienten zirkadianen Störungen nehmen mit dem Anteil an Mobilität und Schichtarbeit in unserer Gesellschaft zu. Darüber hinaus gibt es noch eine Gruppe von Schlafstörungen, welche auf einer endogenen Abweichung des Schlaf-Wach-Rhythmus beruhen. Während die transienten zirkadianen Störungen zunehmen, sind die permanenten zirkadianen Störungen eher selten. Die Therapie der zirkadianen Störungen umfasst sowohl medikamentöse als auch verhaltenstherapeutische Maßnahmen.

6.1 Definition und Klassifikation

Basierend auf dem Konzept der inneren Uhr geht man davon aus, dass der Körper mit dem zirkadianen Rhythmus synchronisiert ist, das bedeutet, dass wir nachts müde werden und schlafen und morgens wieder wach werden. Zirkadiane Störungen zeichnen sich dadurch aus, dass der Schlaf-Wach-Rhythmus vom Tag-Nacht-Rhythmus abweicht. Diese Desynchronisation der Schlafzeiten geht oft mit schlechteren Schlafbedingungen einher und mündet nicht selten in einer Beeinträchtigung des Schlafes und der Tagesbefindlichkeit.

> ► Eine zirkadiane Störung zeichnet sich durch eine mangelhafte bzw. fehlende Synchronizität zwischen dem Schlaf-Wach-Rhythmus und dem Tag-Nacht-Rhythmus und einer gestörten Schlafqualität oder Befindlichkeit aus.

© Springer-Verlag GmbH Deutschland, ein Teil von Springer Nature 2020
T. Crönlein et al., *Schlafmedizin 1x1*, https://doi.org/10.1007/978-3-662-60406-9_6

Zirkadiane Störungen sind ein besonderes Forschungsfeld in der Schlafmedizin und der Chronobiologie und dokumentieren den gesellschaftlichen Wandel. So sind mit zunehmender Mobilisation der Menschen und neuen Arbeitsbedingungen chronobiologische Störungen (z. B. Jetlag) neu entstanden. Viele dieser Störungen wurden allerdings zu einer Zeit beschrieben, als es noch keine globalisierte 24-h-Welt gab. Heutzutage werden Abweichungen vom üblichen Schlaf-Wach-Rhythmus mit Schlaf am Tag und Wachsein in der Nacht nicht mehr so schnell pathologisiert wie noch vor 40 Jahren. Ein Grund hierfür ist eine Art globaler Zeitgeist, zum Beispiel durch das Internet, mit einer ständigen Verfügbarkeit, unabhängig von Zeitzonen und Breitengraden, und eine neue Generation, die mit dieser ständigen Verfügbarkeit sozialisiert wird.

Dennoch spielen gerade bezüglich des Schlafes zirkadiane Störungen eine Rolle. Es gibt kaum noch Arbeitsbereiche, die nicht von den üblichen Tagschichten abweichen, selbst die klassischen Dienstleistungsbereiche, wie zum Beispiel Behörden, passen sich den Bedürfnissen der Gesellschaft an, 24 h flexibel zu sein.

Nach der schlafmedizinischen Leitlinie wird zwischen transienten und permanenten Störungen unterschieden, wobei das Jetlag- und das Schichtarbeitersyndrom als transient angesehen werden.

> ▶ Es wird zwischen transienten und permanenten zirkadianen Störungen unterschieden. Jetlag und Schichtarbeit gehören zu den transienten zirkadianen Störungen.

6.2   Jetlag

6.2.1   Definition und Symptomatik

Das Jetlag-Syndrom bezeichnet eine Anpassungsstörung des Schlaf-Wach-Rhythmus an die neuen Gegebenheiten am Reiseziel. Es kann zu Ein- und Durchschlafstörungen, erhöhter Tagesschläfrigkeit und verminderter Leistungsfähigkeit kommen. Die Ausprägung der Symptome ist individuell unterschiedlich und hängt auch von der Flugrichtung, der Anzahl der überflogenen Zeitzonen und der Fähigkeit, während des Fluges zu schlafen, ab. Wenn wir nach Osten fliegen, verkürzt sich der Tag. Wir müssen also, wenn wir uns an die dortige Zeitzone anpassen, früher ins Bett gehen. Dies führt in der Regel zu Schlafstörungen, da der Mensch bei fehlendem Schlafdruck schlafen soll. Bei Flügen in Richtung Westen hingegen verlängert sich der Tag. Wir müssen länger aufbleiben, was uns in der Regel leichter fällt.

Neben schlafspezifischen Störungen können auch unspezifische Störungen, wie zum Beispiel des Gastrointestinaltrakts, vorkommen.

> ▶ Jetlag scheint bei Frauen und bei jüngeren Personen stärker ausgeprägt zu sein.

Die Störungen treten in der Regel nach der Ankunft auf, können sich aber auch noch Tage danach bemerkbar machen. Ein Risiko besteht wie bei allen Schlafstörungen vor allem bei der Teilnahme am Straßenverkehr.

6.2.2 Therapie des Jetlag-Syndroms

Es gibt zwei Möglichkeiten der Therapie: Entweder versucht man, den Körper vor Ankunft an die neuen Gegebenheiten anzupassen oder erst am Ankunftsort. Wichtig ist die Aufklärung des Patienten über die Tatsache, dass durch einen Jetlag keine bleibenden Schäden entstehen können.

Bei Flügen nach Osten sollte man wenn möglich schon am Abflugsort das „shifting" vorbereiten, zum Beispiel indem man früher aufsteht, um dann am Ankunftsort die entsprechende Müdigkeit aufzubauen. Wenn dies nicht möglich ist, kann man mit einem Schlafmittel versuchen, das Einschlafen am Ankunftsort zu erleichtern. Eine radikale Methode wäre die kurze Nacht am Ankunftsort aufzubleiben und die Müdigkeit mit einer kurzen Schlafperiode auszugleichen.

Zeitverschiebungen nach Westen sind leichter, da man nur länger wach bleiben muss. Diese längere Wachzeit kann man mit einem Nap gut überbrücken (Abschn. 8.5). Die Naps sollten eine Dauer von 20–30 min nicht überschreiten, wobei dies natürlich von der Dauer der Zeitverschiebung abhängt. Der Einsatz von Modafinil oder anderen Medikamenten mit wach machendem Effekt ist nur in Ausnahmefällen indiziert. Zur Behandlung des Jetlags hat sich Melatonin bewährt. Dieses kann in einer Dosierung von 0,5–5 mg eine Stunde vor der Bettzeit ca. vier Tage lang eingenommen werden.

6.3 Schlafstörung bei Schichtarbeit

Der Anteil der Schichtarbeiter hat in den letzten Jahren deutlich zugenommen. In fast allen Arbeitsbereichen teilen sich mehrere Personen eine Arbeitsaufgabe. Parallel dazu hat sich diesbezüglich auch das Gesundheitsbewusstsein geändert. Betriebsärzte und Krankenkassen sind stärker an präventiven Maßnahmen interessiert, und das Bewusstsein für Folgen der Schichtarbeit auf die Gesundheit hat sich verändert. Schlafstörungen nehmen in dieser Reihe von Beschwerden eine besondere Stellung ein, da die Schichtarbeit vor allem in den zirkadianen Schlaf-Wach-Rhythmus eingreift. Da in einigen Bereichen mit Schichtarbeit Steuerungs- oder Vigilanzaufgaben geleistet werden müssen, kann eine Schlafstörung ein Grund zur Krankschreibung sein. In der Tat gibt es in der Nomenklatur der schlafmedizinischen Störungen eine eigene Diagnose „Schlafstörungen bei Schichtarbeit".

6.3.1 Schichtarbeit

Es gibt in Deutschland keine allgemein verbindliche Definition von Schichtarbeit. Allerdings gibt es zumindest juristisch laut Bundesarbeitsgericht die Einigung über folgende Kriterien: Eine Schichtarbeit zeichnet sich dadurch aus, dass mindestens 2 Arbeitnehmer sich dieselbe Arbeit teilen, indem sie sie nacheinander verrichten. Die Arbeitsteilung muss nach einem feststehenden Plan passieren, der allen Beteiligten transparent ist. Daneben gibt es eine weitere Definition der Schichtarbeit, die besagt, dass die Arbeitszeiten von den üblichen Arbeitszeiten abweichen.

Schlafstörungen treten bei jüngeren Arbeitnehmern vor allem im Vorfeld der Frühschicht auf, während ältere Personen eher Probleme haben, den Schlaf nach einer Nachtschicht nachzuholen. Studien zeigen, dass bei Schichtarbeit vor allem der Schichtwechsel problematisch für Schlaf und Erholung ist. Der Stressfaktor bei der Schichtarbeit ist weniger die Tatsache, dass die Schlaf-Wach-Phase nicht synchron mit der chronobiologischen Phase ist (Schlaf zur Nachtzeit), sondern vielmehr die Neuanpassung an unterschiedliche Schichten, zum Beispiel der Wechsel von der Nacht- zur Tagschicht.

An dem Unterschied zwischen den Definitionen ist bereits erkennbar, dass die Beurteilung der Folgen von Schichtarbeit nicht einfach ist. Daher wundert es nicht, dass die Evidenzlage zu den Folgen der Schichtarbeit für den Schlaf relativ dünn ist. Metaanalysen zum Thema Schlaf und Schichtarbeit scheitern an dem einfachen Problem der Vergleichbarkeit unterschiedlicher Schichtsysteme. Die Frage, ob die unterschiedlichen Schlafzeiten bedingt durch die Schichtarbeit alleine zu Schlafstörungen führen können oder ob die Begleitumstände (Schlafen unter ungünstigen externen Bedingungen) dafür verantwortlich sind, kann noch nicht abschließend beantwortet werden. Bislang ist jedoch davon auszugehen, dass Schichtarbeit an sich keine langfristigen (organischen) Schlafstörungen verursacht, sondern dass gestörter Schlaf und erhöhte Tagesmüdigkeit im Rahmen einer erschwerten Anpassung an die Schichtarbeitsbedingungen gesehen werden muss.

6.3.2 Symptomatik

Es besteht eine insomnische und hypersomnische Mischsymptomatik. Der Patient kann zu den vorgeschriebenen Zeiten nicht mehr schlafen und ist überwiegend müde und abgespannt. Typisch sind eine Reihe von unspezifischen Beschwerden wie gastrointestinale Symptome und orthopädische Störungen.

Kriterien einer Schlafstörung bei Schichtarbeit
- Insomnische Beschwerden im Sinne von Ein- und Durchschlafstörungen
- Erhöhte Tagesmüdigkeit
- Körperliche Beschwerden
- Verminderte Leistungsfähigkeit
- Zeitlicher Zusammenhang mit Schichtarbeit

Diese Störungen müssen an die Schichtarbeit gebunden sein. Schlafstörungen, die nach Beendigung der Schichtarbeit auftreten, können nicht als Schlafstörung bei Schichtarbeit diagnostiziert werden.

Fallbeispiel
Frau S. ist Krankenschwester aus Leidenschaft. Sie ist Mitte 40 und berichtet von zunehmenden Problemen mit der Schichtarbeit. Vor allem nachts fühle sie sich häufig müde, kann sich dann schlechter konzentrieren und hat immer mehr Angst, Fehler zu machen. Sie ist nachts oft mit einer anderen Pflegerin allein auf Station und fühlt sich durch die Müdigkeit ausgelaugt und nicht mehr belastbar. Am nächsten Tag könne sie nicht mehr so wie früher ausschlafen, sie wache dann schon nach 4–5 h auf. Sie würde gerne aus der Nachtschicht heraus, hat aber Angst, dann Probleme mit dem Arbeitgeber zu bekommen.

6.3.3 Diagnostik

An erster Stelle steht hier die Differentialdiagnostik bezüglich organischer Ursachen, wobei die Abklärung einer schlafbezogenen Atmungsstörung oder motorischer Störungen (Restless Legs) im Vordergrund stehen. Auch Depressionen oder eine Suchterkrankung können den Schlaf bei Schichtarbeit verschlechtern. Manchmal besteht auch schon vor Beginn des Beschäftigungsverhältnisses als Schichtarbeiter eine Insomnie, die dann durch die Schichtarbeit verschlechtert wird. Ein wichtiges diagnostisches Kriterium ist also die zeitliche Assoziation zwischen dem Beginn der Schlafstörungen und der Schichtarbeit. Falls die Schlafstörung nach längerer Zeit im Schichtsystem beginnt, sollte dringend nach einer anderen Ursache der Schlafstörung gesucht werden.

Diagnostische Hinweise für eine schichtarbeitsbedingte Schlafstörung
- Eine andere Schlafstörung wurde ausgeschlossen.
- Es besteht kein Schlafmangelsyndrom durch zusätzliche Belastungen.
- Es besteht keine psychiatrische Störung.
- Die Schlafstörungen haben durch die Schichtarbeit oder durch eine wesentliche Änderung in den Schichtarbeitszeiten begonnen.
- Nach einer längeren schichtarbeitsfreien Zeit verbessert sich der Schlaf deutlich.

Wenn die Schlafstörungen durch Schichtarbeit bedingt sind, sollte sich der Schlaf während einer schichtarbeitsfreien Zeit bessern. Ist dies nicht der Fall, sollte bezüglich einer anderen Ursache abgeklärt werden. Ein solcher Grund kann zum Beispiel ein inadäquater Chronotyp sein, wenn Morgentypen Spät- oder Nachtschicht arbeiten müssen.

Fakt ist jedoch auch, dass mit zunehmendem Alter die allgemeine Belastbarkeit ab- und die Anzahl der Begleiterkrankungen zunimmt. Insbesondere in Arbeitsbereichen der Produktion besteht eine hohe Prävalenz von degenerativen Störungen des Bewegungsapparates und von Schmerzsyndromen. Damit einhergehend nehmen Erschöpfungssyndrome und affektive Störungen zu.

Fallbeispiel

Herr Z. stellt sich zur Abklärung seiner Schlafstörungen im Schlaflabor vor. Er berichtet von zunehmend schlechtem Schlaf, den er auch auf den Stress als Polizist zurückführt. Im Polizeidienst gibt es einen schnell vorwärtsrotierenden Schichtdienst, der Nachtschicht einschließt. In der Polysomnographie zeigt sich dann überraschend ein Schlafapnoesyndrom.

Neben der differentialdiagnostischen Abklärung ist es wichtig, nach den Dienstzeiten, den Bettzeiten und zusätzlichen Schlafzeiten zu fragen. Zur genaueren Abklärung kann der Patient ein Schlafprotokoll (Kap. 10) führen. Hier kann ermessen werden, ob ausreichende oder zu lange Schlafzeiten eingehalten werden und ob der Patient in den Wachphasen genug Zeit hat, Schlafdruck aufzubauen.

Anamnestische Fragen bei Schichtarbeit
- Art der Schichten?
  - Drei- oder Zweischichtsystem
  - Nachtschichten
- Bei welcher Art von Schicht ist der Schlaf besonders gestört (z. B. Frühschicht)?
- Schlafzeiten?
- Naps?
- Ungewolltes Einschlafen?
- Kann der Schlaf auch am Tag nach einer Nachtschicht nachgeholt werden?
- Besteht ein zeitlicher Zusammenhang zwischen den Schlafstörungen und der Schichtarbeit?
- Wird der Schlaf im Urlaub besser?

Das Schlafprotokoll kann mit einer aktometrischen Messung (Aktivitätsmessung) unterstützt werden. Falls sich die Schlafstörungen vor allem bei einer bestimmten Schicht zeigen, zum Beispiel bei der Frühschicht, sollte ein Fragenbogen zur Messung des Chronotyps angewendet werden (Kap. 10). Einen speziellen Fragebogen zu Schlafstörungen bei Schichtarbeit gibt es nicht.

Schlafstörungen aufgrund von Schichtarbeit sind zeitlich immer an den Beginn der Schichtarbeit gebunden und auch auf diese Situation beschränkt.

▶ Schlafstörungen bei Schichtarbeit treten während der Schichtarbeit auf und nicht nach der Berentung oder nach Beendigung des Schichtarbeitsverhältnisses.

6.3.4 Kriterien für Schichtuntauglichkeit aufgrund von Schlafstörungen

Jemand ist aus schlafmedizinischer Sicht nicht geeignet für Schichtarbeit, wenn sich der durch die Schichtwechsel verursachte Stress nachweislich negativ auf die Gesundheit auswirkt oder wenn eine chronische Schlafstörung diesen Stress erheblich vergrößert. Es gibt Erkrankungen, bei denen von Schichtarbeit abzuraten ist:

Kontraindikationen für Schichtarbeit
- Narkolepsie
- Schweres Schlafapnoesyndrom
- Idiopathische Hypersomnie
- Schwere therapieresistente Insomnie
- Schweres Restless-legs-Syndrom

Die Empfehlung, einen Patienten aufgrund medizinischer Gründe von der Schichtarbeit zu befreien, sollte jedoch individuell erfolgen. In einigen Fällen ist bereits eine vorübergehende Befreiung vom Schichtbetrieb hilfreich.

6.3.5 Therapie von Schlafstörungen bei Schichtarbeit

Wenn sich eine organische Ursache für die Schlafstörung nachweisen lässt, zum Beispiel ein Schlafapnoesyndrom oder ein Restless-legs-Syndrom, sollte dieses vorrangig behandelt werden. Bei einer unbehandelten organischen Schlafstörung ist Schichtarbeit problematisch. Bei besonders gefährdenden Tätigkeiten (z. B. Führen eines Fahrzeugs oder Überwachung wichtiger Industrieanlagen) sollte der Patient bis zur Behandlung, zum Beispiel bis zur CPAP-Einstellung, vom Dienst befreit werden.

Wenn sich keine organische Ursache zeigt, kann verhaltenstherapeutisch behandelt werden. Der Patient lernt dann, mit verhaltenstherapeutischen Maßnahmen den Schlaf zu verbessern und unnötigen Schlafdruck zu vermindern. Eine wirksame Maßnahme ist der Nap (Kap. 8). Damit kann der Patient gezielt Müdigkeit und Schläfrigkeit reduzieren. Untersuchungen haben gezeigt, dass durch Naps während der Arbeitszeit die Fehlerrate gesenkt werden kann. Auch Licht kann gezielt eingesetzt werden, um die Wachheit und damit die Konzentration zu steigern.

Medikamentös bieten sich schlafanstoßende Substanzen an. Diese sollten kurzwirksam sein und keinen Überhang erzeugen. Viele Schichtarbeiter haben sehr frühe Anfahrtszeiten mit dem Auto, Überhangeffekte wären daher gefährlich. Auch Melatonin wird als schlafanstoßendes Therapeutikum bei Schichtarbeit eingesetzt. Eine weitere Möglichkeit wäre, Müdigkeit durch Modafinil zu reduzieren. Für alle genannten Medikamente gibt es jedoch keine gesicherte Evidenz in Metaanalysen.

Therapeutische Methoden bei der Schichtarbeit
Verhaltensmaßnahmen:

- Naps einsetzen, um zu hohen Schlafdruck abzubauen
- Während der schichtfreien Zeit für ausreichend Erholung sorgen
- Licht exposition zur Verbesserung der Tagesmüdigkeit
- Polyphasisches Schlafmuster, zum Beispiel biphasisch

Medikamente:

- Melatonin
- Kurzwirksame Hypnotika
- Modafinil

Bei anhaltenden Schlafstörungen empfiehlt sich die Überweisung in ein Schlaflabor oder ein schlafmedizinisches Zentrum. Hier können mit einem Schlafmediziner oder schlafmedizinisch geschulten Psychotherapeuten weitere Behandlungsmaßnahmen besprochen werden.

6.4   Chronobiologische Extremtypen

Neben den extern bedingten Verschiebungen der Schlafphase gibt es chronobiologische Extremtypen. Es gibt Menschen, die dem normalen Licht-Dunkel-Rhythmus sozusagen immer „hinterherhinken" („verzögerte Schlaf-Wach-Phase") bzw. ihm immer voraus sind („vorverlagerte Schlaf-Wach-Phase"). Beide Störungen sind relativ selten und differenzialdiagnostisch von verhaltensinduzierten verzögerten Schlaf-Wach-Mustern anamnestisch schwierig zu unterscheiden. Es gibt für diese Störungen keine strengen Kriterien (im Sinne einer Tageszeit, die als „cut off" dient). Die chronischen zirkadianen Störungen sind im Gegensatz zu den passageren oder exogen bedingten Schlafstörungen selten. Zur Überprüfung der Diagnose empfiehlt sich eine polysomnographische Untersuchung. Aufgrund anamnestischer Daten alleine sollte keine chronische zirkadiane Störung diagnostiziert werden.

6.4.1 Syndrom der verzögerten Schlafphase

Die sogenannten „Eulen" können in der Regel erst nach Mitternacht, manchmal erst in den Morgenstunden einschlafen. Die Aufwachzeit liegt entsprechend später, am Mittag oder frühen Nachmittag. Die Patienten geben einen ungestörten Schlafablauf an, wünschen sich jedoch frühere Bettzeiten. Bei forciertem frühem Aufstehen kann es zu vegetativen Dysfunktionen kommen wie Schwindel, Benommenheit, orthostatischen Störungen oder einfach Schlaftrunkenheit.

Innerhalb der Gruppe der Patienten mit Schlaf-Wach-Rhythmusstörungen betrifft diese Störung ca. 84 % aller Patienten. Insgesamt ist die Prävalenz mit 0,07 und 0,13 % eher niedrig. Die Störung kann bei Jugendlichen passager auftreten, wobei hier eine Abgrenzung zur verhaltensinduzierten verzögerten Schlaf-Wach-Phase schwierig ist. Die Störung zeigt eine familiäre Häufung, wobei genetische Studien bislang keine eindeutigen Aussagen zulassen.

Therapeutische Empfehlungen beruhen auf Fallberichten oder offenen Studien. Leider besteht eine hohe Rückfallquote. Therapeutische Maßnahmen beinhalten Licht (Abschn. 6.5.1), Hypnotika und Melatonin. Vitamin B_{12} erwies sich in einer Studie als nicht wirksam. Bei hartnäckigen Problemen, morgens aufzuwachen, empfiehlt sich die Abklärung der Aufwachstörung in einem Schlaflabor.

> **Differentialdiagnosen bei der verzögerten Schlafphase**
> Verhaltensinduzierte Schlafphasen-Verzögerungs-Syndrome
>
> - Computerspiele
> - Drogenkonsum
>
> Mangelnde Schlafhygiene mit vermehrten Tagschlafepisoden

Nicht zu unterschätzen ist der Einfluss exzessiven Computerspielens (Multiplayer-Online-Spiele) bei verhaltensinduzierten Verzögerungen der Schlafphase. Die drastische Zunahme der Online-Spieler hat zu einer Veränderung des Schlafverhaltens vieler Jugendlicher geführt. Problematisch bei den Online-Spielen ist unter anderem das fehlende Zeitgefühl beim Spielen. Gerade bei Kindern kann es zu einer verzögerten Einschlafphase kommen, an die sich der Körper dann gewöhnt. Dies liegt unter anderem daran, dass der Körper durch das Spielen eine erhöhte Anspannung erfährt, was vor allem in Kombination mit dem erhöhten Blaulichtanteil am Bildschirm wacher macht. Morgens haben diese Personen dann Aufwachprobleme, sind in der Schule bzw. am Arbeitsplatz unkonzentriert und müde. Studien zeigen, dass Tagesmüdigkeit bei Kindern in verschiedenen Industrienationen ein zunehmendes Problem ist. Während die Bettzeiten bei Kindern noch durch Eltern kontrolliert werden können, ist dieses Problem bei jungen Erwachsenen schwieriger zu beurteilen. Falls Jugendliche bzw. junge Erwachsene über Aufwachschwierigkeiten oder eine verzögerte Schlafphase berichten, empfiehlt sich die Frage nach dem Computerspielverhalten.

6.4.2 Syndrom der vorverlagerten Schlafphase

Die vorverlagerte Schlaf-Wach-Rhythmusstörung ist sehr selten, die Prävalenz wird auf ca. 1 % der Erwachsenen geschätzt. Die Betroffenen zeigen einen stabilen Schlaf-Wach-Rhythmus, jedoch mit frühem Einschlafzeitpunkt (18–21 Uhr). Es besteht eine extreme Müdigkeit am Abend. Vor allem Jugendliche befürchten durch zu frühes Schlafen, sich sozial zu isolieren. In der Polysomnographie sollte sich am frühen Abend eine verkürzte Schlaflatenz zeigen. Bei der Störung wird ein autosomal-dominanter Erbgang angenommen. Therapeutisch wird die Gabe von Licht am Abend empfohlen. Über das „shifting", die systematische Verschiebung des Schlaf-Wach-Rhythmus, gibt es bisher nur Fallberichte. Systematische Studien fehlen.

6.4.3 Weitere chronobiologische Störungen

Beim sogenannten freilaufenden Rhythmus bestehen keine längeren zusammenhängenden Schlafphasen mehr. Der Betroffene zeigt einen gestörten Schlaf-Wach-Rhythmus. Es wird eine Synchronisation des endogenen Rhythmus mit der inneren Uhr angenommen, die sich durch einen längeren Rhythmus als 24 h auszeichnet. Auch Schlaf-Wach-Rhythmusstörungen bei Blinden gehören zu dieser Gruppe. Bei sehenden Patienten mit dieser Störung findet sich eine erhöhte Prävalenz für psychische Störungen. Für psychisch Gesunde mit dieser Störung gibt es nur wenige Fallberichte.

Therapeutisch hat sich die Gabe von Melatonin als wirksam erwiesen, in einer Dosierung von 0,5–4 mg bei Kindern und Jugendlichen und 5–10 mg bei Erwachsenen. Auch die Gabe von Vitamin B_{12} war bei Jugendlichen erfolgreich. Falls sich ein freilaufender Rhythmus zeigt, sollte eine Polysomnographie im Schlaflabor durchgeführt werden.

6.5 Therapie zirkadianer Störungen

▶   „Shifting" ist eine chronobiologische Methode, den Schlaf-Wach-Rhythmus anhaltend zu verändern.

„Shifting" bedeutet einen nicht unerheblichen Eingriff in die Funktionsweise des Organismus. Um den Schlaf zeitlich zu verlagern, können pharmakologische Mittel, Verhaltensmaßnahmen oder sogenannte Zeitgeber eingesetzt werden. Letztere sind physiologische Reize, die einen Einfluss auf das Schlaf-Wach-Verhalten haben. Hier ist an erster Stelle das Licht zu nennen (Tab. 6.1). In Kap. 9 sind einzelne Substanzgruppen genauer beschrieben.

In der Regel ist eine Kombination mehrerer Verfahren indiziert. Bei der Therapie der zirkadianen Störungen reicht in der Regel die Gabe eines

Tab. 6.1 Therapeutische Optionen bei zirkadianen Störungen

Therapie	Beschreibung
Lichttherapie	Kann als artifizielles Licht gegeben werden (Lampe mit 3000 lx) und hat einen wach machenden Effekt
Melatonin	Eine abendliche Gabe von 5 mg kann die Einschlafzeit deutlich verringern
Hypnotika	Können den Einschlafzeitpunkt verschieben. Dies sollte insbesondere im Zusammenhang mit chronobiologischen Maßnahmen geschehen
Stimulanzien	Können gezielt zur Verbesserung der Müdigkeit eingesetzt werden, Gabe bei Bedarf
Verhaltensmaßnahmen	Veränderung der Bettzeiten oder Naps, nebenwirkungsarm und effektiv, Voraussetzungen sind Motivation und Selbstdisziplin des Patienten

Hypnotikums bzw. einer wach machenden Substanz nicht aus. Besonders bei Adoleszenten sollte medikamentös eher zurückhaltend behandelt werden. Hier ist es ratsam, mit den Eltern zusammenzuarbeiten. Auch sozioökonomische Faktoren spielen bei der therapeutischen Empfehlung eine große Rolle. So sind viele Schichtarbeiter auf die finanziellen Vorteile einer Schichtzulage angewiesen, und viele sind auch motiviert, weiter in Schicht zu arbeiten. Wenn der Schlaf jedoch nicht mehr erholsam ist, kann insbesondere der Schichtwechsel anstrengend sein. Auch hier hat eine ausführliche Diagnostik Priorität. Im Zweifelsfall bringt eine Untersuchung in einem Schlaflabor weiter Aufschluss.

▶ Bei der Diagnostik und Therapie zirkadianer Störungen spielen komorbide Störungen und der sozialpsychologische Hintergrund eine wesentliche Rolle.

6.5.1 Licht

Licht ist tagsüber immer verfügbar. Auch an nebeligen Tagen oder bei bedecktem Himmel besteht eine ausreichende Helligkeit (im Sommer beispielsweise 20.000 lx), um den wach machenden Effekt zu haben. Im Winter ist dies problematischer. Für die künstliche Lichtgabe gibt es entsprechende Lampen. Diese Lampen werden als Tageslichtlampen oder auch als Lichtduschen bezeichnet und imitieren das Tageslicht. Sie sind mittlerweile erschwinglich für den Hausgebrauch im Handel erhältlich. Die Lampen sollten 2500–10.000 lx abgeben können. Je nach Gerät und Stärke des Lichts sollten der gewahrte Abstand und die Dauer der Anwendung beachtet werden. Man sollte nicht durchgehend in das Gerät starren, sondern hin und wieder hinblicken, aber im Wesentlichen dabei angenehme Dinge tun (z. B. lesen). Licht ist der wichtigste Zeitgeber und steuert wesentlich unsere innere Uhr mit. Lichttherapien werden unter anderem zur Behandlung der Winterdepression eingesetzt, aber auch im chronobiologischen Bereich.

Eine morgendliche Gabe von Licht (Tageslichtspektrum, >2500 lx) über ein paar Stunden kann die abendliche Einschlafzeit nach vorne verlegen. Man kann den Körper vor einer langen Reise durch früheres Aufstehen und Licht an die neue Zeitzone gewöhnen.

▶ Lichttherapie, morgens verabreicht, hilft, die Schlafphase vorzuverlagern.

6.5.2 Verhaltensmaßnahmen

Es gibt Verhaltensmaßnahmen, die das Aufwachen begünstigen, und solche, die das Einschlafen begünstigen. Das Einschlafen und Aufwachen erfolgt nicht zufällig, sondern nach bestimmten Regeln, die u. a. Gegenstand der Chronobiologie sind. Die Schweizer Arbeitsgruppe um Borbely hat diesbezüglich bereits in den 1980er Jahren wesentliche Forschungsarbeiten geleistet (siehe Kap. 1). Das Verständnis bildet die Basis für das therapeutische Arbeiten mit zirkadianen Störungen.

Grundsätzlich wird bei den Verhaltensmaßnahmen mit dem Schlafdruck gearbeitet, wenn die Schlafphase nach hinten verschoben werden soll. Je höher der Schlafdruck, desto einfacher ist das Einschlafen in der Regel. Die wichtigste Variable beim Verlagern der Schlafphase ist also die Wachzeit vor der Schlafperiode, und diese kann in ihrer Länge variiert werden. Andererseits kann ein zu hoher Schlafdruck durch „napping" ausgeglichen werden. Es gibt jedoch auch noch andere Tipps, um das Aufwachen bzw. das Einschlafen zu erleichtern (Tab. 6.2).

Tab. 6.2 Verhaltensmaßnahmen, welche das Aufwachen bzw. das Einschlafen beeinflussen

	Fördernd	Erschwerend
Aufwachen	Mehrere Wecker stellen, die weiter weg vom Bett stehen Eine andere Person in den Weckprozess miteinbeziehen Sofort nach dem Aufwachen ans Licht gehen, wenn möglich ans Tageslicht Kälte	Abdunkelung des Zimmers
Einschlafen	Ausreichend lange Wachzeit im Vorfeld Abdunkelung des Zimmers Ausreichend Müdigkeit Wärme Entspannung	Stress Aufregung (auch positiv) Koffein Nap vor der geplanten Hauptschlafperiode

Fallbeispiel

Herr Z. ist Polizist und hat oft Probleme mit Müdigkeit bei der Nachtschicht. Seit er 2 h vor Antritt der Nachtschicht regelmäßig einen 30-min-Nap einlegt, fühlt er sich deutlich wacher.

Bei der Therapie zirkadianer Störungen sollte versucht werden, den Patienten dahingehend zu schulen, dass er Verhaltensmaßnahmen gezielt einsetzen kann, um Müdigkeit zu verringern und das Einschlafen zu erleichtern.

Vorgehen bei zirkadianen Störungen

- Der Patient sollte mit einem Schlafprotokoll 2 Wochen seinen Schlaf-Wach-Rhythmus und die Arbeitszeiten dokumentieren.
- Er sollte dann mithilfe der Verhaltensmaßnahmen lernen, seinen Schlaf-Wach-Rhythmus langsam zu verändern und auch das weiter mit Schlafprotokoll dokumentieren.
- Wenn indiziert, können auch Medikamente zur Unterstützung der Wachheit oder zur Erleichterung des Einschlafens gegeben werden.

6.5.3 Medikamentöse Therapie

Bei den Pharmazeutika steht Melatonin an erster Stelle. Dies wird insbesondere bei passageren zirkadianen Störungen, vor allem beim Jetlag-Syndrom oder bei der Schichtarbeit, gegeben, allerdings auch bei chronischen Störungen wie dem freilaufenden Schlaf-Wach-Rhythmus. Nähere Informationen zu Melatonin finden sich in Kap. 9. Des Weiteren können die gängigen Hypnotika zur Verbesserung der Schlaflatenz oder Stimulanzien zur Verbesserung der Wachheit eingesetzt werden (Kap. 9). Grundsätzlich bietet sich therapeutisch immer die Kombination eines Medikaments und einer Verhaltensmaßnahme an.

Parasomnien

7

Tatjana Crönlein, Wolfgang Galetke und Peter Young

Parasomnien bezeichnen Störungen, die während des Schlafes bzw. während des Übergangs vom Wachen zum Schlafen vorkommen. Sie umfassen einfache bis komplexe motorische Störungen, häufig mit Handlungsabläufen, wie zum Beispiel Schlafwandeln oder die REM-Schlaf Verhaltensstörung, aber auch Träume. Parasomnien werden nach REM- oder Non-REM-Schlaf-bezogen unterteilt, je nachdem wann sie auftreten. In der Regel kommen Parasomnien in der Kindheit als Ausdruck des reifenden Gehirns vor, sie können jedoch auch Erwachsene betreffen. Zur Diagnostik der Parasomnien steht die Polysomnographie mit einer Videometrie zur Verfügung. In den meisten Fällen bedarf es keiner Therapie. Eine Indikation besteht dann, wenn der Betroffene sich oder andere gefährden könnte oder ein erheblicher Leidensdruck angegeben wird. Es gibt bislang nur für die aus dem REM-Schlaf auftretende Parasomnie, die REM-Schlaf-Verhaltensstörung, eine etablierte pharmakologische Therapie. Als medikamentöse Therapie zur Behandlung der Non-REM-Parasomnien kommen unter strenger Indikationsstellung Benzodiazepine mit kurzer Halbwertszeit und probatorisch Antikonvulsiva zum Einsatz. Verhaltenstherapeutische Ansätze sind bislang nur in Ansätzen etabliert.

7.1 Definition und Einteilung

Parasomnien sind Verhaltensweisen während oder aus dem Schlaf heraus. Dazu gehören Bewegungen, Vokalisationen, komplexe Handlungen, aber auch Träume. Je nach Schweregrad ist die Verhaltensweise lediglich unangemessen oder kann gefährlich für die Umwelt oder die betroffene Person werden. Die Gesamtprävalenz der Parasomnien wird mit 1–3 % in der Normalbevölkerung angegeben. Im Kindes- und Jugendalter beträgt die Prävalenz über 10 %. Eine in der Kindheit aufgetretene Non-REM-Parasomnie kann auch bis in das Erwachsenenalter persistieren. Die Parasomnien werden diagnostisch in Untergruppen eingeteilt.

© Springer-Verlag GmbH Deutschland, ein Teil von Springer Nature 2020

T. Crönlein et al., *Schlafmedizin 1x1*, https://doi.org/10.1007/978-3-662-60406-9_7

Einteilung der Parasomnien
Arousal-Störungen aus dem Non-REM-Schlaf heraus:

- Schlaftrunkenheit
- Schlafwandeln (Somnambulismus)
- Pavor nocturnus

Mit dem REM-Schlaf assoziierte Parasomnien:

- REM-Schlaf-Verhaltensstörung
- Rezidivierte isolierte Schlaflähmung
- Albträume

Andere Parasomnien:

- Schlafbezogene dissoziative Störung
- Enuresis nocturna
- Exploding-head-Syndrom
- Schlafbezogene Halluzinationen
- Schlafbezogene Essstörung
- Nicht näher bezeichnete (unspezifische) Parasomnie
- Parasomnie durch Medikamente, Drogen oder andere Substanzen
- Parasomnie durch körperliche Erkrankung

Wie aus der Übersicht ersichtlich, werden die Parasomnien nach REM- und Non-REM-Schlaf eingeteilt. Der Rapid-Eye-Movement-Schlaf ist durch rasche Augenbewegungen und einen extrem niedrigen Muskeltonus gekennzeichnete. Er tritt ca. 3- bis 4-mal in der Nacht in einem Abstand von ca. 60–90 min auf. Die übrigen Schlafstadien werden als Non-REM-Schlaf bezeichnet (Kap. 1). Non-REM-bezogene Störungen treten in der Regel aus dem Tiefschlaf auf. Die Einteilung parasomnischer Phänomene nach der Art der Schlafstadien beruht auf der Erkenntnis, dass das Aufwachen aus diesen beiden Schlafstadien mit unterschiedlichen Bewusstseinszuständen verbunden ist.

▶ Traumerinnerungen passieren in der Regel aus dem REM-Schlaf heraus.

Wachen wir aus dem REM-Schlaf heraus auf, können wir uns in der Regel gut an vorangegangene Träume erinnern, wir sind häufig relativ wach und schnell orientiert. Das EEG im REM-Schlaf unterscheidet sich auch deutlich vom EEG im Tiefschlaf. Es ist durch Thetawellen gekennzeichnet und ähnelt ein wenig dem leichten Schlafstadium 1. Im Tiefschlaf hingegen zeigen sich hochamplitudige Deltawellen. Ein Aufwachen aus diesem Schlafstadium ist eher mit Desorientiertheit verbunden. Traumerinnerungen aus diesem Schlafstadium gibt es kaum, es können allerdings Bilder oder Stimmungen erinnert werden. Im Fall des Pavor

Tab. 7.1 Charakteristika vom REM und Non-REM 3

Non-REM 3	REM Schlaf
Im EEG hohe langsame Aktivität (Delta)	Im EEG niedrigamplitudige Wellen mit Theta-Aktivität
Langsame Augenbewegungen	Rasche Augenbewegungen
Niedriger Muskeltonus	Extrem niedriger Muskeltonus
Beim Aufwachen eher desorientiert, kaum Traumerinnerung	Beim Aufwachen klar und oft mit Erinnerungen an Träume

nocturnus beispielsweise kann es zu einem Andauern der im Schlaf erlebten Angst kommen (Tab. 7.1).

REM- und Non-REM-Schlaf-Parasomnien treten nicht immer regelhaft getrennt voneinander auf, sondern auch als Overlap-Syndrom, beispielsweise kann der Pavor nocturnus in Schlafwandeln übergehen. Dieses gemeinsame Auftreten beider Parasomnien ist allerdings noch Gegenstand aktueller Forschung.

▶ Die Behandlungsrelevanz muss immer individuell abgewogen werden. Primäre Ziele sind, Eigen- und Fremdgefährdung zu vermeiden und ggf. vermehrte Tagesschläfrigkeit zu reduzieren.

7.2 Diagnostik

Parasomnien lassen sich anamnestisch eingrenzen und können dann differentialdiagnostisch im Schlaflabor weiter abgeklärt werden. Ein wichtiger Punkt bei der Diagnostik ist hier die Frage nach der Selbst- oder Fremdgefährdung, die bei bestimmten Formen der Parasomnien (Schlafwandeln und REM-Schlaf-Verhaltensstörung) gegeben sein können.

Anamnese: Die Anamnese sollte wenn möglich mit Einbeziehung der Angehörigen passieren. Während man bei Kindern die Eltern fragen kann, ist man bei den Erwachsenen auf Partner oder andere Personen angewiesen. Die Störung sollte so genau wie möglich geschildert werden, dann sollte versucht werden, die Störung einer REM- oder Non-REM-Schlaf-Parasomnie zuzuordnen. Dabei sollten folgende Punkte abgefragt werden:

Anamnestische Fragen
- Träume? Mit oder ohne Erinnerung?
- Bewegungen aus dem Schlaf heraus?
- Aggressives Verhalten?
- Verlassen des Bettes?
- Gefährdung der eigenen oder anderen Person?

- Vorkommen der Störung eher in der ersten oder zweiten Nachthälfte?
- Beginn der Störung in der Kindheit?
- Drogenkonsum?

Non-REM-Parasomnien passieren eher am Anfang der Schlafperiode, da der meiste Tiefschlaf am Anfang der Nacht auftritt. Träume sind hier meist ohne konkrete Erinnerung. Bewegungen aus dem Tiefschlaf heraus sind eher geordnet (gehen, Dinge öffnen), ohne Aggressionen, hier kann sich der Betroffene allerdings in erhebliche Gefahr begeben (Verlassen der Wohnung). Schlafwandeln beginnt immer in der Kindheit.

In der zweiten Nachthälfte findet sich in der Regel wenig Tiefschlaf und vor allem REM-Schlaf. Hier zeigen sich Störungen mit Erinnerungen an Trauminhalten, die teilweise sehr dramatisch sein können. Es kann zu Schlaflähmungen, Halluzinationen und aggressivem Ausagieren kommen (Fremdgefährdung).

▶ Tiefschlaf passiert eher zu Beginn der der Nacht und REM-Schlaf vermehrt in der zweiten Nachthälfte.

Des Weiteren sind mögliche komorbide Störungen, zum Beispiel periodische Beinbewegungen im Schlaf, zu erfragen, die Parasomnien triggern können. Bei der Diagnostik einer Parasomnie ist auf die differenzialdiagnostische Abklärung einer Epilepsie zu achten.

Für die weiterführende Diagnostik bietet sich eine Dokumentation der Ereignisse mit einem Schlafprotokoll an (Kap. 10). Hier können Ereignisse des Schlafwandelns eingetragen werden. Außerdem sollten triggernde Ereignisse, wie zum Beispiel Stress, vermehrter Alkoholkonsum, Naps usw., eingetragen werden. So kann individuell ein Auslösungsmuster erstellt werden.

Schlaflabor: Falls sich der dringende Verdacht auf eine Parasomnie ergibt und der Verdacht auf Selbst- oder Fremdgefährdung dabei besteht oder eine Epilepsie ausgeschlossen werden soll, empfiehlt sich eine weitere Abklärung in einem Schlaflabor. Polysomnographisch, das heißt, im Schlaflabor, finden sich bei den Non-REM-Parasomnien zwar nur in 40–60 % der Fälle parasomnische Ereignisse, hier können jedoch außerdem andere Schlafstörungen ausgeschlossen werden, welche parasomnische Phänomene auch auslösen können. Bekanntermaßen können schlafbezogene Atmungsstörungen und periodische Beinbewegungen auch mit vermehrtem Arousal und somit mit Non-REM-Parasomnien assoziiert sein.

In einem Schlaflabor kann eine weitere genaue Abklärung der Parasomnie mit einer Polysomnographie und Videometrie erfolgen. Hier wird videometrisch dokumentiert, in welchem Schlafstadium sich die motorischen Ereignisse zeigen. In der Regel bleibt der Patient mindestens 2 Nächte. Es gibt unterschiedliche Auffassungen über die Möglichkeit, Non-REM-Episoden mittels Schlafentzug oder akustischem Trigger zu provozieren. Ebenso wird die erweiterte EEG-Diagnostik

Tab. 7.2 Symptome und Störungen der Parasomnien im Überblick

Der Patient berichtet von	Verdacht auf
Aufwachen mit Benommenheit, Desorientiertheit	Schlaftrunkenheit Intoxikation
Bewegungen aus dem Schlaf heraus ohne Erinnerung	Schlafwandeln Nächtliche epileptische Anfälle
Aggressive Handlung aus dem Schlaf heraus, Schlagen, Würgen, Treten	REM-Schlaf-Verhaltensstörung
Morgendliches Aufwachen mit vorübergehender Lähmung	Schlaflähmung Narkolepsie
Aufwachen mit Schreien und Angst	Pavor nocturnus REM-Schlaf-Verhaltensstörung
Starke Albträume	Albträume REM-Schlaf-Verhaltensstörung
Nächtliches Essen	Schlafbezogene Essstörung Schlafwandeln

zur sicheren Abgrenzung von nächtlichen epileptischen Anfällen oder Frontallappenanfällen empfohlen.

▶ Parasomnien können im Schlaflabor mithilfe einer Videometrie differentialdiagnostisch abgeklärt werden.

Wenn es auch möglich erscheint, Parasomnien alleine anhand einer genauen Schilderung der Symptomatik zu diagnostizieren, ist eine polysomnographische Diagnostik immer indiziert, um nächtliche epileptische Anfälle auszuschließen und um einer sichere Abgrenzung zur REM-Parasomnie, der REM-Schlaf-Verhaltensstörung vorzunehmen. Diese stellt immer eine Indikation zur Untersuchung im Schlaflabor dar, da die fehlende Muskeltonusabsenkung im REM-Schlaf bereits zur Diagnosestellung beiträgt.

Untersuchungen mit bildgebenden Verfahren oder Blutuntersuchungen sind für die Diagnosestellung einer Non-REM-Parasomnie nicht indiziert. Bleibt eine differenzialdiagnostische Unsicherheit bestehen, sollte neben der erweiterten EEG-Diagnostik auch eine zerebrale MR-Bildgebung erfolgen (Tab. 7.2).

7.3 Non-REM-Schlaf-bezogene Parasomnien

Zu den Non-REM-Schlaf-bezogenen Störungen gehören das Schlafwandeln, der Pavor nocturnus und die Schlaftrunkenheit. Nicht selten kommt es zu einem gemeinsamen Auftreten, beispielsweise kann ein Pavor nocturnus in eine Schlafwandelepisode übergehen.

7.3.1 Schlaftrunkenheit

Die Schlaftrunkenheit zeichnet sich durch ein deutlich verzögertes Erwachen aus. Die Betroffenen wirken wach, reagieren jedoch verlangsamt und zeigen eine verminderte kognitive Leistungsfähigkeit. Sie sprechen verwaschen und schleppend, es kann zu inadäquaten Handlungen und zu Affekten kommen. Die Schlaftrunkenheit kann 5–15 min andauern. Sie ist also eine Art inkomplettes Aufwachen, wobei der Betroffene sich führen lässt, stehen und gehen kann und auf Fragen antworten. Erst aus der Unangemessenheit der Antworten und Handlungen kann dann auf Schlaftrunkenheit geschlossen werden.

▶   Schlaftrunkenheit ist ein inkomplettes Aufwachen.

Auslösende Faktoren sind forciertes Wecken, Schichtarbeit oder Schlafentzug. Auch Medikamente und Alkohol abusus können Schlaftrunkenheit triggern. Der Übergang zum Schlafwandeln kommt vor.

Symptome der Schlaftrunkenheit
- Deutlich verzögertes Wachwerden
- Verlangsamte Reaktion trotz Wachseins
- Verwaschene Sprache
- Möglicherweise inadäquate Handlungen
- Dauer bis zu 15 min

Schlaftrunkenheit betrifft eher Kinder und Jugendliche, hier sind ca. 17 % betroffen. Es gibt keine Geschlechterpräferenz.

In der Polysomnographie kann man spontanes Aufwachen aus dem Tiefschlaf sehen. Das EEG der schlaftrunkenen Person zeigt ein fluktuierendes Wach-EEG mit eingestreuten schlaftypischen Graphoelementen, in der Regel Deltawellen. Hier ist die differenzialdiagnostische Abklärung einer Epilepsie wichtig, auch der Ausschluss anderer organischer Schlafstörungen. Deshalb wird empfohlen, an die Polysomnographie eine erweiterte EEG-Diagnostik anzuschließen.

Therapeutisch sollte vor allem auf eine gute Schlafhygiene Wert gelegt werden. Das heißt, potenzielle schlafstörende Bedingungen sollten vermieden werden. Hierzu gehört auch der Verzicht auf Alkohol, da der Abbau von Alkohol im Schlaf zu verfrühtem Erwachen führen kann.

7.3.2   Schlafwandeln

7.3.2.1 Definition und Symptomatik

Schlafwandeln (Somnambulismus, Nachtwandeln) äußert sich in Bewegungen, die im Schlaf beginnen und sich währenddessen fortsetzen. Die Bewegungen können einfach sein, wie zum Beispiel Bewegen der Arme, aber auch sehr komplex, daher besteht bei Schlafwandeln auch immer die Gefahr einer Verletzung. In der Regel finden sich einfache Bewegungen wie Aufsetzen, der Betroffene kann aber auch das Bett verlassen, umhergehen oder Dinge rangieren.

▶   Der Schlafwandler schläft und hat daher an das Schlafwandeln keine
        Erinnerung.

Er zeigt meist einen nicht zielgerichteten Blick und eine Mimik, die befremdlich wirkt. Es kann auch zu Vokalisationen kommen, etwa undeutliches Sprechen oder Rufen. Das Schlafwandeln wird als inkomplettes Aufwachen aus dem Tiefschlaf heraus gesehen. Die Motorik wird „zu früh angeschaltet". Der Betroffene beginnt, die geträumten Bewegungen auszuleben. Bei Weckversuchen reagieren viele Schlafwandler abwehrend. Insgesamt sind sie schwer erweckbar und können auf Ansprache nicht angemessen reagieren. Für die Schlafwandelepisoden besteht eine komplette Amnesie. Schlafwandler berichten nicht selten, dass sie an anderen Orten aufwachen und nicht wissen, wie sie dahin gekommen sind.

Fallbeispiel
Frau K. schlafwandelt seit ihrer Kindheit, einmal ist sie im Nachthemd vor die Haustür gegangen. Als sie aufwachte, schnappte gerade die Tür hinter ihr zu.

In schweren Fällen kann der Schlafwandler so komplexe Bewegungen ausführen, die zu schweren Verletzungen führen können. Beinfrakturen oder gar schlimmere Verletzungen sind keine Seltenheit. Meist beklagen die Betroffenen jedoch Kopfschmerzen beim Aufwachen, Abgeschlagenheit oder Tagesschläfrigkeit. Etwa 40 % der Schlafwandler erinnern Trauminhalte.
In der ICD-10-GM wird Schlafwandeln unter F51.3 codiert.

Diagnostische Kriterien von Schlafwandeln nach ICD-10-GM
- Das vorherrschende Symptom sind wiederholte Episoden (zwei oder mehr), in denen die Betroffenen das Bett während des Schlafes verlassen und mehrere Minuten bis zu einer halben Stunde umhergehen, meist während des ersten Drittels des Nachtschlafes.
- Während einer solchen Episode haben die Betroffenen meistens einen leeren, starren Gesichtsausdruck, sie reagieren verhältnismäßig wenig auf die Bemühungen anderer, den Zustand zu beeinflussen oder mit ihnen in

Kontakt zu kommen, und sind nur unter großen Schwierigkeiten aufzu-
wecken.
- Nach dem Erwachen (entweder direkt nach dem Schlafwandeln oder am
  nächsten Morgen) haben die Betroffenen eine Amnesie für die Episode.
- Innerhalb weniger Minuten nach dem Aufwachen aus der Episode besteht
  keine Beeinträchtigung der geistigen Aktivität oder des Verhaltens,
  obgleich anfänglich eine kurze Phase von Verwirrtheit und Desorientiertheit auftreten kann.
- Fehlende Belege für eine organische psychische Störung wie eine
  Demenz oder eine körperliche Störung wie Epilepsie.

Schlafwandeln ist häufig mit anderen Schlafstörungen assoziiert.

Mit Schlafwandeln häufig assoziierte Störungen
- Somniloquie (Sprechen im Schlaf)
- Pavor nocturnus
- Bruxismus
- Enuresis

Schlafwandeln bei Kindern bis zum 6. Lebensjahr ist relativ häufig, hier betrifft
es ca. 30 % aller Kinder. In der Pubertät schlafwandeln 17 %. In wenigen Fällen
kann es noch bis in das Erwachsenenalter persistieren, Studien zeigen eine Prävalenz von 4 %. Es besteht eine genetische Komponente bei Schlafwandeln. Wenn
beide Elternteile betroffen sind, liegt die Wahrscheinlichkeit bei 60 %.

▶   Akuter Schlafmangel kann ein Auslöser für Schlafwandeln sein, da sich
      dadurch kompensatorisch der Tiefschlafanteil erhöht.

Außerdem gelten erhöhter Alkoholkonsum, aber auch Fieber oder Schmerzen
als Auslöser. Es gibt Beobachtungen zur Assoziation von verschiedenen Antidepressiva und Neuroleptika mit Schlafwandeln und Pavor nocturnus. Einzelfall-
berichte gibt es zu verschiedenen selektiven Serotoninwiederaufnahmehemmern
(Citalopram und Fluoxetin) und hochpotenten Neuroleptika (Haloperidol und
Risperidon).

7.3.2.2 Diagnostik

Bei der Diagnostik des Schlafwandelns steht die Anamnese an erster Stelle,
gefolgt von einem Schlafprotokoll und einer Untersuchung im Schlaflabor. Die
schlafwandlerischen Ereignisse sollten genau geschildert werden, am besten
auch durch die Angehörigen oder Zeugen, wenn möglich. Im Schlaflabor zeigen
sich leider relativ selten eindrückliche Schlafwandelepisoden. Im Schlaflabor ist

in der Regel ein dysrhythmisches verlangsamtes EEG sichtbar. Hier kann auch differentialdiagnostisch ein epileptisches Geschehen abgeklärt werden.

7.3.2.3 Therapie des Schlafwandelns

Für therapeutische Verfahren gibt es keine systematische Untersuchung. Dies liegt unter anderem daran, dass Schlafwandeln häufig bei Kindern auftritt und erwachsene Schlafwandler selten sind. Die Therapie beruht grundsätzlich auf psychoedukativen Maßnahmen. Der Betroffene und seine Angehörigen sollten über den adäquaten Umgang mit Schlafwandeln informiert werden (siehe unten). Eine Patienteninformation findet sich auch im Anhang. An erster Stelle steht immer die Aufklärung über die Sicherheit der betroffenen Person. Die Sicherungsmaßnahmen werden sowohl seitens des Patienten als auch des Therapeuten häufig unterschätzt, der Patient winkt ab und berichtet beispielsweise, dass er nie das Bett oder das Zimmer verlassen habe.

> **Informationen für Angehörigen zum Umgang mit Schlafwandlern**
> - Wenn für den Schlafwandler eine Gefährdung zu erkennen ist, muss er geweckt werden, dabei sollte man ruhig bleiben. Es ist möglich, dass der Betroffene im Augenblick des Erwachens aggressiv gespannt ist.
> - Es sollte versucht werden, den Schlafwandler langsam ins Bett zu führen oder zu warten, bis er wieder ins Bett geht.
> - Schlafmangel sollte vermieden werden.
> - Sicherheitsmaßnahmen ergreifen (z. B. Türen und Fenster verschließen).

Während des Erwachens kann es zu aggressiver Spannung und Abwehrreaktionen kommen. Um Eigenverletzungen zu verhindern, reicht es häufig, den Schlafwandler ruhig ins Bett zurückzuführen. Zumeist kommt es nur zu einer Episode pro Nacht. Schlafentzug sollte vermieden werden, da dadurch noch mehr Tiefschlaf entstehen kann und Schlafwandelepisoden getriggert werden.

Bei der medikamentösen Therapie gibt es positive Berichte über Clonazepam. Bei einer Dosierung von 0,25–2 mg etwa 30 min vor der Bettzeit konnte eine Reduktion der Schlafwandelepisoden erreicht werden. Als Wirkmechanismus wird eine Tiefschlafunterdrückung angenommen. Wegen des Abhängigkeitspotenzials von Clonazepam sollte die Anwendung ärztlich begleitet werden. Unkontrollierte Beobachtungen zeigen einen positiven Effekt von niedrig dosiertem Carbamazepin (200–400 mg retardiertes Carbamazepin zur Nacht). Die Behandlungsdauer kann ein paar Wochen, aber auch mehrere Monate betragen.

> **Therapie des Schlafwandelns**
> - Clonazepam (Benzodiazepin)
> - Carbamazepin (Antikonvulsivum)
> - Imipramin und andere Trizyklika

- Psychotherapie
- Aufklärung über die Sicherung der Umgebung
- Vermeidung von Auslösern, wie zum Beispiel Schlafentzug

7.3.3 Pavor nocturnus

Angstvolles Aufwachen aus dem Schlaf heraus, oft verbunden mit einem Schrei, ist das Leitsymptom des Pavor nocturnus (Schlafterror). Es kann außerdem zu Hautrötung, Tachykardie und Tachypnoe, unverständlicher Vokalisation kommen. Motorische Phänomene wie Bewegungen der Arme oder plötzliches Aufspringen sind ebenfalls möglich. Für diese Ereignisse besteht in der Regel eine Amnesie. Die Symptomatik zeigt sich meist im ersten Nachtdrittel, da hier der meiste Tiefschlaf stattfindet. Die Störung tritt aus dem Tiefschlaf heraus auf.

Diagnostische Kriterien von Pavor nocturnus nach ICD-10-GM
- Wiederholte Episoden (zwei oder mehr) von Erwachen aus dem Schlaf mit einem Panikschrei, heftiger Angst, Körperbewegungen und vegetativer Übererregbarkeit mit Tachykardie, Herzklopfen, schneller Atmung und Schweißausbruch.
- Diese Episoden treten hauptsächlich während des ersten Drittels des Nachtschlafes auf.
- Die Dauer beträgt weniger als 10 min.
- Wenn andere Personen versuchen, auf die Patienten während der Episode beruhigend einzuwirken, reagieren die Betroffenen hierauf nicht; es folgt darauf Desorientiertheit und perseverierende Bewegungen.
- Die Erinnerung an das Geschehen ist sehr begrenzt.
- Verursachende organische Faktoren fehlen, wie z. B. neurologische oder andere somatische Krankheitsbilder, Störungen durch Einnahme psychotroper Substanzen oder eine Medikation.

Die Störung zeigt eine familiäre Häufung und tritt meistens im Kleinkindalter auf. Die Prävalenz beträgt 60 %, wenn beide Eltern betroffen sind. 17 % der Kinder im Alter bis 10 Jahren sind betroffen. Allerdings kann es auch im Erwachsenenalter zu Neuerkrankungen kommen, zum Beispiel im Rahmen einer psychischen Erkrankung. Als Auslöser gelten Stresssituation, aber auch fieberhafte Erkrankungen.

Für die Therapie gibt es so gut wie keine Evidenzbasis, das gilt sowohl für die psychotherapeutischen als auch für die medikamentösen Therapien. Publizierte Fallberichte gibt es für Bromazepam, Midazolam und Alprazolam, Diazepam und Clonazepam. In einer Studie erwies sich L-5-Hydroxtryptophan als wirksam. Ein Fallbericht liegt für Melatonin vor.

> **Empfehlungen für das Vorgehen bei Pavor nocturnus**
> Abklärung eventueller auslösender Faktoren:
>
> - Stress
> - Ängste
> - Schlafentzug oder unregelmäßiger Schlaf
> - Bei Jugendlichen und jungen Erwachsenen Angststörungen oder Depression
>
> Überweisung in ein Schlaflabor:
>
> - Hoher Leidensdruck
> - Verdacht auf eine zusätzliche weitere Schlafstörung
> - Gefahr eines assoziierten Schlafwandelns

Bei den nicht medikamentösen Verfahren stehen Aufklärung, Stressreduktion und Schlafhygiene an erster Stelle. Ein spezifisches Verfahren ist das antizipatorische Wecken. Hierzu sollten die Aufwachzeiten zunächst als Baseline erfasst werden. Die Eltern sollten das Kind dann ca. 15 min vor der üblichen Zeit der Attacke wecken und nach 5 min wieder weiterschlafen lassen. Des Weiteren sind Selbsthypnose und Hypnose zum Einsatz gekommen, allerdings gibt es auch hier nur einzelne Fallberichte.

7.4   REM-Schlaf-bezogene Parasomnien

7.4.1   REM-Schlaf-Verhaltensstörung

7.4.1.1 Symptomatik

1986 beschrieben Schenk und Mitarbeitern erstmals eine Parasomnie, bei der ein Ausagieren der Träume im REM-Schlaf beobachtet wurde; die für den REM-Schlaf typische Muskelatonie fehlte. Dieses Schenk-Syndrom wird heute REM-Schlaf-Verhaltensstörung („REM sleep behaviour disorder", RBD) genannt. Die überwiegende Zahl der Betroffenen ist über 60 Jahre alt (80–90 %). Etwa 50 % haben eine idiopathische Form, der Rest sind zum großen Teil Synukleinopathien (15 % Parkinson-Krankheit und 70 % Multisystematrophien).

Diese Störung ist zeitlich im REM-Schlaf angesiedelt und kommt daher überwiegend in der zweiten Nachthälfte vor. Die Patienten zeigen Verhaltensweisen, die auf das Ausagieren von Träumen mit dramatischen bzw. aggressiven Inhalten hindeuten. Sie schlagen, treten, reden laut, schimpfen oder bedrohen. Die von den Betroffenen berichteten Träume handeln überwiegend von Verteidigung und Angriffen. Bei der Abwehr dieser Überfälle kann der Patient sich so „heftig wehren", dass er seine Bettnachbarn verletzt. Diese Störung hat insofern auch eine forensische Bedeutung. Für die Ereignisse besteht häufig eine Amnesie. Eine Studie zeigt, dass die Fremdgefährdung im Gegensatz zur Eigengefährdung

überwiegt. Beim Aufwachen aus diesen Episoden sind die Personen wach und
orientiert.

Symptome

- Episoden von schlafbezogenen Vokalisationen oder motorischen
  Aktionen, häufig aggressiver oder ängstlicher Färbung.
- Amnesie für die Episoden
- Nach dem Aufwachen eher klar und orientiert

Formen der REM-Schlaf-Verhaltensstörung

- Die akute Form kann durch Entzug oder Intoxikation ausgelöst werden,
  beispielsweise durch Benzodiazepine oder Alkohol.
- Die idiopathische Form besteht ohne Nachweis eines Auslösers oder einer
  neurodegenerativen Erkrankung.
- Auch bei neurodegenerativer Erkrankung kann eine RBD bestehen.

7.4.1.2 Sekundäre REM-Schlaf-Verhaltensstörung

RBD kann durch verschiedene Faktoren getriggert werden. Hierzu gehören schlaf-
fragmentierende Situationen, wie zum Beispiel schlafbezogene Atmungsstörungen,
aber auch medikamentöse Einflüsse, zum Beispiel durch MAO-Hemmer oder
trizyklische Antidepressiva. Besonders häufig lassen sich periodische Beinbewegungen im Schlaf beobachten.

Triggernde Medikamente

- Selegilin
- Phenelzin
- Imipramin
- Clomipramin
- Mirtazapin
- Fluoxetin
- Bisoprolol
- Tramadol

7.4.1.3 RBD und neurodegenerative Erkrankung

Es gibt mittlerweile ausreichend Erkenntnis darüber, dass die RBD einer neuro-
degenerativen Erkrankung vorausgehen kann. Alle diese Störungen gehören zur
Gruppe der α-Synukleinopathien, darunter Parkinson-Krankheit, Demenz mit
Levy-Körperchen und Multisystematrophien. Eine zunächst als idiopathisch

diagnostizierte RBD kann einer dieser neurodegenerativen Erkrankungen zeitlich vorausgehen. Es sind Latenzen von über 10 Jahren beschrieben. Die Prävalenz der RBD bei bereits bestehender Parkinson-Krankheit, Demenz oder Muskelsystematrophie ist ungleich höher. Bei der letztgenannten Gruppe hat nahezu jeder Patient eine RBD.

> Eine RBD kann ein Hinweis auf eine beginnende neurodegenerative Störung sein.

Diagnostisch sind neben der RBD vor allem auch das Vorliegen kognitiver Störungen, motorischer Auffälligkeiten oder Wahrnehmungsstörungen, beispielsweise im Sinne einer Raumsinnstörung, bedeutsam. Die derzeitige Studienlage lässt keine gesicherten Prädiktoren zu. Allerdings gibt es Hinweise, dass bestimmte klinische Symptome bei Patienten mit einer RBD für ein erhöhtes Risiko sprechen, im späteren Verlauf eine neurodegenerative Störung zu entwickeln. Hierzu gehören folgende Symptome:

- Hyposmie
- Farb-/Raumsinnstörung
- „mild cognitive impairment"
- Hyperechogenität der Substantia nigra (Mittelhirnsonographie oder SPECT [Single Photon Emission Computed Tomography])

Es ist wichtig, bei Vorliegen einer oder mehrerer dieser Symptome individuell eine weiterführende Diagnostik einzuleiten. Auch sollte die psychische Belastung einer Verdachtsdiagnose für den betroffenen Patienten nicht unterschätzt werden, insbesondere wenn eine Komorbidität mit einer affektiven Störung oder einer Angststörung besteht.

7.4.1.4 Diagnostik

Die Diagnose einer RBD lässt sich aus der Anamnese und der Untersuchung im Schlaflabor stellen. Selbst wenn polysomnographisch keine komplexen Handlungen oder kurze Bewegungsmuster aufgezeichnet werden können, lässt sich anhand der fehlenden Muskeltonusabsenkung im REM-Schlaf eine eindeutige Diagnose stellen. In der Polysomnographie kann man eine phasische Muskeltonuserhöhung des M. mentalis beobachten, diese wird von Muskelbewegungen der Extremitäten begleitet. Bei der RBD sieht man also einen fehlenden Abfall des Muskeltonus, der normalerweise zum REM-Schlaf gehört. Dieser „REM sleep without atonia" ist nur mittels einer Polysomnographie messbar. Daher sollte im Zweifelsfall eine Polysomnographie, insbesondere bei Verletzungsgefahr, durchgeführt werden.

> Die Diagnose einer RBD kann nur mittels Polysomnographie und Videometrie validiert werden.

Ein weiterer differenzialdiagnostischer Aspekt, welcher für die Überweisung in ein Schlaflabor spricht, ist die Abgrenzung dieser Parasomnie von einer Epilepsie. Epileptische Anfälle können zu ähnlichen Verhaltensweisen führen, und erst das Fehlen dieser epilepsietypischen Potenziale ermöglicht eine sichere diagnostische Abgrenzung.

Fallbeispiel

Herr P. ist Mitte 60 und hat seit einiger Zeit keinen erholsamen Schlaf mehr. Er träumt von „schlimmen Dingen", teilweise von Monstern auf einem Friedhof. Diese sind so bedrohlich, dass er sich wehren muss. Dabei habe er einmal aus dem Schlaf heraus die Schranktür eingeschlagen. Seine Frau berichtet, dass er im Schlaf manchmal sehr unruhig ist, um sich schlägt und Schimpfwörter ruft. Sie habe aber noch nichts abbekommen.

Darüber hinaus sollte eine neurologische Untersuchung hinsichtlich möglicher Parkinson-Symptome stattfinden. Falls sich keine Symptome in dieser Hinsicht finden lassen und die Parasomnie weiterhin besteht, sollte man regelmäßige Kontrolle beim Neurologen empfehlen. Wichtig ist, den Patienten nicht unnötig zu verunsichern, andererseits aber eine regelmäßige neurologische Kontrolle anzuregen.

Im Schlaflabor kann auch das Vorliegen einer anderen Schlafstörung, zum Beispiel einer schlafbezogenen Atmungsstörung, abgeklärt werden. Da die Risikogruppe Männer mittleren Alters sind, besteht auch die Wahrscheinlichkeit, dass andere Schlafstörungen die motorischen Störungen triggern.

Fallbeispiel

Herr X leidet seit Jahren darunter, dass sein Schlaf nicht erholsam ist. Er fühle sich morgens unausgeschlafen und wie gerädert. Seine Frau beklagt, dass er sie nachts im Schlaf schlagen würde. Er selber hat keine Erinnerung daran. Da seine Frau nicht getrennt schlafen möchte, hat er eine Trennwand eingebaut. Hier sind die Einschläge sichtbar. Im Schlaflabor zeigt sich dann ein behandlungsbedürftiges Schlafapnoesyndrom, welches die Parasomnie getriggert hat. Herr X wird auf CPAP eingestellt und mit Clonazepam behandelt.

Diagnostisches Vorgehen
- Risikogruppe: männlich und über 50 Jahre
- Anamnese und Schilderung der Symptomatik auch durch den Bettpartner
- Überweisung in ein Schlaflabor
  - Nachweis des RBD-typischen Fehlens der Muskelatonie im REM-Schlaf bei motorischen Ereignissen im REM-Schlaf

– Fehlen epilepsietypischer Muster
– Ausschluss einer anderen Schlafstörung, welche die Störung unter Umständen triggert (z. B. Schlafapnoe)

- Risikoabschätzung einer neurodegenerativen Störung: weiterführende psychologische bzw. spezifische Testungen

7.4.1.5 Therapie der REM-Schlaf-Verhaltensstörung

Bislang gibt es keine doppelblinden randomisierten Studien für die Therapie einer RBD. Dennoch haben sich Substanzen etabliert, wie zum Beispiel Clonazepam (0,25–2 mg) vor dem Schlafengehen, insbesondere da sich trotz Langzeiteinnahme kaum ein Wirkverlust oder eine Toleranzentwicklung zeigt. Clonazepam unterdrückt vor allem die Symptomatik. Besonderes Augenmerk liegt auf dem unretardierten Melatonin, für das eine Wirksamkeit in Einzelfällen und in Fallserien gezeigt wurde (3–12 mg kurz vor dem Schlafengehen). Es ist derzeit nicht verschreibungspflichtig. Retardiertes Melatonin (Circadin) wird in einer Dosierung von 2–4 mg ca. 1 h vor dem Zubettgehen empfohlen. Leider gibt es bislang noch keine systematischen Studien zu Circadin und RBD. Weitere Berichte liegen vor für Carbamazepin, Donepezil, L-Dopa, Imipramin und Clonidin.

Medikamente zur Behandlung einer RBD
- Clonazepam (0,25–2 mg)
- Unretardiertes Melatonin (3–12 mg)
- Retardiertes Melatonin (2–4 mg)
- Carbamazepin (200–800 mg)
- Imipramin (50–150 mg)
- Clonidin (0,15–1,2 mg)

Abgesehen von der medikamentösen Therapie sollte nach triggernden Bedingungen wie Stress gefragt werden. In welchem Ausmaß RBD-Patienten von verhaltenstherapeutischen Maßnahmen profitieren, ist unbekannt.

7.4.2 Isolierte Schlaflähmung

Die Betroffenen wachen auf und können sich nicht bewegen. Die Störung tritt bevorzugt in Rückenlage auf. Diese vorübergehende Lähmung betrifft die gesamt Skelettmuskulatur, nur Atmung und Augenbewegungen sind noch möglich. Gurgelnde Laute kommen vor. Sie sind auch eine Möglichkeit, sich verständlich zu machen, zum Beispiel dem Partner so zu signalisieren, dass man geweckt werden möchte. Durch Ansprechen oder Berühren kann die Schlaflähmung beendet werden. Die Schlaflähmung dauert in der Regel nur wenige Sekunden bis zu Minuten, kann aber sehr beängstigend sein. Schlaflähmungen können auch in der Einschlafphase auftreten. Ein Drittel der Patienten berichtet auch über Halluzinationen. Die Störung tritt in der Regel selten auf, sie kann in schwerer Form jedoch mehrmals in der Woche passieren.

▶ Die Schlaflähmung kann als Symptom einer Narkolepsie auftreten, als eigenes Krankheitsbild oder auch als einmaliges Ereignis.

Die isolierte Schlaflähmung ist eine Störung, die vor allem im jungen Erwachsenenalter vorkommen kann. Es sind aber auch spätere Manifestationsgipfel beschrieben, auch nach dem 60. Lebensjahr. Neben der akuten Form gibt es auch eine chronische Form, die jedoch sehr viel seltener ist.

Symptome einer isolierten Schlaflähmung
- Zeitlich begrenzte Unfähigkeit, sich zu bewegen
  - nach dem Einschlafen (hypnagoge Form)
  - nach dem Aufwachen (hypnopompe Form)
- Bewegungsunfähigkeit betrifft fast oder die ganze Skelettmuskulatur
- Augenbewegungen und Atmung sind noch möglich
- Dauer: einige Sekunden, selten Minuten
- Durch Berührung oder Ansprechen unterbrechbar

Als prädisponierende Faktoren gelten eine erhöhte Ängstlichkeit und psychischer Stress. Allerdings ist in jedem Alter eine Auslösung durch Schlafunterbrechung, zum Beispiel im Rahmen einer zirkadianen Störung, möglich. Anxiolytika erhöhen das Auftreten von Schlaflähmungen um das 5-Fache. Ebenso gibt es familiäre Häufungen.

Die Diagnose einer Schlaflähmung wird anamnestisch gestellt. Differenzialdiagnostisch sollten Narkolepsie, Panikattacken, Pavor nocturnus und Albtraumerwachen abgegrenzt werden. Eine andere sehr seltene mögliche Ursache ist die periodische dyskaliämische Lähmung. Hier ergeben sich meist anamnestisch schon Hinweise auf Lähmungen in anderen Situationen. Eine Bestimmung der Elektrolyte kann manchmal hilfreich für die Differenzialdiagnose sein. Dyskaliämische Lähmungen können auch sekundär ausgelöst werden, zum Beispiel durch Schilddrüsenüberfunktion oder Nebenschilddrüsenfunktionsstörungen.

Differenzialdiagnose der Schlaflähmung
- Narkolepsie
- Panikattacken

- Pavor nocturnus
- Albtraumerwachen
- Periodische dyskaliämische Lähmung

Für die Therapie liegen keine systematischen Studien vor. Es bietet sich an, zusammen mit dem Bettnachbarn Wecksignale zu vereinbaren. Dies können zum Beispiel die erwähnten Laute sein, die in diesem Zustand noch möglich sind. Medikamentös hat sich Imipramin (10–100 mg vor dem Schlafengehen) bewährt, es sollte aber nur bei rezidivierender Schlaflähmung zu Anwendung kommen.

7.4.3   Albträume

7.4.3.1 Symptomatik

Alben waren in der germanischen Mythologie Elfen, die für die schlechten Träume verantwortlich waren, der Name Nachtalb bezieht sich dementsprechend auf Fabelwesen, die nachts Druck auf die Brust ausüben. Nachtmahr und Albdruck sind gebräuchliche Synonyme für den Albtraum.

Man weiß von experimentellen Weckungen aus dem REM-Schlaf heraus, dass Traumberichte hier eher bizarr und furchterregend sind. Dementsprechend angstauslösend sind Albträume, welche im REM-Schlaf auftreten. Sie sind in der Regel mit spontanem Erwachen und rascher Orientierung verbunden. Die Patienten können sich gut an die Trauminhalte erinnern, das unterscheidet auch das Aufwachen aus dem REM-Schlaf vom Aufwachen aus dem Non-REM-Schlaf. Diese Art von Träumen tritt häufig in der zweiten Nachthälfte auf.

▶   Traumberichte aus dem REM-Schlaf werden emotional eher negativ erlebt und können oft gut erinnert werden.

Verbunden mit den Träumen können vegetative Symptome von Angst auftreten, zum Beispiel Tachypnoe, Herzrasen oder Schwitzen. Albträume können so bedrohlich sein, dass der Betroffene Angst vor dem Einschlafen entwickelt. Insbesondere Kinder brauchen in diesem Fall gedämpftes Licht oder die Nähe der Eltern zur Beruhigung. Viele Patienten entwickeln auch sekundäre Symptome wie Tagesmüdigkeit und empfinden den Schlaf nicht mehr als erholsam. Albträume können in jedem Alter auftreten, sind jedoch häufig bei Kindern in der ersten Lebensdekade zu beobachten. Klinisch relevante Albträume im Erwachsenenalter treten bei ca. 2–8 % der Erwachsenen auf.

Diagnostische Kriterien der Albträume nach ICD-10-GM
- Aufwachen aus dem Nachtschlaf oder dem Nachmittagsschlaf mit detaillierter und lebhafter Erinnerung an heftige Angstträume, die

meistens Bedrohungen des eigenen Lebens, der Sicherheit oder des Selbstwertgefühles beinhalten. Das Aufwachen kann zu jeder Zeit der Schlafperiode erfolgen, wenngleich die Albträume typischerweise in der zweiten Nachthälfte auftreten.

- Nach dem Aufwachen aus erschreckenden Träumen sind die Betroffenen rasch orientiert und wach.
- Das Traumerleben selbst und die Störung des Schlafes, die durch das Aufwachen zusammen mit den Episoden resultiert, verursachen bei den Betroffenen einen deutlichen Leidensdruck.
- Verursachende organische Faktoren fehlen, wie z. B. neurologische und andere somatische Krankheitsbilder, Störungen durch Einnahme psychotroper Substanzen oder eine Medikation.

7.4.3.2 Auslösende Faktoren

Es gibt idiopathische Formen von Albträumen und symptomatische. Man weiß grundsätzlich, dass das Auftreten von Albträumen mit psychischem Stress assoziiert ist. Ein sehr prägnantes Beispiel hierfür ist die posttraumatische Belastungsstörung, die nahezu immer mit Albträumen verbunden auftritt. Bei der posttraumatischen Belastungsstörung ist der Betroffene einem beängstigenden Ereignis entweder als Betroffener oder als Zuschauer ausgeliefert und kann sich emotional nicht mehr davon distanzieren. Er entwickelt innerhalb eines Jahres „flashbacks": psychische Erlebnisse, in denen die erschreckenden Bilder oder Gefühle unmittelbar auch ohne situativen Zusammenhang auftauchen, allerdings nach einem Hinweisreiz. Auch Albträume treten dann auf. Albträume sind des Weiteren bei Depressionen häufig, können aber auch eine Nebenwirkung von Medikamenten sein. Die Übersicht gibt einen Überblick über Substanzen, die Albträume verursachen können.

Medikamente, die Albträume verursachen können
- β-Blocker
- Cholinergika
- Cholinesterasehemmer
- Antidepressiva
- Nicht steroidale Antirheumatika
- Kalziumantagonisten
- Benzodiazepine
- Hypnotika
- Antibiotika
- Dopaminerge Substanzen

Außerdem sollte Alkoholentzug verhindert werden.

7.4.3.3 Therapie von Albträumen

Die Therapie von Albträumen hängt von der zugrunde liegenden Störung ab. Falls sich eine Angstsymptomatik auch am Tag zeigt, sollte eine Psychotherapie gemacht werden. Eine spezifische psychotherapeutische Methode ist das Imagery-rehearsal-Training. Hierbei handelt es sich um ein Umformulieren der Albtrauminhalte. Die Träume können aufgeschrieben oder gemalt werden. Gemeinsam mit dem Therapeuten wird ein positiver Ausgang erdacht und unter Entspannung eingeübt. Zur „imagery rehearsal therapy" gibt es Studien, die positive Effekte nachweisen konnten.

7.5 Enuresis

7.5.1 Symptomatik und Ursachen

Bei der Enuresis (nächtliches Bettnässen) handelt es sich um einen Harnabgang während des Schlafes nach dem 5. Lebensjahr. Die Häufigkeit beträgt definitionsgemäß 2-mal pro Monat bis zum Alter von 7 Jahren und 1-mal pro Monat bei älteren Kindern bzw. Erwachsenen, die Mindestdauer ist 3 Monate. Es lassen sich 4 Formen unterscheiden. Eltern berichten häufig von einer erschwerten Erweckbarkeit der Kinder. Enuresis tritt in allen Schlafphasen auf, vor allem im ersten Nachtdrittel. Es sind keine EEG-Auffälligkeiten im Zusammenhang mit dem Bettnässen beschrieben worden.

> **Formen der Enuresis**
> - Nicht monosymptomatische Enuresis nocturna (nonMEN)
> - Monosymptomatische Enuresis nocturna (MEN)
> - Primär (längste trockene Periode <6 Monate)
> - Sekundär (längste trockene Periode >6 Monate)

Jungen sind häufiger betroffen, man nimmt Prävalenzen von 15 % bei den bis 5-Jährigen und 5–7 % bei 10-Jährigen an. Die Spontanheilungsrate beträgt ungefähr 15 %. Als auslösende Faktoren gelten Stress und belastende Ereignisse (z. B. Geburt eines Geschwisterchens). Enuresis kann auch auf Missbrauchserfahrung hinweisen. Bei der MEN-Form gibt es eine genetische Komponente. Eine genetische Prädisposition wurde dem genetischen Polymorphismus im Aquaporin-4 Gen zugeordnet, ohne dass dieser Polymorphismus jedoch diagnostische oder therapeutische Relevanz bekommen hat.

Mögliche Ursachen der Enuresis
- Epilepsie
- Neurologische Inkontinenz
- Strukturelle Veränderungen des Harntrakts
- Störungen der Volumenregulation der Blase
- Stress

7.5.2 Diagnostik

Bei der Differenzialdiagnostik steht die körperliche Abklärung an erster Stelle. Zunächst sollte ein 24-h-Miktionsprotokoll geführt werden. Über die Anamnese und die körperliche Untersuchung hinaus sollten der Urinstatus und eine Ultraschalluntersuchung der Nieren, der Blase und der ableitenden Harnwege gemacht werden. Zielparameter sind hier strukturelle Fehlbildungen und die Bestimmung der Blasenwanddicke.

▶ Die Enuresis sollte urologisch abgeklärt werden.

7.5.3 Therapie der Enuresis

Vor der Therapie sollte eine eingehende Beratung stattfinden, dies vor allem bezüglich der möglichen Ursachen. Es gibt grundsätzlich die medikamentöse und eine verhaltenstherapeutische Therapie. Hier hat sich die apparative Verhaltenstherapie durchgesetzt. Die Patienten schlafen auf einer „Klingelmatratze", welche den Betroffenen durch einen Klingelton weckt, sobald Feuchtigkeit gemessen wird. Medikamentös ist Desmopressin (0,2–0,4 mg am Abend) die Therapie der Wahl. Es wird mit einer Dosistitration über 4 Wochen aufdosiert, bis eine nächtliche Trockenheit erreicht ist. Diese Dosis sollte weitere 4–8 Monate gegeben werden und kann nach spätestens 12 Monaten wieder abgesetzt werden. Der Einsatz von Imipramin sollte wegen der kardiologischen Nebenwirkungen nur unter kardiologischer Kontrolle erfolgen.

7.6 Weitere Parasomnien

7.6.1 Schlafbezogene Essstörung

Bei dieser Schlafstörung kommt es zu nächtlichem Essen und Trinken aus dem Schlaf heraus. Es kann bei vollem Bewusstsein passieren oder auch während des Schlafens. Wenn die Betroffenen noch schlafen, sind sie schwer erweckbar und haben allenfalls partielle Erinnerungen. In der Regel werden genießbare Dinge zu sich genommen, häufig kohlenhydratreiche. Es kann aber auch vorkommen, dass ungenießbare Dinge wie Tiefgefrorenes oder Tierfutter verspeist werden. Hier besteht dann auch eine Gefährdung für den Betroffenen. In Folge der Störung kann es zu einer ungewollten Gewichtszunahme oder auch zu Verdauungsstörungen kommen. Die Störung betrifft eher Frauen. Die Prävalenz beträgt ca. 1,6 %. Die schlafbezogene Essstörung tritt häufig in Zusammenhang mit einer psychiatrischen Essstörung auf.

Fallbeispiel

Frau J. berichtet von nächtlichem Essen. Sie kann es nicht unterdrücken und hat deswegen schon zugenommen. Sie geht nachts zum Kühlschrank und isst alles Mögliche, vorwiegend Süßes.

Wichtig ist hier die differenzialdiagnostische Abklärung hinsichtlich eines Diabetes oder einer Hypoglykämie, auch ein Kleine-Levin-Syndrom (Abschn. 5.3.1) sollte ausgeschlossen werden. Eine schlafbezogene Essstörung sollte am ehesten verhaltenstherapeutisch behandelt werden.

7.6.2 Exploding-head-Syndrom

Dieses singuläre Symptom tritt beim Einschlafen oder beim Erwachen auf. Die Betroffenen berichten von einem lauten Geräusch mit einem Explosionsgefühl im Kopf. Es kann in jedem Alter auftreten, wobei Frauen häufiger betroffen zu sein scheinen. Therapeutische Empfehlungen gibt es nicht.

Fallbeispiel

Herr X ist 64 Jahre alt und berichtet, dass er innerhalb von 6 Monaten 2-mal akut aus dem Schlaf hochgeschreckt ist, weil er einen unglaublich lauten für ihn bis dahin völlig ungewohnten Knall geweckt wurde. Dabei hatte er beide Male das Gefühl, der Kopf wäre explodiert. Jeweils in den ersten Tagen nach den Ereignissen hat er beim Einschlafen die Befürchtung, der Knall könne sich wieder ereignen.

7.6.3 Schlafbezogene Halluzinationen

Schlafbezogene Halluzinationen treten überwiegend beim Einschlafen oder beim Aufwachen auf. Sie sind in der Regel visuell und können zusammen mit einer Schlaflähmung auftreten. Auch finden sie sich häufig bei Patienten mit Narkolepsie. Das isolierte Auftreten ist nicht pathologisch. Gehäuft findet sich ein Zusammenhang mit gutartigen Einschlafmyoklonien. Betroffene berichten dann die Trugwahrnehmung, in ein Loch oder einen Abgrund zu stürzen. Die hypnagoge Form hat eine Prävalenz von 25–37 % und die hypnopompe Form von 7–13 %. Auch wenn die Störung an sich harmlos ist, sollten bestimmte Komorbiditäten ausgeschlossen werden. Auslöser können Schlafentzug und Alkoholentzug sein, bei jüngeren Menschen tritt die Störung öfters auf.

Differenzialdiagnostik schlafbezogener Halluzinationen
- Mesenzephale Schädigungen
- Narkolepsie
- Lewy-Body-Demenz
- Parkinson-Krankheit
- Charles-Bonnet-Syndrom
- Schizophrenie
- Fokale Epilepsien

Es gibt hier noch keine therapeutischen Leitlinien. Es sollte auf eine gute Schlafhygiene geachtet werden. Eventuell kann mit heruntergedimmtem Licht geschlafen werden. Positive Fallberichte gibt es für Benzodiazepine (Temazepam und Clonazepam) sowie für trizyklische Antidepressiva. Diese sind nur sehr selten notwendig, da es häufig ausreicht, Betroffene über die Gutartigkeit der Schlafstörung aufzuklären.

Verhaltenstherapeutische Methoden in der Schlafmedizin

8

Tatjana Crönlein

Die Schlafmedizin verfügt neben pharmakologischen und operativen Methoden vor allem über einen gut validierten psychotherapeutischen Methodenbereich. Dieser spielt insbesondere bei Insomnien eine Rolle. Unter den psychotherapeutischen Methoden hat sich die Verhaltenstherapie als effektive und nachhaltig wirksame Methode erwiesen und wird laut Leitlinie als Therapie der ersten Wahl empfohlen. Insbesondere bei chronischen Insomnien sollte also an eine insomniespezifische Verhaltenstherapie gedacht werden. Grundsätzlich geht es bei der Verhaltenstherapie um die Veränderung dysfunktionaler Denkmuster und Verhaltensweisen, deswegen auch die Bezeichnung „Kognitive Verhaltenstherapie" (KVT). Im Gegensatz zu anderen psychotherapeutischen Verfahren geht es hier nicht um die Bearbeitung unbewusster Konflikte oder die Bearbeitung von Krisen in der Vergangenheit, sondern um die bewusste Veränderung des aktuellen Umgangs mit dem Schlaf. Die Verhaltenstherapie kann auch adjuvant zu einer pharmakologischen Behandlung angewandt werden. Sie wird in der Regel von Psychotherapeuten und in schlafmedizinischen Zentren angeboten.

8.1 Was ist Verhaltenstherapie?

Die Verhaltenstherapie ist eine Form der Psychotherapie, welche auf lerntheoretischen Axiomen aufbaut. In der Lerntheorie wird Verhalten, wozu auch das Denken gehört, als weitgehend erworben angesehen. Während die Indikationsbereiche der Verhaltenstherapie sich zunächst auf Störungen beschränkten, welche sich gut in ein Belohnungs- und Bestrafungsschema fügten (z. B. Sucht oder Phobien), hat die Verhaltenstherapie seit ihrer kognitiven Wende fast alle Krankheitsbilder der Psychiatrie erschlossen.

> In der Verhaltenstherapie lernt der Patient, unerwünschtes Verhalten abzubauen und erwünschtes Verhalten aufzubauen.

Bei den Insomnien nehmen verhaltenstherapeutische Methoden die größte Stellung unter den nicht medikamentösen therapeutischen Verfahren ein. Der Patient sollte hier die Dysfunktionalität bestimmter schlafbezogener Verhaltensweisen einsehen und ändern. Die Verhaltenstherapie sieht insomnische Beschwerden demnach als erlerntes Verhalten an, das rückgängig gemacht werden kann. Schlafen ist also bis zu einem gewissen Grad erlernbar.

▶ Die Verhaltenstherapie geht davon aus, dass das störungsspezifische Verhalten erworben wurde und wieder rückgängig gemacht werden kann.

Die Verhaltenstherapie ist für die meisten Störungsbilder gut evaluiert, dies gilt insbesondere für die Insomnie. Hier belegen zahlreiche Metaanalysen die Effektivität der Kognitiven Verhaltenstherapie für Insomnie (KVT-I), die sich vor allem auf die Langzeitwirkung bezieht. Es gibt Studien, die auch Jahre nach Beendigung der Therapie einer Insomnie noch positive Effekte zeigen. Im Vergleich zur medikamentösen Therapie bewirkt die Verhaltenstherapie bei der Insomnie vergleichbar gute Effekte.

8.1.1 Pro und Kontra einer Verhaltenstherapie bei Schlafstörungen

Die Verhaltenstherapie ist vor allem bei Patienten indiziert, die keine Schlafmittel einnehmen wollen beziehungsweise austherapiert sind. Man weiß, dass Insomniepatienten einen eher achtsamen Umgang mit der eigenen Gesundheit pflegen. Schlafmittel werden also oft als bedrohlich für den Körper angesehen. Hier liegt auch der Grund für die eher zurückhaltende Einnahme und die Tendenz zur geringstmöglichen Dosierung. Ein wesentlicher Vorteil der Verhaltenstherapie ist, dass sie nebenwirkungsarm ist. Sie hat nicht die Nachteile einer medikamentösen Therapie, wie zum Beispiel Gewöhnung, Abhängigkeitsgefahr oder Absetzeffekte. Daher eignet sie sich insbesondere für die Insomnie als Alternative oder adjuvant. Viele Insomniepatienten wissen jedoch nicht, dass es neben Hypnotika auch eine sehr wirksame verhaltenstherapeutische Behandlung gibt. Für Hinweise dieser Art sind sie in der Regel sehr dankbar.

Verhaltenstherapie bei Schlafstörungen
Pro

- Therapieform für Patienten, die keine Schlafmittel einnehmen wollen
- Nachhaltiger Effekt
- Patient nimmt in der Therapie eine aktive Rolle ein
- Rückfallprophylaxe
- Kaum Nebenwirkungen
- Keine Habituation
- Bearbeitung psychosozialer Problemfelder

Kontra

- Geringe Verfügbarkeit schlafspezialisierter Verhaltenstherapeuten
- Patienten können sich überfordert fühlen
- Therapie ist zeitintensiv
- Verzögertes Einsetzen des Therapieerfolgs
- Insomniespezifische Therapie kann kurzfristig eine erhöhte Müdigkeit produzieren

Ein weiterer Vorteil ist die aktive Rolle, die der Patient bei der Behandlung einnimmt. Im Gegensatz zum „Konsum" von Medikamenten hat die aktive Gestaltung des Behandlungsprozesses schon einen therapeutischen Effekt. Der Patient lernt die aufrechterhaltenden Bedingungen für seine Störung kennen und kann daher auch daran arbeiten, diese abzubauen. Durch die Verhaltenstherapie lernt er also zugleich präventive Maßnahmen kennen.

Ein weiterer wichtiger Punkt ist die ganzheitliche Behandlung des Patienten. Auch wenn die Insomnie ein klares Erklärungsmodell bietet, findet sich immer eine individuelle Ausformung mit einer persönlichen Problemkonstellation. Bei keinem Insomniepatienten können die Schlafstörung, die Anspannung und das Grübeln isoliert von seiner Alltagssituation, seinen Ängsten und anderen Gefühlen gesehen werden, auch wenn die Patienten diese im Anamnesegespräch nicht verbalisieren. Die Verhaltenstherapie bietet also den Vorteil, aktuell relevante biographische Probleme und die aktuelle soziale Situation des Patienten mit in den Behandlungsfokus zu nehmen.

Fallbeispiel

Frau L. leidet unter einer Insomnie. Sie braucht Stunden zum Einschlafen und ist tagsüber müde, unkonzentriert und hat Angst, immer mehr Fehler zu machen. Private Probleme werden verneint. Auf Nachfragen gibt sie doch ein latentes Problem mit ihrer Chefin zu. Diese ist etwas jünger als die Patientin und bürdet ihr immer mehr neue Aufgaben auf. Die Patientin hat vor allem Angst vor den neuen Computerprogrammen, die demnächst installiert werden. Sie ist der Meinung, dass ihre Schlafstörungen im Wesentlichen mit ihren Konzentrationsstörungen und ihrer Unfähigkeit zu tun haben, sich in die neuen Aufgaben einzuarbeiten. In der Verhaltenstherapie werden vor allem das schwierige Verhältnis zur Chefin und die Versagensängste bearbeitet.

Der Nachteil der Verhaltenstherapie ist das verzögerte Einsetzen der ersten Therapieerfolge. Während ein Hypnotikum sofort wirkt, muss in der Verhaltenstherapie die Verbesserung des Schlafes erst „erarbeitet" werden. Erst wenn der Patient bestimmte Verhaltensweisen geändert hat, kann sich der Schlaf verbessern. Die Dauer bis zum Einsetzen der ersten Therapieerfolge hängt von der Art der Störung ab. Insomniepatienten mit einer schlechten Schlafhygiene (z. B. lange

Bettzeiten) erleben unter Umständen schon nach ein paar Tagen, dass sie schneller einschlafen.

Bedenkenswert ist außerdem, dass mit der Durchführung einer Bettzeitenrestriktion bei der insomniespezifischen Therapie in den ersten Wochen eine erhebliche Müdigkeit entstehen kann. Die Patienten müssen die Bettzeiten verkürzen, trotz des schlechten Schlafes, den sie zeigen. Das bedeutet, dass sie in den ersten Tagen dieser Verkürzung noch weniger Schlaf und vor allem Ruhe erhalten. Patienten sollten auf diese unerwünschten Nebenwirkungen hingewiesen werden und in dieser Zeit unter Umständen gefährdende Tätigkeiten (z. B. lange Autofahrten) unterlassen bzw. krankgeschrieben werden.

8.1.2 Voraussetzungen beim Patienten

Die Indikation für eine Verhaltenstherapie bei einer Schlafstörung hängt von verschiedenen Faktoren ab. An erster Stelle ist der Faktor Motivation zu nennen. Viele Patienten wissen nicht, was eine Verhaltenstherapie ist, und haben unter Umständen veraltete Vorstellungen von einer Psychotherapie. Sie meinen dann, dass sie ihre Seele sozusagen „bloßlegen" müssen und dass die Therapie über Jahre dauert. Die Verhaltenstherapie für Insomnien zielt jedoch auf die Bearbeitung des Umgangs mit dem aktuellen Schlaf ab, wozu keine biographische Arbeit notwendig ist.

Eine weitere Voraussetzung sind Möglichkeiten des Patienten, vereinbarte Maßnahmen umzusetzen. Das bedeutet, er sollte über ein gewisses Maß an Handlungsfreiraum verfügen. Er muss fähig sein, seine Bettzeiten zu verändern und regelmäßig zu einer bestimmten Uhrzeit aufzustehen. Damit ist die Verhaltenstherapie unter Umständen bei pflegebedürftigen Patienten oder Patienten, die durch andere Aufgaben eingebunden sind, erschwert. Insbesondere für die letztgenannte Personengruppe wurde eine stationäre Gruppentherapieform entwickelt, bei der die Patienten aus ihren alltäglichen Aufgaben herausgenommen werden.

Schließlich sollte der Patient über eine gewisse Introspektionsfähigkeit verfügen. Damit ist gemeint, dass seine kognitiven Fähigkeiten eine Reflexion der Zusammenhänge zwischen dem eigenen Verhalten und der Störung zulassen. Dies trifft beispielsweise bei Demenzkranken oder Patienten mit schwerer psychiatrischer Erkrankung nicht zu. Eine letzte und sehr einfache Voraussetzung sind ausreichende Sprachkenntnisse.

Die Einnahme von Hypnotika ist keine Kontraindikation, im Gegenteil, Studien zeigen, dass Patienten selbstständig ihre Medikamente reduzieren, wenn sie sehen, dass sie effektive alternative Behandlungsmethoden lernen.

Voraussetzungen für eine Verhaltenstherapie
- Bereitschaft, Zeit zu investieren (in der Regel 8–20 Therapiestunden)
- Introspektionsfähigkeit
- Freiräume, um die therapeutischen Inhalte umzusetzen, zum Beispiel die Veränderung der Bettzeiten

Verhaltenstherapeutische Methoden sind aufwendig und verlangen von dem Patienten vor allem Zeit. Viele Patienten wollen tatsächlich keine verhaltenstherapeutische Behandlung, sie wollen einfach eine schnelle therapeutische Hilfe, in diesem Fall sind Hypnotika die bessere Alternative.

8.1.3   Indikationsbereiche

Die Indikation zur Verhaltenstherapie ist grundsätzlich bei Schlafstörungen gegeben, bei denen über die Veränderung des Verhaltens und Denkens eine Besserung zu erwarten ist. Dies trifft sowohl auf die Insomnie als auch auf andere Schlafstörungen mit vermehrt psychischen Symptomen zu. Bei schlafbezogenen Atmungsstörungen oder dem Restless-legs-Syndrom hingegen ist keine Verhaltenstherapie indiziert.

> Eine Verhaltenstherapie ist bei denjenigen Schlafstörungen indiziert, bei denen die Änderung des Verhaltens zu einer Besserung der Störung führen kann.

Indikationen für die Verhaltenstherapie
- Akute Insomnie
- Chronische Insomnie
- Komorbide Insomnie bei:
    - Tinnitus
    - Schmerzstörungen
    - Depressionen
    - Angststörungen
    - behandelter Schlafapnoe
    - behandeltem Restless-legs-Syndrom
- Schlafwandeln
- Bettnässen
- Albträume

Die Verhaltenstherapie ist, wie oben erwähnt, für die Insomnien besonders gut untersucht. Bei chronischen Insomnien ist sie sogar die Therapie der ersten Wahl, da der Patient von weiteren hypnotischen Substanzen nicht mehr profitiert. Es liegen auch Studien für komorbide Insomnien vor. Dies trifft vor allem auf Insomnie bei Schmerz, Tinnitus und Depression zu. Es ist davon auszugehen, dass die Insomnie als komorbide Störung eine aggravierende Rolle spielt und eine Insomniebehandlung auch den Schweregrad der komorbiden Störung bessert. Insbesondere bei psychischen Komorbiditäten ist davon auszugehen, dass eine erfolgreiche Insomniebehandlung einen positiven generalisierenden Effekt hat. Wenn beispielsweise der Patient seinen Schlaf verbessert, gelingt ihm auch ein besserer Umgang mit Schmerz.

8.1.4   Wie finde ich den passenden Verhaltenstherapeuten?

Neben den Psychotherapeutenkammern können auch Schlaflabore mit Spezialisierung Neurologie/Psychiatrie angefragt werden. Hier werden Patienten in der Regel weitervermittelt. Schließlich gibt es die Homepage der DGSM (Deutschen Gesellschaft für Schlafforschung und Schlafmedizin), wo sich der Patient weiter informieren kann (www.dgsm.de).

Verhaltenstherapeuten bei Schlafstörungen
Anlaufstellen für die Vermittlung eines Therapeuten sind:

- Psychotherapeutenkammer
- Schlaflabore mit psychiatrischer Ausrichtung
- Deutsche Gesellschaft für Schlafforschung und Schlafmedizin

8.2   Verhaltenstherapie bei Insomnie

Die Kognitive Verhaltenstherapie der Insomnie ist vor allem bei chronischen Verläufen die Therapie der ersten Wahl laut Leitlinie. Sie wird in der Regel im Gruppensetting vermittelt mit einer mittleren Stundenanzahl von 8 h. In dieser Zeit lernen die Patienten Methoden, ihren Schlaf eigenständig und ohne pharmazeutische Hilfe zu verbessern, und können sie unter therapeutischer Supervision umsetzen. Die KVT-I kann in leichten Fällen auch als Selbsthilfeprogramm auf der Basis von Ratgebern oder als internetbasierte Version durchgeführt werden. Für schwere, das heißt chronifizierte, Formen der Insomnie, die sich durch ambulante Methoden nicht mehr verbessern lassen, wurde eine stationäre Form entwickelt.

Die KVT-I besteht im Wesentlichen aus verhaltenstherapeutischen und chronobiologischen Methoden.

Methoden der Kognitiven Verhaltenstherapie der Insomnie
- Psychoedukation
- Bettzeitenrestriktion
- Stimuluskontrolle
- Entspannungsverfahren

Auch wenn sich im ärztlichen Bereich wenig Zeit für die Vermittlung verhaltenstherapeutischer Behandlungsmethoden ergibt, ist es für den Arzt hilfreich, die Wirkmechanismen der verhaltenstherapeutischen Methoden bei Schlafstörungen zu kennen. Die Vermittlung der einzelnen Methoden selber ist in der Regel sehr zeitintensiv und sollte von einem Verhaltenstherapeuten durchgeführt werden. Die Patienten sind meist sehr interessiert und wollen alles „genau" wissen. Oft ergeben sich auch Fragen, da sie einiges unter Umständen schon vorher gehört haben und das bisher Gehörte abgleichen wollen, zum Beispiel die Vorgabe, immer die gleichen Bettzeiten einhalten zu müssen. Es ist daher ratsam, die einzelnen Methoden nur anzusprechen, wenn genügend Zeit vorhanden ist.

8.2.1 Psychoedukation

Psychoedukation beinhaltet eine Aufklärung des Patienten über die aufrechterhaltenden Mechanismen und die therapeutischen Möglichkeiten bei dem betreffenden Krankheitsbild.

> ▶ Die Psychoedukation klärt den Schlafgestörten über dysfunktionale Annahmen und irrationale Ängste auf, welche die Schlafstörung aufrechterhalten.

Die Psychoedukation kann durch störungsspezifische Ratgeber bzw. andere Literatur unterstützt werden.

Psychoedukative Inhalte bei Insomnie
- Aufklärung über Schlaf und Insomnie
- Aufklärung über schlaffördernde Maßnahmen – unnötige Sorgen und Ängste der Insomnie verschlechtern den akuten Schlaf
- Korrektur dysfunktionaler Denkmuster, zum Beispiel „zu wenig Schlaf macht krank"

Die Psychoedukation bei der Insomnie besteht aus der Vermittlung schlafhygienischer Maßnahmen und den psychoedukativen Elementen: Aufklärung über Schlaf und Insomnie, Aufklärung über schlaffördernde Maßnahmen und Korrektur dysfunktionaler Denkmuster. Die Psychoedukation soll insbesondere bei der Insomnie den Patienten vor allem entlasten und falsche Ängste abbauen.

Die Insomnie wird durch eine Reihe falscher Annahmen mit aufrechterhalten. Diese führen zu schlafinkompatiblem Verhalten, was wiederum den Schlaf verschlechtert. Ein Beispiel ist die Annahme, dass man durch zu wenig Schlaf krank wird. Auch wenn es Hinweise auf einen Zusammenhang zwischen Schlafstörungen und einer erhöhten Rate an verschiedenen Erkrankungen gibt, ist daraus nicht zu folgern, dass der geringe Schlaf bei Insomniepatienten zu manifesten Erkrankungen führt. Fakt ist jedoch, dass die Sorge darum das Einschlafen verschlechtern kann. Bei der Psychoedukation sollte der Patient eher beruhigt als nervöser gemacht werden.

Die Psychoedukation bei der Insomnie umfasst mehrere Sitzungen. Der Patient wird über die Mechanismen der Schlaf-Wach-Regulation und über das

Krankheitsbild der Insomnie aufgeklärt. Er wird vor allem bezüglich seiner Erwartungen und Befürchtungen wegen des Schlafes und der Insomnie exploriert und therapiert. Die Psychoedukation ist wesentlicher Bestandteil der insomnie-spezifischen Verhaltenstherapie und Grundlage der anderen Module, wie zum Beispiel Bettzeitenrestriktion oder Stimuluskontrolle. Es gibt jedoch auch Fälle, in denen psychoedukative Sitzungen alleine eine Insomnie schon bessern, nämlich dann, wenn die schlafbezogenen Ängste massiv das Allgemeinempfinden beeinträchtigen.

Fallbeispiel

Herr Z. ist sehr beunruhigt wegen seiner Insomnie, er hat das Gefühl, dass er immer weiter abbaut, und befürchtet, wegen der Schlafstörungen eine Demenz zu bekommen. Seit der Pensionierung ist dies seine größte Sorge. Er beobachtet sich immer stärker und wird immer nervöser. Er kann nur noch mit Schlafmitteln schlafen. Die Aufklärung darüber, dass auch eine chronische Insomnie nicht zum Auftreten einer Demenz führt, erleichtert ihn ungemein.

8.2.2 Schlafhygiene

Die Schlafhygiene ist kein fest umgrenzter und definierter Begriff. Leider wird er häufig sehr unterschiedlich gehandhabt und oft ohne wissenschaftliche Grundlage. Insbesondere in den Medien kursieren alle möglichen (und unmöglichen) schlafhygienischen „Tipps" bei Insomnie. Ein typisches Beispiel ist das späte Essen, welches angeblich zu Schlafstörungen führen soll. Hierfür gibt es keine wissenschaftlichen Belege, im Gegenteil beweisen ganze Kulturen (z. B. im Mittelmeerraum), dass spätes Essen sehr wohl mit gutem Schlaf vereinbar ist. Ein anderes Beispiel für falsch verstandene Schlafhygiene ist die Vorgabe, keine Computer oder andere elektronischen Dinge in der Nähe des Bettes zu haben. Eine dramatische Fehlinformation ist jedoch die Vorgabe, immer zur gleichen Zeit ins Bett zu gehen und aufzustehen. Viele Patienten halten sich an dieses Bettzeitenkorsett auch dann noch, wenn es denn Schlaf nicht verbessert. Dafür kann sich die strikte Einhaltung der Regel erheblich auf die Gestaltung der Freizeit auswirken. Die Anzahl unseriöser sogenannter schlafhygienischer Regeln ist groß und trägt erheblich zu einer Verunsicherung Schlafgestörter bei.

Falsche schlafhygienische Regeln
- Immer zur gleichen Zeit ins Bett gehen
- Keinen Computer im Schlafzimmer haben
- Kein spätes Essen
- Kein Sport am Abend

Ursprünglich ist die Schlafhygiene ein Regelkatalog, der das Auftreten von Schlafstörungen verhindern kann oder bei leichten Schlafstörungen wirksam ist. Diese Maßnahmen sind vor allem adjuvant zur pharmakologischen Behandlung sinnvoll.

▶ Die Schlafhygiene ersetzt keine insomniespezifische Verhaltenstherapie.

Dennoch bilden schlafhygienische Regeln eine Art Grundregelkatalog für gesunden und natürlichen Schlaf. Diese wenigen Vorgaben machen keinen Insomniepatienten gesund, können aber unter Umständen eine Verschlechterung der Schlafqualität verhindern und die Zeit bis zu einer richtigen Verhaltenstherapie gut überbrücken.

Schlafhygienische Maßnahmen
- Achten Sie darauf, ausreichend müde zu sein, wenn Sie sich zum Schlafen hinlegen. Gehen Sie nicht ins Bett, weil „es Zeit dafür ist".
- Vermeiden Sie Stress im Vorfeld der Bettzeit.
- Schauen Sie nachts nicht auf die Uhr.
- Bleiben sie nicht unnötig lange wach im Bett liegen.
- Versuchen Sie, den Tag aktiv zu gestalten.

8.2.3 Weniger Zeit im Bett: Bettzeitrestriktion

Die Bettzeitrestriktion wurde von Spielman entwickelt und verbindet chronobiologische und lerntheoretische Elemente. Bei der Bettzeitrestriktion lernt der Patient, durch die Veränderung seines alltäglichen Verhaltens die Schlafqualität zu verbessern. Er wird so zu seinem eigenen Schlaftherapeuten. Spielman war einer der Pioniere der Verhaltenstherapie bei Insomnien. Ihm fiel damals das Missverhältnis zwischen der im Bett verbrachten Zeit und der Schlafzeit auf. Viele Insomniepatienten machen bezüglich ihrer Schlafzeiten den entscheidenden Fehler, dass sie die Bettzeit zu lange gestalten.

Fallbeispiel

Dr. H. fragt seine Patientin nach dem Schlafverhalten: Sie berichtet, kaum eine Nacht richtig zu schlafen und subjektiv auf höchstens 3–4 h Schlaf zu kommen. Sie gehe um ca. 22.30 Uhr ins Bett und stehe während der Woche um ca. 6.30 Uhr auf. Sie könne gar nicht sagen, wie lange sie zum Einschlafen brauche, es komme ihr wie Stunden vor. Sie wache dann häufig gegen 3.00 Uhr auf und würde dann eigentlich nur noch dösen. Auf die Frage, warum sie nicht später ins Bett gehe, da sie ja ohnehin nicht einschlafen könne, erwidert sie, dass sie dann ja noch weniger Schlaf bekäme.

Das Fallbeispiel ist relativ typisch für dysfunktionales Schlafverhalten und -denken bei Insomniepatienten. Das Verhalten ist aus verhaltenstherapeutischer Sicht dysfunktional, weil es die Schlafstörung aufrechterhält: Wenn die Patientin nach eigenen Angaben lediglich 3 h im Schnitt schläft, jedoch 8 h im Bett verbringt, ergibt sich rein rechnerisch eine Differenz von 5 h, also eine erhebliche Differenz zwischen der im Bett verbrachten Zeit und der erreichten Schlafzeit. Stundenlanges Wachsein im Bett kann also alleine durch die gewählte Bettzeit von 22.30 Uhr bis 6.30 Uhr mehr oder weniger vorprogrammiert sein.

Spielman nahm sich genau dieser Differenz an, indem er seine Patienten nach den Bettzeiten und den Schlafzeiten fragte. Er ordnete daraufhin eine Anpassung der Bettzeiten an die geschätzten Schlafzeiten an. Die Patienten durften dann nur noch 4 oder 5 h im Bett verbringen. Dies führte rasch zu einer Verbesserung des Schlafes. Die Patienten schafften es, die Bettzeiten mit Schlaf auszufüllen, und zeigten eine gute Schlafeffizienz (Verhältnis von Schlaf- zu Bettzeit). Sobald die Patienten subjektiv gut durchschlafen konnten, durften sie langsam die Bettzeiten verlängern, bis sie nicht mehr müde waren.

Diese orthodoxe Methode der Bettzeitrestriktion wird teilweise noch propagiert, ist aber aufgrund der erheblichen Müdigkeit, die durch die kurzen Bettzeiten entsteht, nicht ungefährlich. Für den ambulanten Bereich sollte eine Mindestbettzeit von 6 h nicht unterschritten werden. Selbst bei dieser Stundenzahl kann nach einigen Tagen eine starke Tagesmüdigkeit als Nebenwirkung auftreten.

In der insomniespezifischen Verhaltenstherapie ist die vorübergehende Restriktion der Bettzeiten ein zentrales Modul. Es wird mit Elementen der Stimuluskontrolle kombiniert. Die Stimuluskontrolle ist eine klassische Methode der Verhaltenstherapie, Reiz-Reaktions-Muster zu verändern. Der Patient wird dazu angehalten, nur noch im Bett zu schlafen und nicht mehr außerhalb. So kann eine positive Konditionierung des Bettes wieder erreicht werden und zusätzlich Schlafdruck aufgebaut werden.

Empfehlungen zur Durchführung einer Bettzeitenrestriktion
Der Patient sollte

- die Liegezeiten im Bett zwei Wochen lang auf 6 h begrenzen,
- immer zur selben Zeit aufstehen,
- kann auch bei fehlender Müdigkeit später ins Bett gehen,
- sollte nicht außerhalb des Bettes schlafen.

8.2.4 Verhaltenstherapeutische Empfehlungen des Arztes

Was kann der Arzt dem Patienten mit einer Insomnie empfehlen?

Auch der Arzt ist psychoedukativ wirksam, indem er dem Patienten mit einer Insomnie vor allem eine positive Perspektive vermittelt, denn Insomnien sind in der Regel gut behandelbar, auch wenn es dem Patienten zunächst nicht so erscheint.

> **Psychoedukation durch den Arzt**
> - Die Insomnie ist grundsätzlich gut therapierbar.
> - Es gibt grundsätzlich eine medikamentöse und eine verhaltenstherapeutische Möglichkeit der Behandlung.
> - Bei der Verhaltenstherapie für Insomnie geht es im Wesentlichen um die Veränderung schlafverhindernder Verhaltensweisen und Denkmuster.
> - Medikamente sind in Ausnahmefällen auch eine Dauerlösung bei der Insomnie.

Der Patient sollte grundsätzlich darüber aufgeklärt werden, dass eine Insomnie in der Regel gut zu therapieren ist und dass neben medikamentösen Methoden auch der Patient selbst durch die Änderung bestimmter Verhaltensmuster dazu beitragen kann. Der Arzt kann dann dem Patienten die schlaffördernden Maßnahmen empfehlen und ihn anregen, die Verhaltensmaßnahmen an sich auszuprobieren. Falls sich der Schlaf dadurch nicht verbessert, kann eine weiterführende insomniespezifische Verhaltenstherapie empfohlen werden.

Patienten sollten darüber aufgeklärt werden, dass klassische Hypnotika zwar sehr wirksam sind, jedoch keine Dauerlösung darstellen. Falls es der Patient wünscht, stehen auch alternative Wirkstoffe zur Verfügung (Kap. 9). Im Fall einer therapieresistenten Insomnie sollte eine Abklärung in einem Schlaflabor erfolgen.

Des Weiteren können ärztlicherseits durchaus schlafhygienische Maßnahmen vermittelt werden. Hierzu kann der obige Maßnahmenkatalog besprochen oder eine Kopie mitgegeben werden (weitere Materialien zu schlafhygienischen Maßnahmen im Anhang). Grundsätzlich sollte der Patient dazu angehalten werden, so wenig Zeit wie möglich im Bett zu verbringen und, wenn möglich, Tagschlaf zu vermeiden.

8.3 Verhaltenstherapie bei Albträumen

Bei der Entstehung von Albträumen spielt Stress eine große Rolle. Die Verhaltenstherapie unterscheidet zwischen der Behandlung von Albträumen bei Kindern und Erwachsenen. Bei Kindern ist es oft hilfreich, in ihrem Umfeld nach Stressoren zu forschen. Leistungsdruck in der Schule oder in der Familie kann für Stress und Albträume verantwortlich sein.

Bei Erwachsenen sollte der Zusammenhang zwischen möglichen Stressoren und den Albträumen geklärt werden, sie sollten dafür sensibilisiert und zur Verbalisierung eigener Ängste (evtl. in einer psychologischen Beratung) ermuntert werden.

Fallbeispiel

Herr G. hat furchtbare Albträume. Er arbeitet auf der Baustelle und hatte dort zu Beginn viel Stress. Bei näherer Exploration stellt sich eine chronische Mobbingsituation heraus. Herr G. konnte sich nicht wehren und war den Angriffen der Kollegen mehr oder weniger ausgeliefert. Es wird eine Psychotherapie empfohlen.

Als verhaltenstherapeutische Methode bei Albträumen hat sich das Imagery-rehearsal-Training etabliert. Es handelt sich hier um eine inhaltliche Umstrukturierung des Traums. Der Betroffene berichtet von einem Traum, der besonders häufig auftritt und ihn belastet. Der Traum wird dann mit dem Therapeuten positiv umgeschrieben. Das bedeutet, dass die beängstigenden Teile durch andere Inhalte ersetzt werden. Hierzu ist eine Portion Phantasie erforderlich, und der Patient sollte sich mit der neuen Interpretation auch anfreunden können. Das Eintrainieren des neuen Inhalts kann auch unter Entspannung durchgeführt werden.

Verhaltenstherapeutische Maßnahmen bei Albträumen
- Abklärung etwaiger Stressoren
- Empfehlung von Entspannungsverfahren
- Vermeidung langer Liegezeiten, vor allem morgens im Bett
- Imagery-Rehearsal-Training

8.4   Verhaltenstherapie bei pathologischer Müdigkeit

Nicht nur bei der Insomnie, sondern auch bei hypersomnischen Syndromen können verhaltenstherapeutische Methoden helfen. Während es bei der Insomnie vor allem um die Bearbeitung dysfunktionaler Kognitionen und Gefühle bezüglich der Schlafstörung geht, werden bei der Hypersomnolenz vor allem chronobiologische und physiologische Methoden eingesetzt. Hierzu gehören in erster Linie Naps und Zeitgeber.

8.4.1   Naps

Ein Nap ist ein zeitlich begrenzter Schlaf, der außerhalb der regulären Schlafperiode stattfindet. Naps werden auch als Schläfchen oder als Nickerchen bezeichnet. Sie kommen im Alltag ungewollt oder gewollt vor und können Ausdruck eines allgemeinen Entspanntseins sein.

▶ Naps sind Kurzschlafepisoden, die den Schlafdruck verringern. Sie eignen sich zur Reduktion unerwünschter Müdigkeit.

Naps können den Schlaf in der Hauptschlafperiode verschlechtern, sie können aber auch unerwünschte Müdigkeit und Schläfrigkeit verringern (z. B. vor einer Nachtschicht). Wie sollte ein klassischer Nap durchgeführt werden?

Eine genaue Beschreibung für den Patienten findet sich im Anhang. Für den Nap sollte man sich an einen ruhigen Ort zurückziehen, an dem man ungestört ist. Hier sollte man eine entspannte Körperhaltung einnehmen. Liegen ist nicht notwendig, wichtig ist jedoch, dass die Halsmuskulatur entspannt ist. Der Kopf sollte also angelehnt bzw. aufgelegt sein. Wichtig ist, einen Wecker zu stellen. Die Dauer eines Naps sollte nicht länger als 20 min sein. Dann sollten die Augen geschlossen werden und es sollte versucht werden, tief zu entspannen.

▶ Naps sollten nicht länger als 20 min dauern.

Naps können trainiert werden und reduzieren deutlich unerwünschte Tagesmüdigkeit. Sie sollten allerdings nicht in zeitlicher Nähe zur Hauptschlafperiode durchgeführt werden, da sie dann den Schlaf verschlechtern können.

Indikationen für Naps
- Schichtarbeit
- Hypersomnie
- Narkolepsie
- Schlafmangelsyndrom
- Zirkadiane Schlafstörungen

8.4.2 Ausweitung der Bettzeit

Eine weitere Möglichkeit, Tagesmüdigkeit zu verringern, ist die durchschnittliche Bettzeit zu verlängern. Patienten mit einer Hypersomnie schlafen in Relation zu ihrem Schlafbedürfnis häufig zu wenig. Wenn beispielsweise ein Patient ein Schlafbedürfnis von 9 h hat, in der Regel aber nur 7 h im Bett verbringt, erlebt er eine partielle Schlafdeprivation, er erreicht nicht die benötigte Schlafmenge. Die Gründe hierfür sind vielfältig, meistens passen sich die Patienten ihrer sozialen Umwelt an, die in der Regel keinen so hohen Schlafbedarf hat. Insbesondere jüngere Patienten wollen sich durch ihren erhöhten Schlafbedarf sozial nicht isolieren und bekämpfen die Schläfrigkeit lieber mit Wachmachern, als beispielsweise schon um 22 Uhr ins Bett zu gehen. So kann wegen einer Hypersomnie auch ein Schlafmangelsyndrom entstehen. Hier empfiehlt es sich, eine ausreichend lange Bettzeit einzuhalten, das bedeutet, dass die Schlafzeit die Müdigkeit auch kompensiert. In der Regel sind das bei Hypersomniepatienten mindestens 9 h.

Für die Dauer der Liegezeit gibt es keine Standardwerte, sie ist individuell anzupassen. Für die Anpassung der Bettzeit sollte folgendermaßen vorgegangen werden:

Systematische Verlängerung der Bettzeit
- Dokumentation der Bettzeiten über 2 Wochen.
- Der Patient soll im Schlafprotokoll auch die Müdigkeit am Tag einschätzen und dokumentieren (z. B. in Prozent).
- Der Patient soll dann seine Bettzeit über 2 Wochen systematisch um eine Stunde verlängern. Dies sollte wieder in einem Schlafprotokoll zusammen mit der Müdigkeit dokumentiert werden.
- Bei Bedarf sollte die Bettzeit weiter verlängert werden.

Durch die systematische Verlängerung der Bettzeit über 2 Wochen kann ein mögliches Schlafmangelsyndrom objektiviert oder auch ausgeschlossen werden. Wenn sich die Müdigkeit tatsächlich über den Zeitraum hinweg bessert, kann dem Patienten unter Umständen alleine aufgrund dieser Verhaltensmaßnahme eine medikamentöse Therapie erspart bleiben. Die systematische Erweiterung der Bettzeiten über 2 Wochen ist notwendig, da der Körper diese Zeit braucht, um sich zu erholen.

8.4.3 Weitere Verhaltensmaßnahmen bei Müdigkeit

Neben dem Napping und der systematischen Ausweitung des Nachtschlafes gibt es noch eine Reihe weiterer Verhaltensmaßnahmen, die kurzfristig wirken können. Es handelt sich hier um physiologische Reize, die kurzfristig wirken.

Weitere Maßnahmen bei Müdigkeit
- Exposition von Licht
- Bewegung
- Kälteexposition
- Soziale Interaktion

Diese Maßnahmen können zum Beispiel auch bei älteren Patienten zu Reduktion der abendlichen Müdigkeit empfohlen werden. Grundsätzlich sollte bei erhöhter Müdigkeit und Einschlafneigung vor allem Monotonie vermieden werden.

8.5 Verhaltenstherapie bei Schlafwandeln

Für die nicht-medikamentöse Therapie des Schlafwandelns gibt es nur wenig Studien und wenig Evidenz. Ein wichtiger Teil der Therapie überhaupt ist jedoch die Aufklärung über Sicherungsmaßnahmen, die den Schlafwandler und seine Umgebung schützen sollen, dies sollte gleich nach der Diagnosestellung erfolgen.

Fallbeispiel

Herr P. stellt sich wegen Schlafwandelns in der Schlafambulanz vor. Der 19-jährige Patient berichtet, bereits als Kind schlafgewandelt zu sein. In seiner Jugendzeit habe es aufgehört, in letzter Zeit schlafwandle er aber wieder verstärkt. Neulich habe er bei einem Besuch bei seinen Eltern nachts im Schlaf das Schlafzimmer verlassen, sei im ersten Stock aus dem Fenster gestiegen und hinuntergefallen. Er ist glücklicherweise auf einem Busch gelandet.

Die Psychoedukation umfasst mehrere Schritte. Erstens sollte dem Patient klar gemacht werden, dass Schlafwandeln generell gefährlich sein kann, auch wenn „bis jetzt noch nie etwas passiert ist". Das betrifft sowohl Erwachsene als auch Kinder. Der erste Schritt bedeutet also, ein Bewusstsein für die Gefahren des Schlafwandelns zu schaffen. Zweitens gibt es eine Reihe von Sicherungsmaßnahmen, die unbedingt eingehalten werden sollten. Dazu gehört unter Umständen, das Schlafzimmer zu verriegeln, aber auf jeden Fall Fensterschlösser anzubringen. Schlafwandler bewegen sich gerne auf Licht quellen zu, deshalb sollten diese nicht in der Nähe von Gefahrenzonen stehen (z. B. in der Nähe einer Treppe). Außerdem sollte die Haustür verriegelt sein.

Schließlich sollten die Angehörigen darüber informiert werden, wie man Schlafwandler behandelt. Schlafwandler sollten nicht abrupt geweckt oder gar geschüttelt werden. Sie könnten sich dann angegriffen fühlen und sich wehren. Sie sollten, wenn möglich, sanft in das Schlafzimmer zurückgeführt werden. Am besten ist es jedoch, sie gewähren zu lassen, so lange sie sich oder andere nicht gefährden.

Je stärker und gefährlicher die Schlafwandelepisoden sind, desto eher sollte medikamentös behandelt werden (Abschn. 7.3.2). Als einziges psychotherapeutisches Verfahren hat sich die sogenannte Vorsatzbildung bewährt. Hier wird der Patient unter Tiefenentspannung beigebracht, auf bestimmte Signale zu reagieren. Zum Beispiel soll der Patient aufwachen, wenn seine Füße den Boden berühren. Allerdings wurde die Effektivität nicht in größeren Studien bestätigt.

Sicherungsmaßnahmen beim Schlafwandeln
- Verschließen Sie die Haustüre und verstecken Sie den Schlüssel.
- Bringen Sie Verriegelungen an den Fenstern an.
- Wecken Sie einen Schlafwandler nicht gewaltsam.

- Versuchen Sie, ihn langsam und vorsichtig ins Bett zu begleiten.
- Lassen Sie die schlafwandelnde Person während der Schlafwandelepisode nicht alleine.

8.6 Verhaltenstherapie bei Enuresis

Bei der Enuresis sollte über Zusammenhänge zwischen Angst, Anspannung und nächtliches Einnässen aufgeklärt werden. Dabei sollte vor allem die Scham thematisiert werden. Der Betroffene sollte diesbezüglich entlastet werden, da es alleine durch die erhöhte Angst und Scham wegen der Störung wieder zu vermehrtem Wasserlassen kommen kann. Wie bei Albträumen sollte auf jeden Fall nach Stressoren geforscht werden. Zur besseren Exploration empfiehlt sich ein Miktionsprotokoll, in dem auch Stressoren oder belastende Situationen aufgeführt werden sollen.

8.7 Weitere nicht medikamentöse Verfahren

8.7.1 Achtsamkeit und Hypnose

Fernöstliche Einflüsse haben vor allem in den 1970er und 1980er Jahren zunehmend Einfluss auf therapeutische Vorgehensweisen genommen. Mittlerweile sind die chinesische Medizin, Ayurveda oder Yoga in die Versorgung von Patienten mit psychischen oder psychosomatischen Störungen integriert. Sie sind allerdings unspezifisch und haben vor allem präventive Effekte. Achtsamkeitsbasierte Konzepte kommen ebenfalls aus dem indischen, chinesischen und japanischen Kulturkreis. Hier werden meditative Elemente vor allem aus dem Buddhismus verwendet. Die „mindfulness-based stress reduction" (MBSR) wurde in den 1970er Jahren entwickelt. Es geht hier im Wesentlichen darum, nicht wertendes Denken bzw. Wahrnehmen zu vermitteln. Die achtsamkeitsbasierte Stressreduktion wird in spezifischen Programmen vermittelt und zeigt positive Effekte bei Depressionen, Angststörungen und auch bei Insomnie. Auch für die Hypnotherapie konnten positive Effekte bei der Insomnie gezeigt werden. Wichtig bei all diesen Techniken ist, dass sie von Therapeuten ausgeführt werden sollten, die sich mit dem Krankheitsbild der Insomnie auskennen.

8.7.2 Licht

Licht ist eine sehr klassische Therapieform, die sich schon im Allgemeinverständnis von Gesundheit in verschiedenen Formen wiederfindet. So fliehen diejenigen, denen es möglich ist, in den Süden, um der Winterdepression zu entgehen, und der Frühling steht für die hellen und positiven Gefühle, während in den dunklen Jahreszeiten sich eher Trübsal breit macht. Tatsächlich zeigen Studien eine Häufung von Schlafstörungen in den Wintermonaten in den nördlichen Breitengraden.

Licht ist einer der wichtigsten Zeitgeber und stimuliert Wachheit. Dabei ist vor allem ein Frequenzband im Blaulichtbereich physiologisch wirksam, welches auf Melanopsin in den Ganglienzellen der Netzhaut einwirkt. Melanopsin wird in Verbindung mit der Inneren Uhr und somit dem Schlaf-Wach-Rhythmus gebracht. Licht gilt in der Schlafforschung und in der Chronobiologie als wachheitsfördernd. Es unterdrückt die Melatoninproduktion. Inwiefern und mit welchen Mechanismen Melatonin jedoch mit dem Schlaf zusammenhängt, ist noch nicht gänzlich geklärt. Neben dem Einfluss auf den Schlaf wird Melatonin auch in Zusammenhang mit Depressionen untersucht, die Forschung ist hier jedoch noch nicht abgeschlossen. Durch den Zeitgeber Licht erhält der Körper ein entscheidendes Wachheitssignal, durch Lichtexposition lässt sich daher die Schlaf-Wach-Rhythmik entscheidend beeinflussen.

▶   Licht ist ein bedeutsamer Zeitgeber des Schlaf-Wach-Rhythmus.

Lichttherapie ist vor allem bei Winterdepressionen und bei zirkadianen Störungen indiziert.

Indikationen für die Lichttherapie
- Insomnie
- Winterdepression
- Jetlag
- Schichtarbeit
- Hypersomnie

Licht ist immer verfügbar, die hellste Strahlkraft hat die Sonne. Selbst an einem bedeckten und regnerischen Herbsttag erhalten wir mehr Lux draußen als unter einer Lichtlampe. Patienten sollten also immer angehalten werden, diese natürliche Lichtquelle als Erstes aufzusuchen. Eine Möglichkeit, Licht zu applizieren, wenn die Sonne untergegangen oder in Innenräumen nicht erreichbar ist, sind Lichtlampen oder Lichtduschen. Diese Lichttherapie wurde ursprünglich zur Behandlung einer Depression entwickelt. Der Patient sitzt vor einer Speziallampe, welche mindestens 2500 lx, in der Regel jedoch 10.000 lx haben sollte. Warum und wie diese Lichttherapie wirkt, ist noch ungeklärt. Man nimmt einen Zusammenhang mit der Melatoninunterdrückung und der Serotoninausschüttung an. Wichtig ist, dass das Licht möglichst morgens gegeben wird, also zur Aktivierung, und dass der Patient nicht in die Lampe schaut, sondern sich sozusagen bestrahlen lässt. Das Licht kann also bei anderen Tätigkeiten stattfinden, wie zum Beispiel bei der Computerarbeit oder beim Lesen.

Lichttherapie mit Speziallampe
- Benutzen Sie die Lampe am Morgen und am Vormittag.
- Halten Sie ausreichend Abstand, ca. 80 cm.
- Schauen Sie nicht in die Lampe!

Die Lampen sind im Handel erhältlich. Der Therapieerfolg ist umstritten, nicht alle profitieren von der Lichttherapie. Wenn möglich, sollte der Patient angehalten werden, nach draußen zu gehen. Selbst an trüben Tagen ist im Freien eine höhere Luxzahl als in einem normal beleuchteten Innenraum.

8.7.3   Entspannung

Entspannung ist eine unspezifische Methode, die nicht nur bei Schlafstörungen indiziert ist. Insbesondere hier ist sie jedoch ein zentraler Bestandteil der therapeutischen Empfehlungen. Immerhin haben Hypnotika vor allem einen sedierenden Effekt und übernehmen die Fähigkeit zur Entspannung, die bei dem Patienten fehlt bzw. vermindert ist. Der Abfall der Spannung ist eine wichtige Voraussetzung für das Einschlafen, daher ist die Vermittlung der Fähigkeit zu entspannen insbesondere bei der Behandlung der Insomnie von Bedeutung. Es gibt keinen Königsweg zur Entspannung. Einige erleben sie spontan bei einem angenehmen Erlebnis, andere können dies systematisch trainieren. Es empfiehlt sich also, unterschiedliche Methoden auszuprobieren und vor allem zu versuchen, die Entspannung auch zuzulassen, sie zu trainieren.

Ein wichtiger Hinweis für den Patienten ist die Vorgabe, Entspannung nicht im Bett einzuüben. Patienten sollten im Bett Entspannung als Einschlafhilfe zwar anwenden, aber nicht trainieren. Das Training sollte am Tag erfolgen.

Bewährte Entspannungsmethoden bei Schlafgestörten
- Tiefenatmung
- Meditation
- Moderate langsame Bewegung
- Qi Gong
- Traumreise (z. B. via CD)

Die meisten Krankenkassen bieten Kurse in den unterschiedlichen Methoden der Entspannung an. Entspannung kann gelernt werden, dafür sollte jedoch auch trainiert werden. Ein- bis zweimal im Kurs ruhig zu werden und sich bei der geführten Entspannung wohlzufühlen heißt nicht, dass die Entspannung gelernt wurde. Leider haben Patienten oft falsche Vorstellung von der Wirkweise, unterlassen es zu Hause, Entspannung einzuüben, und legen diese wertvolle Methode beiseite und bemängeln: „Habe ich auch versucht, aber es hat nichts gebracht." Der Patient sollte angehalten werden, die passende Entspannung zu finden und sie in die tägliche Routine zu integrieren. Im Anhang findet sich hierzu eine Patienteninformation.

Pharmaka in der Schlafmedizin

9

Tatjana Crönlein, Wolfgang Galetke und Peter Young

Psychopharmaka sind ein wesentlicher Bestandteil der Therapie in der Schlafmedizin. Neben den Hypnotika werden vor allem wach machende Substanzen (Stimulanzien) und solche Medikamente verschrieben, die bei Bewegungsstörungen eingesetzt werden. Neben den zugelassenen Substanzen gibt es eine Zunahme im Off-label-Bereich. Für einige dieser Substanzen gibt es mittlerweile Daten für die Wirksamkeit und Sicherheit auch in der nicht behördlich zugelassenen Indikation. Aus diesem Grund ist es sinnvoll, im Fall von Therapieversagen mit den offiziell zugelassenen Präparaten auch im Sinne der Behandlungsfreiheit solche Substanzen differenzialtherapeutisch in Erwägung zu ziehen. Das gilt besonders für die Gruppe der Hypersomnolenzen (Narkolepsie Typ 1 und 2 und Hypersomnie). Grundsätzlich kann die Pharmakologie in der Schlafmedizin in 3 Bereiche unterteilt werden: Hypnotika, Stimulanzien und Pharmaka, die motorische Begleiterkrankungen von Schlafstörungen reduzieren. In diesem Kapitel werden die Hypnotika und die Stimulanzien behandelt, die störungsspezifischen Medikamente bei Restless-legs-Syndrom werden in Kap. 4 beschrieben.

9.1 Hypnotika

Lange Zeit war man der Meinung, dass sich mit dem Wissen um Hypnotika die Kenntnis über die Schlafmedizin erschöpft. Heute nehmen die Hypnotika innerhalb der Schlafmedizin eine zwar noch wichtige, aber nicht mehr vordergründige Rolle ein. Die Verhaltenstherapie gilt bei der chronischen Insomnie inzwischen als Therapie der Wahl, und bei den schlafbezogenen Atmungsstörungen hat sich die nasale Überdrucktherapie (CPAP) als eigener Industriezweig entwickelt. Hinzu kommen Negativschlagzeilen über Hypnotika und deren Abhängigkeitspotenzial. Wurden sie noch vor 20 Jahren gerne und insbesondere bei älteren Personen evtl. zu schnell und zu langanhaltend verschrieben, besteht heute die Tendenz,

© Springer-Verlag GmbH Deutschland, ein Teil von Springer Nature 2020
T. Crönlein et al., *Schlafmedizin 1x1*, https://doi.org/10.1007/978-3-662-60406-9_9

Hypnotika zur restriktiv zu verordnen. Patienten berichten von zunehmenden Problemen, Z-Substanzen verschrieben zu bekommen, da diese „abhängig" machen können, und sind dadurch verunsichert. Dennoch: Hypnotika sind Basistherapeutika der Schlafmedizin.

9.1.1 Geschichte der Hypnotika

Die Psychopharmakologie in der Schlafmedizin ist älter als die Disziplin selbst, da Schlafmittel und Wachmacher zu den ältesten Medikamenten überhaupt gehören. 1836 wurde Kaliumbromid als Schlafmittel eingesetzt und 1832 Chloralhydrat, von Justus von Liebig synthetisiert. Chloralhydrat findet heute noch als Chloraldurat Verwendung. Allerdings ist der Einsatz dieses Präparates wegen der potenziellen Toxizität und der starken unerwünschten Nebenwirkungen sehr umstritten.

1903 wurde das erste Barbiturat, Veronal, synthetisiert und als Schlafmittel auf den Markt gebracht. Das Medikament hatte eine erhebliche Nachwirkung, heute würde man es als Hangover bezeichnen, damals nannte man es eine nicht unerwünschte Wirkung bei psychisch Kranken. Allerdings zeigten sich auch andere Nachteile, die nicht zu vernachlässigen waren. Barbiturate hatten negative Wirkungen auf Atmung, Blutdruck und Herzfrequenz und führten nach längerem Gebrauch zur körperlichen und psychischen Abhängigkeit. Schließlich führte es bei Überdosierung zu einer akuten Vergiftung bis hin zum Tod. Wegen dieser Gefahren wurde es seit 1908 apothekenpflichtig. 1961 wurden weltweit die Benzodiazepine eingeführt, seit 1990 wurde es weltweit durch Z-Substanzen zurückgedrängt.

Mittlerweile gibt es eine Reihe von neuen Substanzen, die in der Schlafmedizin je nach Störung zugelassen sind, und es gibt eine noch größere Menge an Wirkstoffen, welche im Off-label-Bereich bei bestimmten Störungen eingesetzt werden. Insbesondere in der Insomnie werden die zugelassenen Schlafmittel aufgrund ihrer zeitlichen Begrenzung durch andere Medikamente ersetzt. So entwickelt sich bei vielen Patienten eine Langzeiteinnahme von Substanzen, die zwar zu einer leichten Besserung der Schlafstörung führen, für diese spezielle Störung jedoch nicht konzipiert sind.

9.1.2 Definition und Eigenschaften

▶ **Definition** Ein Hypnotikum verkürzt die Einschlafzeit und verbessert die Schlafqualität.

Auf diese recht einfache, aber prägnante Formel gebracht, ist ein Hypnotikum per Definition nicht an eine pharmazeutische Grundstruktur gebunden, und hier ist auch das Dilemma der Hypnotikatherapie zu sehen. Einschlaflatenz und Schlafqualität sind komplexe Vorgänge, die durch unterschiedliche Faktoren beeinflusst werden. *Den* Schlafstoff, der zuverlässig diese Parameter normalisiert, gibt es nicht. Allerdings gibt es eine Reihe von Subtanzen, die über einen gewissen Zeitraum zuverlässig den Schlaf verbessern. Wichtiger als die Wirkung von Hypnotika ist jedoch die Minimierung unerwünschter Nebenwirkungen.

▶ Ein Hypnotikum sollte den Schlaf mit so wenigen Nebenwirkungen wie möglich verbessern.

Ein Hypnotikum sollte *nicht*
- die motorische Koordination nachhaltig beeinträchtigen,
- zu Überhangeffekt en am nächsten Tag führen,
- Wirkstoffe enthalten, die ein Suchtpotenzial haben,
- die Weckschwelle derart erhöhen, dass der Betroffene erschwert erweckbar ist,
- bei höherer Dosierung tödlich sein.

9.1.3 Regeln bei der Verschreibung

Hypnotika haben den Vorteil, dass sie rasch wirken und in der Regel unkompliziert zu dosieren und auch wieder abzusetzen sind. Es ist weder richtig, sie als „Einstiegsdroge" in die Schlafmittelabhängigkeit zu verteufeln, noch sie bei zu langem und unkritischem Gebrauch zu verharmlosen.

Problematisch an Hypnotika ist, dass sie individuell sehr unterschiedlich wirken (teilweise auch intraindividuell), ähnlich wie Alkohol. Zudem führen sie zwar in der Regel zu einer Besserung der Insomnie, bringen sie aber nicht zum Abklingen. Die klassische Empfehlung einer zeitlichen Limitierung von 4 Wochen ist nicht immer einzuhalten, da die Überbrückung bis zu einer weiterführenden Therapie (z. B. einer Verhaltenstherapie) oft bis zu einem halben Jahr dauern kann. Die Therapie mit einem Hypnotikum sollte individuell abgestimmt werden, dabei sollten jedoch einige Regeln Beachtung finden.

Regeln für Verschreibung von Hypnotika
- Patient wünscht eine medikamentöse Behandlung
- Ausschluss einer unbehandelten schlafbezogenen Atmungsstörung
- Bei Gabe von Antidepressiva: Ausschluss eines Restless-legs-Syndroms
- Adäquate Schlafhygiene (z. B. keine zu langen Bettzeiten)
- Kleinste Packung verschreiben
- Patient wieder einbestellen

Grundsätzlich sollte man bei der Verschreibung von Hypnotika folgende Regeln beachten:

Wünscht der Patient eine Behandlung mit Hypnotika oder möchte er gerne eine weiterführende Abklärung bzw. eine alternative Behandlungsmethode? Viele Patienten wünschen in der Tat eine unkomplizierte rasche Abhilfe der Schlafstörung und wollen ein wirksames Medikament. Es gibt aber auch Patienten, die sich durch eine rasche Therapie nicht ernst genommen fühlen. Diese Patienten wünschen eine Abklärung der Schlafstörung, was auch in einem Schlaflabor erfolgen kann.

Besteht der Verdacht auf eine schlafbezogene Atmungsstörung? Insbesondere muskelrelaxierende Medikamente bzw. solche mit einer atemsuppressiven Wirkung können eine schlafbezogene Atmungsstörung verschlechtern. Die Frage nach Schnarchen, insbesondere bei übergewichtigen Patienten mittleren Alters, sollte also immer gestellt werden. Leider werden Insomniepatienten bezüglich ihrer komorbiden Störungen häufig unterdiagnostiziert, der Anteil der Patienten mit einer schlafbezogenen Atmungsstörung liegt bei Insomniepatienten bei ca. 20 %. Bei einer Verschlechterung des Schlafes unter Hypnotika sollte eine weiterführende differentialdiagnostische Untersuchung erfolgen.

Besteht der Verdacht auf ein Restless-legs-Syndrom? Es gibt hypnotisch wirkende Substanzen, welche ein Restless-legs-Syndrom verschlechtern, aber auch auslösen können, hierzu gehören vor allem die Antidepressiva Mirtazapin und Trimipramin. Vor der Verschreibung dieser Substanzen sollte also nach den typischen Missempfindungen und einer Bewegungsunruhe in den Beinen gefragt werden.

Besteht eine schlechte Schlafhygiene? Wenn der Patient 10 h im Bett liegt oder regelmäßig vor der Hauptschlafperiode einnickt, sind Schlafstörungen bei vielen Personen vorprogrammiert. Bevor ein Medikament verschrieben wird, sollte zumindest nach den Bettzeiten und der Häufigkeit ungewollten Einschlafens gefragt werden. Im Fall schlechter Schlafhygiene kann das Merkblatt zur Schlafhygiene mitgegeben werden (Anhang). Der Patient sollte diese Maßnahmen zunächst versuchen, bevor er ein Hypnotikum probiert. Mangelhafte Schlafhygiene als Ursache für schlechten Schlaf ist vor allem bei älteren alleinstehenden Patienten und bei Jugendlichen häufig.

Den Patienten wieder einbestellen. Hypnotika wirken nicht immer gleich, darum sollte ein Hypnotikum auch individuell abgestimmt sein. Hierfür stehen eine Reihe von Substanzen zur Verfügung: pflanzliche Präparate sowie Sedativa und auch sedierende Antidepressiva. Um die Einnahme und die Effekte zu kontrollieren, sollte eine Wiedervorstellung mit einem Schlafprotokoll vereinbart werden. Hier kann dann auch die weitere Planung der Therapie erfolgen. Eine Wiedervorstellung sollte in der Regel nach 3–4 Wochen erfolgen. Hier können folgende Punkte geklärt werden:

- Toleranzentwicklung?
- Überhangeffekte?

- Falsches Einnahmeschema (z. B. Aufdosierung oder Einnahme in der Nacht)?
- Unerwünschte Nebenwirkungen (Müdigkeit, RLS, Koordinationsschwierigkeiten)?

Wenn eine Substanz nicht wirkt, kann unter Berücksichtigung der differenzialdiagnostischen Gründe (schlechte Schlafhygiene oder komorbide andere Schlafstörung) die Substanz gewechselt werden. Falls sich ein Nichtansprechen der Hypnotika abzeichnet oder der Patient mit der pharmakologischen Therapie unzufrieden ist, sollte darauf hingewiesen werden, dass es für chronische Schlafstörungen gut evaluierte nicht medikamentöse Behandlungsmaßnahmen gibt.

9.1.4 Auswahl eines geeigneten Hypnotikums

Grundsätzlich kann keine Empfehlung für bestimmte Substanzen gegeben werden. Es gibt unterschiedliche Wirkstoffe, die hypnotisch wirken, und teilweise ist die hypnotische Wirkung von der Dosierung abhängig. Beim Mirtazapin beispielsweise liegt die schlafanstoßende Wirkung bei 4,5–7,5 mg, in höheren Dosierungen wirkt es eher antidepressiv. Man kann allerdings anhand der Vor- und Nachteile der Substanzgruppen eine individuelle Auswahl treffen (Tab. 9.1).

Bei **leichten Insomnien** (kurze Dauer und keine schwere Beeinträchtigung am Tag) empfiehlt es sich, mit pflanzlichen Präparaten zusammen mit schlafhygienischen Empfehlungen anzufangen. Dergleichen gilt, wenn der Patient einer Hypnotikamedikation gegenüber eher skeptisch eingestellt ist.

Bei mittelgradigen Insomnien (längere Dauer, erhöhte Besorgnis wegen der Schlafstörung und Beeinträchtigung am Tag) kann mit Benzodiazepinrezeptoragonisten behandelt werden. Auch hier sollten schlafhygienische Maßnahmen angesprochen und ein Wiedervorstellungstermin vereinbart werden. Falls sich die Schlafstörung nicht

Tab. 9.1 Hypnotika: Substanzgruppen und ihre Vor- und Nachteile

	Vorteile	Nachteile
Pflanzliche Präparate	Geringe Abhängigkeit und wenige Nebenwirkungen	Nicht geeignet bei schweren Schlafstörungen
Benzodiazepinrezeptoragonisten	Rasche gute Wirkung	Verschreibung kann zu Dosiserhöhung und zu einer Langzeiteinnahme führen
Benzodiazepine	Rasche auch anxiolytische Wirkung	Sedierend, Überhangeffekte und Abhängigkeitsgefahr
Antidepressiva	Wirken auch antidepressiv, können längere Zeit eingenommen werden	Nebenwirkungen: Gewichtszunahme, Gefahr von Restless-legs-Syndrom oder periodischen Beinbewegungen im Schlaf
Neuroleptika	Dämpfend	Nicht für die Insomnie zugelassen und sollten nur im Fall einer psychiatrischen Komorbidität verschrieben werden
Antihistaminika	Sedierend	

bessert, sollte der Patient von einem Schlafspezialisten weiter abgeklärt werden. Hier empfiehlt sich eine kognitive Verhaltenstherapie für Insomnie. Für andere Substanzen ergibt sich bei der reinen primären Insomnie keine Indikation, vor allem nicht als initiale Schlafmedikation.

Bei **schweren Insomnien,** also Insomnien mit erfolglosen Behandlungsversuchen in der Vorgeschichte, sollte eine Abklärung in einem Schlaflabor erfolgen. Hier ist eine Verhaltenstherapie indiziert. Das Hypnotikum sollte eine eventuell vorhandene komorbide Störung nicht verschlechtern. Dies kann insbesondere bei schlafbezogenen Atmungsstörungen der Fall sein. Hier können Sedativa einen negativen Effekt haben. Bei Verdacht auf Restless-legs-Syndrom oder periodische Beinbewegungen sollten hingegen Antidepressiva zurückhaltend verschrieben werden, da diese die motorische Störung verschlechtern können.

Bei **komorbiden psychiatrischen Störungen** bietet sich eine Behandlung mit klassischen Hypnotika an. Allerdings profitieren auch in diesem Fall Patienten von schlafhygienischen Maßnahmen, wie zum Beispiel einer Reduktion der Bettzeiten oder einer morgendlichen Aktivierung.

Fallbeispiel

Herr J. hat eine bipolare Störung mit überwiegend hypomanischen Phasen. Er wird dann sehr umtriebig und unruhig und kann vor allem sehr schlecht schlafen. Er nimmt in diesen Phasen zusätzlich zu seiner üblichen psychopharmakologischen Therapie noch 150 mg Quetiapin. Damit kann er gut einschlafen.

9.1.5 Zum Thema Abhängigkeit von Schlafmitteln

Fallbeispiel

Frau D. berichtet, seit Jahren Schlafstörungen zu haben. Sie habe unterschiedliche Medikamente probiert, unter Antidepressiva habe sie an Gewicht zugenommen und Restless-legs-Symptome entwickelt. Sie habe mittlerweile Angst, diese Medikamente weiter einzunehmen. Sie könne aber überhaupt nicht einschlafen, sei dann am nächsten Tag müde und sehr verzweifelt. Sie habe von ihrer Ärztin lange Zeit Zolpidem bekommen, das habe geholfen. Ihre Ärztin ist nun im Ruhestand, und der Nachfolger möchte es ihr nicht mehr verschreiben, mit dem Hinweis, es mache abhängig.

Der Fall Frau D. ist kein Einzelfall. Machen Schlafmittel abhängig? Dieses Thema wird sowohl auf der wissenschaftlichen als auch auf der gesundheitspolitischen Ebene diskutiert. In der Psychiatrie werden folgende Kriterien der Abhängigkeit definiert (Tab. 9.2):

Insomniepatienten mit einer Langzeiteinnahme zeigen in den wenigsten Fällen die Symptome einer echten Abhängigkeit mit Toleranzentwicklung und

Tab. 9.2 Psychiatrische Kriterien der Abhängigkeit in Bezug auf die Insomnie

Toleranzentwicklung	Bezüglich der Insomnie zeigen sich unterschiedliche Verläufe. Es gibt Patienten, die von einem Wirkverlust berichten, andere bleiben monate- bis jahrelang bei derselben Dosierung. Die Einnahme von Hypnotika führt also über einen längeren Zeitraum nicht zwangsläufig zu einer Dosissteigerung
Absetzeffekt	Bei Hypnotika ist vor allem eine Rebound-Insomnie beschrieben, eine vorübergehende Verschlechterung des Schlafes noch unter das Ausgangsniveau. Viele Patienten erleben diesen Rebound als so unangenehm, dass sie lieber wieder ein Schlafmittel nehmen. In der Tat befürchten viele Patienten bei einer Langzeiteinnahme von Hypnotika eine massive Verschlechterung des Schlafes. Diese Ängste werden dann oft von den behandelnden Ärzten als Zeichen einer Abhängigkeit gedeutet. Allerdings sind die meisten Hypnotika, solange es keine Benzodiazepine sind und die Dosierung nicht zu hoch ist, relativ problemlos abzusetzen
Craving	Es bestehen ein starker Drang und ein Verlangen nach der Substanz. Dieses Verlangen entsteht zum einen aus dem Bedürfnis, antizipierte Absetzeffekte zu mildern, und zum anderen aufgrund der positiven Wirkung der Substanz (z. B. beim Alkohol). Der Insomniepatient hat kein Verlangen nach der Substanz bzw. einer substanzspezifischen Wirkung, sondern nach Schlaf, und die Hypnotika helfen ihm dabei
Kontrollverlust	Diese Fälle sieht man selbst bei sehr langer Krankheitsdauer selten

Dosissteigerung und einem Kontrollverlust. Auch die Absetzeffekte sind weniger dramatisch als antizipiert, wenn es sich nicht um klassische Benzodiazepine handelt. In den meisten Fällen sind Insomniepatienten zwar stark auf Hypnotika fixiert und reagieren ängstlich auf das Absetzen, erfüllen jedoch nicht das Kriterium des Cravings, das heißt einem Verlangen nach der Substanz. Sie sind nicht süchtig im psychiatrischen Sinne, sondern auf Schlafmittel als vermeintlich einzige Hilfe fixiert.

Im Gegensatz zu den Amphetaminen haben sich Hypnotika nicht auf dem illegalen Markt durchgesetzt. Die einzigen Hypnotika mit einem erheblichen Abhängigkeitspotenzial, welches sich auch pharmakologisch erklären lässt, sind Benzodiazepine. Absetzeffekte sind erhöhte Anspannung, Ängstlichkeit und motorische Unruhe. Intoxikation szeichen wie verwaschene Sprache oder Koordinationsstörungen ähnlich wie beim Alkoholrausch sind beeindruckend. Wegen der leichten Verfügbarkeit und auch der raschen Anflutung einiger Benzodiazepine sind sie häufig im Beigebrauch bei Drogenabhängigen zu finden. Der klassische Insomniepatient unterscheidet sich jedoch von Drogenabhängigen, da er eher überkontrolliert auf seine Gesundheit achtet.

Fallbeispiel

Eine Patientin berichtet, wegen ihrer langjährigen Schlafmitteleinnahme in eine Suchtstation eingewiesen worden zu sein. Sie konnte sich einfach nicht von ihrem Schlafmittel trennen, auch wenn sie keine Dosissteigerung erfahren hatte. Sie war auf dieser Suchtstation sehr unglücklich und erlebte sich eher als Außenseiter. Die Probleme der anderen konnte sie nicht nachvollziehen. Sie war im Leben gut integriert und ging ihrer Arbeit nach, sie konnte „bloß" nicht schlafen. Hätte man ihr eine alternative Therapie angeboten, hätte sie diese gerne in Anspruch genommen.

9.1.5.1 Langzeiteinnahme niedrig dosierter Hypnotika

Eine besondere Gefahr beinhaltet dennoch die chronische Low-dose-Einnahme, auch wenn sie kein Zeichen einer Abhängigkeit ist. Sie zeichnet sich durch einen oft jahrelangen Gebrauch von Hypnotika in einer sehr (manchmal absurd) niedrigen Dosierung aus. Die Patienten nehmen das Hypnotikum jede Nacht ein, in der Überzeugung, ohne noch weniger Schlaf finden zu können oder damit zumindest einschlafen zu können. Studien zu dieser Art der Einnahme sind rar, zeigen jedoch, dass die Patienten trotz der Einnahme von Hypnotika Schlafstörungen haben. Sie betrifft vor allem ältere Personen, überwiegend Frauen. Die Langzeiteinnahme eines Hypnotikums kann mit einer Chronifizierung der Schlafstörung einhergehen und zu einer psychischen Abhängigkeit führen. Die Abhängigkeit ist dann besonders hartnäckig.

Fallbeispiel

Frau K. ist 75 Jahre alt, sie bekommt von ihrem Arzt regelmäßig Lendormin verschrieben, um schlafen zu können. Da sie wegen der täglichen Einnahme ein schlechtes Gewissen hat, versucht sie, die Tablette zu teilen. Inzwischen nimmt sie nur ein Viertel davon, ohne kann sie aber nicht einschlafen. Sie nimmt Lendormin schon seit Jahren, ohne die Dosierung zu steigern.

Bei einer chronischen Hypnotikaeinnahme sollten dem Patienten alternative Behandlungsmöglichkeiten aufgezeigt werden, zum Beispiel eine insomniespezifische Verhaltenstherapie. Diese Form der Psychotherapie fokussiert auf den medikamentenfreien Umgang mit der Schlafstörung und bietet eine gute Alternative zur Langzeithypnotikaeinnahme. Patienten können während der Therapie das Schlafmittel absetzen und sind somit den Absetzfolgen, wie zum Beispiel einer Rebound-Insomnie, nicht hilflos ausgesetzt.

Hinweise für eine chronische Low-dose-Einnahme
- Überschreiten der üblichen empfohlenen Einnahmedauer
- Nahezu tägliche Einnahme des Hypnotikums
- Dosierung erfolgt oft unterhalb der ärztlichen Empfehlung
- Moderate Wirkung, meist persistieren noch Ein- oder Durchschlafstörungen
- Ängste, das Medikament abzusetzen
- Irrationale Annahme, ohne Schlafmittel gar keinen Schlaf mehr zu finden

9.1.6 Benzodiazepine

Benzodiazepine sind klassische Schlafmittel. Eingeführt 1961 lösten sie die vorher verbreiteten Barbiturate weitgehend ab. Damit war vor allem ein Problem, nämlich die Toxizität der Barbiturate, gelöst, Benzodiazepine sind in dieser Hinsicht sicherer. Sie wirken vor allem anxiolytisch und sedierend, antikonvulsiv, allerdings auch muskelrelaxierend. Die Bedeutung des hemmenden Transmitters γ-Aminobuttersäure (GABA) bei der Wirkung der Benzodiazepine wurde Anfang der 1970er Jahre entdeckt. Eine Verminderung der GABA-Hemmung hat einen antagonistischen Effekt und führt zu vermehrter Anspannung, Angst und unter Umständen zu Konvulsionen. 30 % der Synapsen im zentralen Nervensystem sind GABAerg. Die endogenen Liganden des Benzodiazepinrezeptors konnten noch nicht identifiziert werden. Der GABA-A-Benzodiazepin-Rezeptor hat unterschiedliche Untereinheiten, die vor allem im Zentrum des Forschungsinteresses bezüglich Hypnotika stehen. Als bedeutsam für den Schlaf gelten die Omega-Untereinheiten, denen hypnogene Wirkungen zugeschrieben werden. Die Benzodiazepinrezeptoragonisten wirken an diesen Untereinheiten, obwohl sie pharmakologisch gesehen keine Benzodiazepine sind.

> Benzodiazepine wirken anxiolytisch, sedierend, antikonvulsiv und muskelrelaxierend.

Der Vorteil der Benzodiazepine ist die rasche und verlässliche Wirksamkeit. Nachteile sind die Gefahr einer Toleranzentwicklung und unerwünschter Absetzeffekte wie Anspannung und Unruhe, die zu dem Negativimage der Hypnotika beigetragen haben. Ein unerwünschter Nebeneffekt ist außerdem die atemsuppressive Wirkung. Man sollte deswegen Benzodiazepine nur verschreiben, wenn keine Gefahr besteht, eine zugrunde liegende Atmungsstörung im Schlaf zu verschlechtern. Im Zweifelsfall kann hier ein ambulantes Apnoe-Screening durchgeführt werden. Schließlich können Benzodiazepine zu einer Beeinträchtigung der Motorik führen, die vor allem bei alten Personen in der Nacht gefährlich werden kann. Patienten mit Benzodiazepinmedikation können beim nächtlichen Toilettengang stürzen und sich einen Bruch zuziehen. Ebenfalls sind ältere Patienten stärker gefährdet, unter dem Einsatz der klassischen Benzodiazepine eine paradoxe Wirkung mit deliranten Symptomen zu entwickeln. Benzodiazepine führen auch zu mikroanalytischen Veränderungen im Schlaf-EEG, die allerdings bislang keine klinischen Entsprechungen haben.

Vorsicht mit Benzodiazepinen bei
- Sucht in der Anamnese
- Verdacht auf eine schlafbezogene Atmungsstörung
- Sturzgefahr in der Nacht bei älteren Patienten

Benzodiazepine werden nach ihrer Halbwertszeit in lang-, mittel und kurzwirksame unterschieden. Der gewünschte Effekt bezüglich der Wirkdauer bestimmt somit die Wahl der Substanz (Tab. 9.3).

In der Schlafmedizin werden Benzodiazepine mit langer Halbwertszeit nur sehr selten eingesetzt, da die Gefahr der Nachwirkung am nächsten Tag (Hangover) sehr groß ist. Außerdem bergen diese Präparate die Gefahr der Dosisakkumulation und damit eine zunehmend starke Wirkung trotz gleichbleibender Einzeldosis.

▶ Generell ist bei der Anwendung von Benzodiazepinen *immer* eine regelmäßige Therapiekontrolle erforderlich.

Benzodiazepine bergen wie alle Hypnotika die Gefahr einer Toleranzentwicklung und damit einer Dosissteigerung. Hat sich der Betroffene erst einmal an Benzodiazepine gewöhnt, ist das Absetzen leider nicht unproblematisch. Es kann mit erhöhter Angst, Anspannung und mit Verstimmungen einhergehen. Bei langer unkontrollierter Einnahme empfiehlt es ein stationärer Entzug. Um eine Gewöhnung zu vermeiden, gibt es die Möglichkeit einer Bedarfsintervalltherapie.

Tab. 9.3 Benzodiazepine: Wirkdauer der verschiedenen Substanzen

Substanz	Handelsname	Dosis [mg]
Kurzwirksame Benzodiazepine Helfen bei Einschlafstörungen, können unter Umständen zu Früherwachen führen, kein Überhangeffekt		
Triazolam	Halcion	0,125–0,25
Mittelwirksame Benzodiazepine		
Bromazepam	Bromazepam	3–12
Brotizolam	Lendormin	0,125–0,25
Flunitrazepam	Rohypnol	0,5–1
Lormetazepam	Noctamid, Loretam	0,5–2
Temazepam	Remestan, Planum	10–4
Oxazepam	Adumbran, Durazepam, Noctazepam, Praxiten, Sigacalm, Uskan	10–30
Langwirksame Benzodiazepine Bei Durchschlafstörungen, wirken noch am nächsten Tag beruhigend und sedierend		
Diazepam	Duradiazepam, Faustan, Lamra, Stesolid, Tranquase, Valium, Radepur	2–15
Clonazepam	Rivotril	0,5–1
Nitrazepam	Mogadon, Imeson, Dormo-Puren, Eatan N, Novanox, Radedorm	5–10
Flurazepam	Beconerv neu, Dalmadorm, Staurodorm	15–30
Medazepam	Rudotel	10–50
Prazepam	Demetrin	10–40

Der Patient darf das Hypnotikum dabei nur 3- bis 4-mal die Woche einnehmen. Die Einnahmetage sollte er am Anfang der Woche festlegen.

Während Benzodiazepine bei ihrer Einführung in den 1960er Jahren als innovativ und effektiv galten, hat sich das Image gewandelt, und die Verschreibungen sind vor allem seit Einführung der Benzodiazepinrezeptoragonisten Zolpidem, Zopiclon und Zaleplon rückläufig.

9.1.7 Benzodiazepinrezeptoragonisten

Neben den Benzodiazepinen gibt es die Gruppe der Benzodiazepinrezeptoragonisten, es handelt sich hier um Substanzen, welche mit den Benzodiazepinen chemisch verwandt sind. Die Z-Substanzen (Zopiclon und Zolpidem) sind gut verträgliche Medikamente, die sich bei Schlafstörungen als wirksam erwiesen haben. Sie sind für isolierte Schlafstörungen zugelassen und sollten vor allem zur Kurzzeitbehandlung eingesetzt werden.

Neueren Studien zufolge ist Zopiclon (3 mg) auch bei einer Langzeiteinnahme bis 12 Monate gut verträglich, ohne dass sich Zeichen einer Toleranz entwickeln. Die meisten Patienten kommen mit der geringsten Dosierung gut zurecht, allerdings besteht die Gefahr, dass sich unter der Einnahme die Schlafstörung chronifiziert. Dies liegt in der Regel an gescheiterten Absetzversuchen. Beispielsweise versuchen Patienten, das Schlafmittel abzusetzen, sind dann am dritten Tag mit schlechtem Schlaf so frustriert, dass sie wieder die Medikation fortsetzen. Daten über Negativfolgen einer Langzeiteinnahme von Insomniepatienten gibt es bislang nicht. Allerdings kann es unter Zolpidem zum Auftreten von Schlafwandeln kommen, wobei die Inzidenz unter 1 % liegt.

> Zolpidem und Zopiclon sind wirksame Schlafmittel, die auch über einen längeren Zeitraum genommen werden können. Es gibt keine Daten über eine Toleranzentwicklung oder rasche Dosissteigerung bei diesen Substanzen. Es besteht jedoch die Gefahr, dass die Insomnie unter dieser Einnahme chronisch wird und Patienten Ängste vor dem Absetzen entwickeln.

Zaleplon (Sonata) ist ein kurzwirksames Hypnotikum, welches vor allem bei Einschlafstörungen wirkt. Es eignet sich gut zum gelegentlichen Einnehmen, zum Beispiel für Schichtarbeiter vor Frühschicht. Hier sind keine Hangover-Effekte zu erwarten, welche die Patienten am nächsten Tag auf dem Weg zu Arbeit beeinträchtigen könnten. Zaleplon ist allerdings seit März 2015 nicht mehr in Deutschland zugelassen. Es ist noch in den USA und Kanada erhältlich.

Benzodiazepinrezeptoragonisten
- Zolpidem: 5–10 mg
- Zopiclon: 3,75–7,5 mg

9.1.8   Antidepressiva

Antidepressiva nehmen in der Behandlung von Schlafstörungen, insbesondere der Insomnie, einen großen Stellenwert ein. Sie haben gegenüber den klassischen Hypnotika mehrere Vorteile. Bei Antidepressiva besteht nicht die Gefahr der Toleranzentwicklung und der Abhängigkeit, und sie können im Gegensatz zu Benzodiazepinen oder Benzodiazepinrezeptoragonisten länger verschrieben werden. Darüber hinaus haben sie einen positiven Effekt auf eine evtl. bestehende depressive Begleitsymptomatik.

Für den sedierenden und schlafanstoßenden Bereich stehen einige Substanzen zur Verfügung, die im Folgenden kurz beschrieben werden. Wann sollte ein Antidepressivum verschrieben werden?

Indikation für Antidepressiva bei Schlafstörungen
- Therapieversuche mit Z-Substanzen oder Benzodiazepinen scheitern bzw. aufgrund von Komorbiditäten nicht indiziert
- Suchtgefahr
- Depressive komorbide Störung
- Gefahr einer raschen Toleranzentwicklung

In den USA werden Antidepressiva schon öfter verschrieben als die klassischen Hypnotika. Auch wenn Antidepressiva bei Depressionen gegeben werden sollten, gibt es Patienten mit schwerer Insomnie, die davon ebenfalls profitieren. Dies ist insbesondere dann der Fall, wenn die klassischen Hypnotika nicht helfen. Häufig sind die Patienten dann so verzweifelt, dass sich sekundär eine depressive Symptomatik entwickelt, was wiederum die Gabe von Antidepressiva rechtfertigt.

Die Einnahme von Antidepressiva birgt jedoch unter Umständen auch Probleme. Man sollte von einer antidepressiven Therapie beispielsweise im Fall eines Restless-legs-Symptoms absehen, da bestimmte Substanzen periodische Beinbewegungen oder die Unruhegefühle in den Beinen verschlechtern können. Mirtazapin ist ein häufig verschriebenes Antidepressivum bei Insomnie. Es zeigt in einer niedrigen Dosierung (bis zu 7,5 mg) einen schlafanstoßenden Effekt. Allerdings wird es meist in der Dosierung von 15 mg gegeben. Insbesondere für Mirtazapin gilt die Gefahr von unerwünschten Nebenwirkungen bezüglich periodischer Beinbewegungen im Schlaf oder Restless-legs-Symptomen. Falls sich der Schlaf unter einer niedrigen Dosierung nicht verbessert, sollte also auch immer an die Möglichkeit dieser unerwünschten Wirkung gedacht werden.

Außerdem können Antidepressiva Nebenwirkungen haben, die den Patienten zu stark belasten, wie zum Beispiel Benommenheit oder Gewichtszunahmen, Kopfschmerzen, Blutbild- und EKG-Veränderungen. Tab. 9.4 zeigt Substanzen mit schlafanstoßendem Effekt.

Tab. 9.4 Antidepressiva mit schlafanstoßender Wirkung

Substanz	Handelsname	Dosis [mg]
Doxepin	Aponal, Sinequan	2–4
Trimipramin	Stangyl	25–200
Mirtazapin	Remergil	4,5–15
Trazodon	Thombran	25–250
Agomelatin	Valdoxan	25
Amitriptylin	Saroten, Equilibrin	5–75

Der schlafanstoßende Effekt wird abhängig von der Substanz durch eine Blockade der Histamin rezeptoren und der 5-HT2-Rezeptoren erreicht. Dabei konnte für einige Substanzen (Doxepin, Trimipramin, Trazodon) metanalytisch sowohl eine Verbesserung der subjektiven als auch der objektiven Schlaflatenz gefunden werden.

Doxepin ist in Deutschland bei Insomnien zugelassen, in neueren Arbeiten hat sich eine gute Wirksamkeit im niedrigen Dosierungsbereich (1–6 mg) gezeigt. In diesem Dosierungsbereich konnte vor allem bei älteren Insomniepatienten eine Verkürzung der nächtlichen Wachzeit erreicht werden. Der Vorteil von Doxepin ist die Dosierbarkeit durch Tropfen. Dies erlaubt eine geringere Dosiseinnahme als mit Tabletten. Ein antidepressiver Effekt wird mit höheren Dosierungen erreicht.

Trimipramin ist für Insomnie bei Depression in Deutschland zugelassen. Schon eine Dosierung von 25 mg kann schlafanstoßend sein, gute Effekte sieht man bei 75 mg. Trimipramin hat den Vorteil, dass es nicht den REM-Schlaf unterdrückt, daher eignet es sich beispielsweise bei der Narkolepsie zur Verbesserung des Nachtschlafes.

9.1.9 Melatonin

Retardiertes Melatonin ist derzeit das einzige neu zugelassene Psychopharmakon für Insomnien. Melatonin wird von Patienten gerne genommen, weil es den Nimbus einer „natürlichen Substanz" hat.

Melatonin wird neurophysiologisch mit der Steuerung des Wach-Schlaf-Rhythmus in Verbindung gebracht. Es wird in der Zirbeldrüse von den Pinealozyten aus Serotonin produziert. Die Wirkung auf den Schlaf und den Schlaf-Wach-Rhythmus wird den agonistischen Eigenschaften an den MT1- und MT2-Melatoninrezeptoren des Nucleus suprachiasmaticus zugeschrieben. Melatonin soll eine schlafanstoßende und somit indirekt auch eine phasenverschiebende Wirkung über die innere Uhr haben und außerdem eine Reduktion der Körpertemperatur bewirken. Es wird daher gerne als Schlafmittel, auch bei Jetlag oder bei Zeitzonenflügen, eingesetzt.

Die Datenlage bezüglich des unretardierten Melatonins bei Insomniepatienten deutet auf eine eher geringe Wirkung hin. So zeigte eine Metaanalyse, dass

Tab. 9.5 Melatoninpräparate

Substanz	Handelsname	Dosierung [mg]	Störung
Melatonin (retardiert)	Circadin	2	Ältere Insomniepatienten
Ramelteon	Rozerem	4–8	Jetlag, Schlafstörungen
Agomelatin	Valdoxan	25	Insomnie mit depressiver Symptomatik

Melatonin den objektiven Schlaf nur minimal verbessert. Auch bei sekundären Schlafstörungen zeigt Melatonin keinen wesentlichen positiven Effekt, allerdings gibt es hierzu nur wenige Studien. Eine bessere Wirkung wird bei Jetlag berichtet.

Der Vorteil von Melatonin ist, dass es relativ nebenwirkungsarm ist und sich hierin kaum von einem Placebo unterscheidet. Ramelteon ist ein Melatoninrezeptoragonist (MT1- und MT2-Rezeptoren) mit einem eher schwachen Wirkungsprofil, es ist in den USA, aber nicht in Deutschland zugelassen. Es ist mit Melatonin chemisch verwandt.

Anders sieht die Datenlage für das retardierte Melatonin an. Dieses ist in Deutschland für ältere Patienten zugelassen. Die Patienten sollten älter als 55 Jahre sein und können für 13 Wochen mit 2 mg Melatonin behandelt werden. Hierzu gibt es eine gute Studienlage, die zeigt, dass nicht nur die Schlafqualität, sondern auch die morgendliche Wachheit deutlich verbessert wird. Der Vorteil dieses Präparates ist, dass es über einen längeren Zeitraum bei älteren Patienten eingesetzt werden kann und hier gute Effekte zeigt (Tab. 9.5).

Agomelatin ist ein Hemmer der serotonergen 5-HT2c-Rezeptoren und wirkt agonistisch an melatonergen MT1- und MT2-Rezeptoren. Die Wirkung auf den Schlaf ist so schwach, dass es als Schlafmittel nicht zugelassen ist. Dennoch wird es gerne aufgrund seiner antidepressiven Wirkung bei depressiven Insomniepatienten gegeben.

Zusammengefasst gesagt hat Melatonin also ein solides Wirkprofil, das allerdings eher für ältere Patienten nachgewiesen ist und nicht mit starker Evidenz. Es hat den Vorteil einer geringen Bandbreite unerwünschter Nebenwirkungen, profitiert aber leider von seinem Image, ein körpereigener Stoff zu sein, und wird daher gerne auch als OCT-Medikation („over the counter") eingekauft oder gar über das Internet. Es besteht daher beim Konsum von Melatonin eine Dunkelziffer, die sich bislang jeder wissenschaftlichen Überprüfung entzieht.

9.1.10 Antihistaminika

Zu den Antihistaminika gehören Diphenhydramin und Doxylamin. Sie gehören zu den am meisten verkauften Schlafmitteln in Deutschland (Stand 2011). Sie sind apothekenpflichtig, aber nicht rezeptpflichtig.

Der schlafanstoßende Mechanismus wird über das histaminerge System vermittelt, insbesondere über die Blockade der H1-Rezeptoren, bei denen man eine

Tab. 9.6 Antihistaminika mit schlafanstoßender Wirkung

Substanz	Handelsname	Dosis [mg]	Kontraindikation
Diphenhydramin	Halbmond, Emesan, Vivinox	12,5–50	Engwinkelglaukom
Doxylamin	Gittalun, Sedaplus, Hoggar night, SchlafTabs	25–50	Engwinkelglaukom

Beteiligung am Wachsein annimmt. Antihistaminika stellten lange auf dem Boden ihrer sedierenden Eigenschaften eine Möglichkeit der medikamentös basierten Pharmakotherapie der Insomnie dar, da kein Abhängigkeitspotenzial besteht. Antihistaminika werden von Patienten gerne genommen, da sie teilweise nicht rezeptpflichtig sind. Allerdings gibt es neben der müde machenden Wirkung auch unerwünschte Effekte, wie zum Beispiel einen Überhang (Tab. 9.6). Problematisch ist, dass diese Medikamente nicht rezeptpflichtig sind und daher oft ohne ärztliche Konsultation genommen werden. Erfahrungen der Patienten erreichen die Ärzte oft nicht, auch die Studienlage ist dünn und zeigt eher milde Effekte.

9.1.11 Neuroleptika

Neuroleptika (Antipsychotika) sind bei Insomnien nicht indiziert, werden aber zunehmend gegeben. Grund ist wahrscheinlich der Wunsch, die von den klassischen Hypnotika gefürchtete Abhängigkeitsgefahr zu umgehen. In der Regel werden Neuroleptika zwar gut vertragen, sie bergen aber immer die Gefahr von unerwünschten Folgen, wie zum Beispiel Dyskinesien (Tab. 9.7).

Quetiapin ist ein atypisches Neuroleptikum und wird seit einiger Zeit gerne gegen Einschlafstörungen verschrieben. Dieses Neuroleptikum ist mit dem Olanzapin verwandt und wird bei Psychosen eingesetzt. Es wirkt antagonistisch an Serotonin-5-HT2- und an Dopamin-D2-Rezeptoren und hat eine Halbwertszeit von 3–6 h. Für Insomnien wird Quetiapin niedrig dosiert gegeben, da es eine dämpfende Wirkung hat, das insomnietypische Grübeln unterbrechen soll und außerdem schläfrig macht. Die Gabe ist jedoch "off label". Problematisch ist die Tatsache, dass Quetiapin Restless-legs-Symptome verursachen kann.

Tab. 9.7 Neuroleptika zur Behandlung von Schlafstörungen

Substanz	Handelsname	Dosierung [mg]
Melperon	Eunerpan	25–75
Pipamperon	Dipiperon	20 60
Promethazin	Atosil	10–50
Olanzapin	Zyprexa	2,5–5
Quetiapin	Seroquel	12,5–150

9.2   Wachheitsfördernde Substanzen

Der Einsatz von wachheitsfördernden Substanzen ist vor allem bei den Hypersomnien indiziert, wobei immer zweigleisig therapiert werden sollte. Die medikamentöse Behandlung sollte stets von verhaltenstherapeutischen Maßnahmen begleitet werden (Abschn. 8.4). Auch wenn pharmakologisch eher nur eine Substanz gegeben werden sollte, kann bei Bedarf auch eine Kombination von Substanzen gegeben werden. Die beste Studienlage zur Behandlung der Tagesschläfrigkeit besteht für Modafinil und Natriumoxybat (Xyrem), in Deutschland zugelassen ist außerdem Methylphenidat (Ritalin, Medikinet) und Pitolisant. Andere Medikamente werden als Therapie der zweiten Wahl "off label" eingesetzt. Solriamfetol ist ein neuer Wirkstoff, der bereits in den USA zugelassen ist. Der Dopamin-Noradrenalin-Wiederaufnahmehemmer zeigt gute Ergebnisse bezüglich der Wachheit.

Hochdosierte Amphetamine sollten eher zurückhaltend und mit engmaschiger Überprüfung angewendet werden, da sie oft unerwünschte Nebenwirkungen haben. Außerdem besteht bei Amphetaminen die Gefahr des Missbrauchs. Zur Behandlung der Tagesschläfrigkeit sollte die Dosierung auf die Bedürfnisse des Patienten abgestimmt werden. Unerwünschte Nebenwirkungen einer übermäßigen Aufdosierung von Amphetaminen sind:

- Psychosen
- Alkohol- und Substanzmissbrauch
- Herzrhythmusstörungen
- Anorexie

9.2.1   Modafinil

Modafinil (Vigil) ist ein Medikament, welches die Müdigkeit unterdrückt. Es wird in 100-mg-Tabletten gegeben und kann bis zu einer Dosierung von 400 mg eingenommen werden. Die Verträglichkeit ist relativ gut, und da es kaum einen suchterzeugenden Effekt hat, wird es gerne auch jüngeren Patienten verschrieben. Modafinil macht die hypersomnischen Patienten nicht nur wacher, Studien zeigen, dass sie auch eine Besserung der Lebensqualität erfahren.

▶   Eine unerwünschte Nebenwirkung ist die Einschränkung der Wirkung oraler Kontrazeptiva.

Fallbeispiel

Herr T. hat eine Narkolepsie und nimmt Modafinil. Das Medikament hilft zusammen mit geplanten Naps, die Müdigkeit zu mildern. Er nimmt jeden Tag 200 mg, eine Tablette morgens und eine mittags. Wenn etwas Wichtiges bevorsteht, steigert er die Medikation auf 3 Tabletten.

9.2.2 Natriumoxybat (Xyrem)

Xyrem enthält das Natriumsalz der 4-Hydroxybutansäure (Natriumoxybat) und wird als Lösung zum Einnehmen verkauft. Es ist zur Behandlung der Narkolepsie mit Kataplexien zugelassen. Die Anfangsdosierung beträgt laut Hersteller 4,5 g Natriumoxybat pro Tag, verteilt auf 2 gleiche Dosen von je 2,25 g. Eine Aufdosierung bis 9 g verteilt auf 2-mal 4,5 g ist möglich. Die nächtliche Einnahme wird häufig auf 22 und 2 Uhr aufgeteilt. Für Jugendliche und Kinder gibt es keine Referenzstudien.

Natriumoxybat wirkt sehr gut dosisabhängig bei Kataplexien, Schlaflähmung und hypnagogenen Halluzinationen. Bei niedriger Dosierung hat es eine stimulierende Wirkung auch im Kontaktverhalten, weswegen es mittlerweile als Partydroge konsumiert wird. Vor der Gabe von Xyrem sollte eine Drogenabhängigkeit ausgeschlossen werden. Xyrem wirkt nicht atemsuppressiv, aber trotzdem zentralnervös dämpfend. Eine gleichzeitige Einnahme mit Alkohol und Benzodiazepine n sollte also vermieden werden. Die Kombination mit Modafinil ist weitgehend unbedenklich und wird in der Therapie der Narkolepsie häufig angewendet.

▶ Natriumoxybat sollte nicht zusammen mit Alkohol oder anderen Sedativa eingenommen werden.

9.2.3 Methylphenidat (Ritalin)

Methylphenidat zeigt in Studien eine deutliche Verlängerung der Schlaflatenz am Tag. Die Halbwertszeit liegt bei 2–7 h. Wegen der kardiovaskulären Nebenwirkungen sollte es jedoch Mittel der dritten Wahl sein.

9.2.4 Pitolisant

Pitolisant (Wakixx) ist für die Behandlung der Narkolepsie mit und ohne Kataplexien zugelassen. Das neuartige an Pitolisant ist die Wirkung auf Histaminrezeptoren. Als H3R-Antagonist sorgt er für eine erhöhte Freisetzung von Histamin im synaptischen Spalt. Es kommt zu einem stimulierenden Effekt mit positiver Auswirkung auf Wachheit und Aufmerksamkeit. Des Weiterem werden durch Pitolisant andere Neurotransmittersysteme moduliert, wodurch es zu einer Ausschüttung von Noradrenalin, Acetylcholin und Dopamin im Gehirn kommt. Pitolsiant wird in einer Dosierung von 9 bis 36 mg/Tag verabreicht. Die empfohlene Anfangsdosierung beträgt 9 mg, diese kann in der folgenden Woche auf 18 mg/Tag erhöht oder aber auf 4,5 mg/Tag reduziert werden. Pitolisant sollte bei schweren Angststörungen oder Depressionen mit Suizidgedanken nur mit Vorsicht angewandt werden.

9.2.5   Selegilin (Movergan)

Selegilin ist ein Monoaminooxidase-B-Hemmer und wird zur Behandlung der Parkinson-Krankheit eingesetzt, vor allem um die Starre bzw. Steifigkeit zu verbessern. Es wirkt aber auch vigilanzsteigernd. Die Gabe („off label") von 20–40 mg pro Tag reduziert Schlafattacken und Tagesschläfrigkeit und unterdrückt den REM-Schlaf. Wegen sympathomimetischer Nebenwirkungen ist die Anwendung jedoch begrenzt.

9.3   Medikamente zur Behandlung einer „REM sleep behaviour disorder"

Bei der Behandlung der REM-Schlaf-Verhaltensstörung kommt es im Wesentlichen darauf an, die Gefahr der Selbstverletzung und der Fremdgefährdung zu minimieren. Der Patient sollte ruhiger schlafen, die Träume weniger ausleben und sich vor allem nicht verletzen. Hier hat sich besonders das Benzodiazepin Clonazepam als nützlich erwiesen. Es wirkt in einer Dosierung von 0,25–2 mg und sollte langsam aufdosiert werden. Clomipramin, das den REM-Schlaf unterdrückt, ist hier nicht indiziert. Für Melatonin konnte auch ein Effekt auf REM-Schlaf-Verhaltensstörungen gezeigt werden. Es fehlen aber randomisierte klinische Studien.

Fallbeispiel

Herr O. berichtet von massiven Albträumen. Begonnen haben sie in einer Phase, in der er gemobbt wurde. Er habe in dieser Zeit nachts auch vermehrt um sich geschlagen, einmal sogar den Schrank beim Bett getroffen. Seine Frau habe auch schon „etwas abbekommen". Herr O. wird wegen einer Depression mit Clomipramin behandelt, was ihm sehr geholfen habe. In der Polysomnographie zeigt er nun das typische Muster einer REM-Schlaf-Unterdrückung. Der REM-Schlaf hat sich zum Ende der Nacht hin verschoben und hält über eine längere Periode an. Hier steigt dann auch die Gefahr für das Auftreten der „REM sleep behaviour disorder". Herr O. wird nun zusätzlich mit Clonazepam behandelt.

9.4   Medikamente zur Unterdrückung von Kataplexien

In Deutschland sind 2 Präparate zur Behandlung von Kataplexien zugelassen: Clomipramin und Natriumoxybat (Xyrem). Letzteres wird zur Unterdrückung der Kataplexien als Medikament der ersten Wahl empfohlen (Tab. 9.8).

Clomipramin hat eine den REM-Schlaf unterdrückende Wirkung, sollte aber nicht bei „REM sleep behaviour disorder" gegeben werden. Auch wenn

Tab. 9.8 Medikamente, die Kataplexien unterdrücken

Substanz	Dosis [mg]	Cave
Clomipramin	75	Langsam absetzen, Rebound-Gefahr
Natriumoxybat	3,6 und 9	

der REM-Schlaf zunächst unterdrückt wird, kann es zu einer verlängerten REM-Schlaf-Periode am Ende der Ableitung kommen. Clomipramin wirkt aber sehr gut gegen Kataplexien und andere Symptome der Narkolepsie, wie zum Beispiel Schlaflähmung. Nebenwirkungen können die üblichen unerwünschten Wirkungen von Antidepressiva sein, wie zum Beispiel Mundtrockenheit oder Verstopfung. Es hat eine geringe Teratogenität. Es besteht außerdem die Gefahr einer Toleranzentwicklung. Bei Clomipramin sollte langsam ausgeschlichen werden. Es besteht bezüglich der Kataplexien eine Rebound-Gefahr und sogar die eines Status cataplecticus (Stunden und Tage anhaltende Phasen mit Kataplexien).

Natriumoxybat zeichnet sich durch eine gute antikataplektische Wirkung und auch durch eine gute schlafanstoßende Wirkung aus. Für Patienten resultiert daraus eine Behandlungsmöglichkeit der 3 Hauptsymptome der Narkolepsie Typ 1 – Kataplexie, Schlaffragmentierung und Tagesschläfrigkeit – mit einer Substanz. Die medizinische Indikation für Natriumoxybat basiert aber auf der Reduktion der Kataplexien.

9.5 Substanzen mit chronobiologischer Wirkung

Hier stehen Melatonin präparate an erster Stelle. Melatonin kann in einer Dosierung von 0,3 bis 3 mg 5 h vor der gewünschten Bettzeit eingenommen werden. Tasimelteon ist ein Medikament, das zur Behandlung einer speziellen zirkadianen Störung, der Schlafstörung mit Abweichung vom 24-h-Rhythmus, eingesetzt wird. Es ist zur Behandlung blinder Patienten mit dieser Störung zugelassen. Die dauerhafte Gabe kann den 24-h-Rhythmus synchronisieren.

Andere Substanzen zur chronobiologischen Regulierung gibt es zurzeit nicht. Zahlreiche OTC-Präparate („over the counter") werden angeboten, die Wirkung dieser Präparate ist jedoch wissenschaftlich nicht belegt. Eine medizinische Indikation kann aus diesem Grund für diese Substanzen nicht gestellt werden.

Spezifische Substanzen für chronobiologische Störungen gibt es nicht. Im Grunde greifen jedoch alle Hypnotika oder Wachmacher in das Schlaf-Wach-System des Menschen ein. Sie verschieben den Schlaf-Wach-Rhythmus pharmakologisch nach vorne oder nach hinten. Die Chronopharmakologie untersucht die Wirksamkeit aller Medikamente, je nach Zeitpunkt der Gabe, hinsichtlich ihrer Interaktion mit den ebenfalls chronobiologisch schwankenden Hormonen oder physiologischen Veränderungen (z. B. Blutdruck oder Kortisol).

Schlafmedizinische Messmethoden

Tatjana Crönlein, Wolfgang Galetke und Peter Young

Die schlafmedizinischen Messmethoden haben sich wesentlich aus der frühen Schlafforschung entwickelt. Hierzu gehört in erster Linie die Polysomnographie, das heißt, die Messung des Schlafverhaltens auf physiologischer Ebene. Mit der Entdeckung des Schlafapnoesyndroms erlangten ambulante Messverfahren, wie zum Beispiel das Apnoe-Screening, weitreichende Bedeutung und lösten teilweise die aufwendigere Polysomnographie ab. Schlafmedizinische Messmethoden umfassen jedoch auch die Messung der Tagesmüdigkeit oder der Schlaf-Wach-Rhythmen. Die jeweilige Indikation ergibt sich aus dem Schweregrad und der Art der Schlafstörung. Grundsätzlich sollte bei nahezu jeder Schlafstörung ein stufendiagnostisches Vorgehen gewählt werden, es muss also nicht jeder Patient in ein Schlaflabor.

10.1 Schlafmedizinische Methoden und deren Indikationen

Grundsätzlich kann man die schlafmedizinischen Untersuchungsmethoden in die Bereiche Anamnese, Fragebögen, körperliche Untersuchung, Laborwerte, ambulante apparative Verfahren und stationäres Schlaflabor einteilen. Die Indikation für die jeweiligen Verfahren ist je nach Störung und Schweregrad bzw. Komorbidität gegeben und hängt natürlich auch von der Verfügbarkeit ab (Tab. 10.1 und 10.2).

Die Indikation für die verschiedenen Methoden ist eine ökonomische Frage. Eine Polysomnographie ist personal- und kostenintensiv, und die Krankenkassen wollen in der Regel eine genaue Begründung haben. Allen spezifischen Untersuchungen vorgeschaltet ist natürlich die Anamnese und unter Umständen auch eine körperliche Untersuchung. Tab. 10.3 gibt einen Überblick über die wichtigsten Messmethoden und die jeweiligen Schlafstörungen.

Zur weiterführenden Diagnostik und vor allem zur Ergänzung der Anamnese bietet sich das Führen eines Schlafprotokolls an. Der Patient sollte hierzu nach 3–4 Wochen wieder einbestellt werden. Fragebögen eignen sich insbesondere

© Springer-Verlag GmbH Deutschland, ein Teil von Springer Nature 2020
T. Crönlein et al., *Schlafmedizin 1x1*, https://doi.org/10.1007/978-3-662-60406-9_10

Tab. 10.1 Apparative Messmethoden in der Schlafmedizin

Messinstrument	Störungsbereich
Vigilanztest	Tagesschläfrigkeit; Testung der Daueraufmerksamkeit unter monotonen Bedingungen
Pupillographie	Tagesschläfrigkeit; Messung der Schwankung der Pupillenweite
Aktometrie	Restless-legs-Syndrom und periodische Beinbewegungen im Schlaf
Aktiwatch	Schlaf-Wach-Rhythmus
Apnoe-Screening Polygraphie	Schlafbezogene Atmungsstörung
Polysomnographie	Alle Störungen mit differenzialdiagnostischer Indikation
Polysomnographie mit erweiterter EEG-Montage	Epileptische Anfälle im Schlaf

Tab. 10.2 Untersuchunsmethoden in der Schlafmedizin

Methoden	Bei
Anamnese	Allen Schlafstörungen
Körperliche Untersuchung	Schlafapnoe und Restless Legs
Routinelabor	Restless Legs
Fragebögen	Allen Schlafstörungen
Aktigraphie	Insomnie, zirkadianen Störungen und hochauflösend auch bei periodischen Beinbewegungen im Schlaf
Polygraphie	Schlafapnoe
Schlaflabor	Schlafbezogenen Atmungsstörungen Schlafbezogenen Epilepsien

zur Erfassung eines Schweregrades einer bestimmten Störung, zum Beispiel der IRLS beim Restless-legs-Syndrom (Abschn. 10.5). Vor allem bei Tagesschläfrigkeit bietet der Epworth-Sleepiness-Fragebogen die Möglichkeit, anhand eines Cutoff-Wertes von 10 Punkten eine pathologische Tagesschläfrigkeit zu messen. Dieser Fragebogen ist in der Schlafmedizin weit verbreitet. Bei Verdacht auf eine Schlafapnoe sollte ein Apnoe-Screening durchgeführt werden (Kap. 3). Dieses ist auch Bedingung für eine Einweisung in ein Schlaflabor. Eine weitere apparative Messmethode ist die Aktometrie. Ein Bewegungsmesser kann bei bestimmten chronobiologischen Störungen das Schlafprotokoll ergänzen, es kann aber auch in einer höheren zeitlichen Auflösung zur Messung periodischer Beinbewegungen

Tab. 10.3 Häufigste Schlafstörungen und die geeigneten Messmethoden der Schlafmedizin

Störung	Fragebögen[a]	Ambulante Messmethoden	Indikation für das Schlaflabor
Insomnie	Insomnia Severity Index Regensburg Insomnia Scale Pittsburgh Sleep Quality Index	Schlafprotokoll	Therapieresistenz
Restless-legs-Syndrom	International Restless Legs Severity Scale	Hochauflösende Aktometrie der Beine	Therapieresistenz
Schlafbezogene Atmungsstörung	Stop Bang Fragebogen	Apnoe-Screening Polygraphie	CPAP-Einstellung
Parasomnie	Münchner Parasomnie Screening	–	Verdacht auf Epilepsie Abklärung der Art der Parasomnie
Schichtarbeit	Fragebogen zum Chronotypus	Aktometrie Schlafprotokoll	Verdacht auf komorbide Schlafstörung
Schlafbezogene Epilepsie	–	–	Abklärung einer schlafbezogenen Epilepsie
Narkolepsie	Epworth Sleepiness Scale Vigilanztest	Schlafprotokoll	Diagnosestellung
Hypersomnie	Epworth Sleepiness Scale Vigilanztest	Schlafprotokoll	Diagnosestellung Differenzialdiagnose Narkolepsie

[a]Zur Messung des Schweregrads der Störung (Anhang)

im Schlaf eingesetzt werden. Die Polysomnographie sollte nach Ausschöpfung der anderen Methoden eingesetzt werden. In einigen Fällen ist jedoch eine sofortige Einweisung indiziert, wie zum Beispiel bei der Narkolepsie oder nächtlichen epileptischen Anfällen.

10.2 Schlafmedizinische Anamnese

Bei der schlafmedizinischen Anamnese sollten neben der Schlafqualität vor allem die Schlafgewohnheiten und die Tagesbefindlichkeit abgefragt werden. Tab. 10.4 gibt einen Überblick:

Wie anhand der Tabelle ersichtlich ist, kann eine schlafmedizinische Anamnese relativ ausführlich sein, wobei hier noch nicht die häufigsten differential-diagnostischen Krankheitsbilder aufgeführt sind.

Je nach Diagnose beziehungsweise Verdachtsdiagnose können weitere ambulante Messmethoden angewandt werden, zum Beispiel eine Schlafprotokoll oder störungsspezifische Fragebögen.

Abb. 10.1 gibt noch einen Überblick über die typischen Symptome schlafmedizinischer Krankheitsbilder.

Tab. 10.4 Schlafmedizinische Anamnese

	Bei
Auf welche Art ist der Schlaf gestört?	Einschlafstörungen Durchschlafstörungen mit oder ohne lange Wachzeiten Früherwachen
Wie sind die Schlafgewohnheiten?	Bettzeiten unter Arbeits- und Freizeitbedingungen Schichtdienst Lauter Umgebung (schnarchender Bettnachbar)
Tagesbefindlichkeit	Morgendlicher Abgeschlagenheit Tagesmüdigkeit mit oder ohne Monotonieintoleranz Ungewolltem Einschlafen in sozial akzeptablen oder inakzeptablen Situationen
Motorische Störungen	Restless-Legs-Symptomen Beinbewegungen im Schlaf
Atmung im Schlaf	Schnarchen Beobachteten Atemaussetzern Vorliegen einer nächtlichen Atemmessung
Parasomnische Phänomene	Träumen Bewegungen aus dem Schlaf herausv
Insomnietypische Symptome	Schlafbezogenen Ängsten Unfähigkeit, den Schlaf tagsüber nachzuholen
Medikamenteneinnahme	Falls ja, welche Medikamente wurden bereits früher eingenommen, haben sich Nebenwirkungen gezeigt

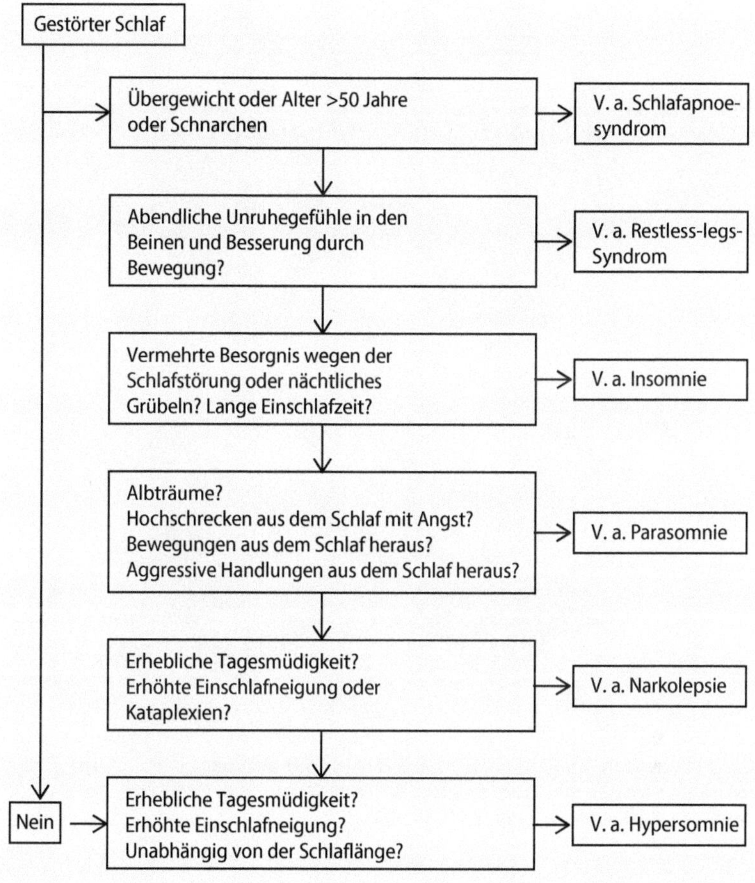

Abb. 10.1 Algorithmus für eine schlafmedizinische Anamnese und die häufigsten Krankheitsbilder

10.3   Körperliche Untersuchung

Eine körperliche schlafmedizinische Untersuchung ist in der Regel nicht erforderlich, außer bei Verdacht auf ein Schlafapnoesyndrom. Hier kann ein Blick in den Rachen Aufschluss geben. Bestehen enge Rachenverhältnisse? Abb. 10.2 zeigt die Einteilung nach Mallampati. Der Score dient ursprünglich zur Abschätzung des Schwierigkeitsgrades zur Abschätzung einer endotrachealen Intubation bei einer Narkose. Es kann allerdings auch Hinweise auf das Vorliegen einer schlafbezogenen Atmungsstörung geben, wenn die Rachenverhältnisse entsprechend eng sind. Des Weiteren sollte eine Prüfung der Nasenatmung erfolgen, dies kann relativ einfach durch eine entsprechende Vorführung geschehen.

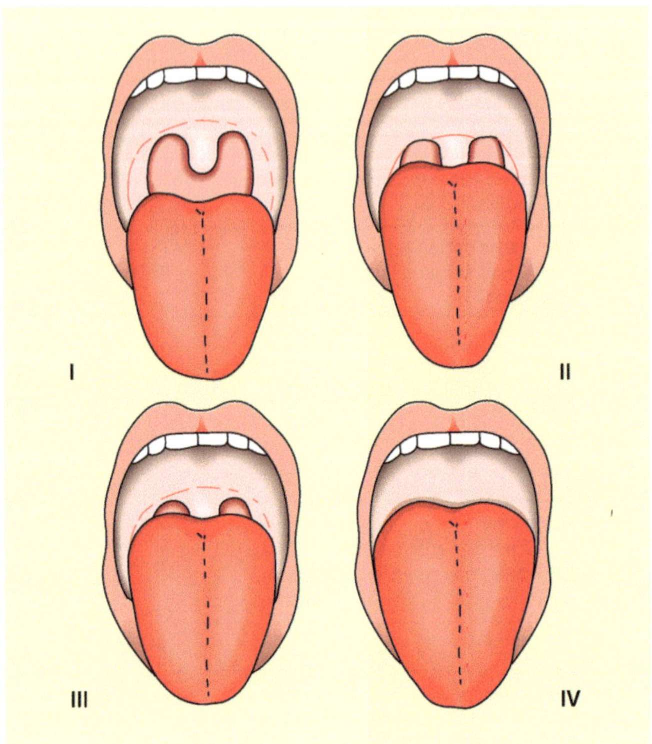

Abb. 10.2 Mallampati-Klassifikation. (Quelle: Abb. 8.6 aus Larsen R. (2016) Endotracheale Intubation, Larynxmaske und Larynxtubus. In: Anästhesie und Intensivmedizin für die Fachpflege, Springer, Berlin, Heidelberg, S. 103–138)

Bei Restless-legs-Symptomen sollte differenzialdiagnostisch eine Polyneuropathie ausgeschlossen werden. Im Fall einer Parasomnie kann nach Zeichen einer neurodegenerativen Erkrankung gesucht werden, beispielsweise Tremor oder Verlangsamung der Bewegungsabläufe. Für andere Schlafstörungen gibt es keine spezifischen körperlichen Untersuchungsparameter.

10.4 Blutuntersuchung

Blutuntersuchungen sind bei wenigen Schlafstörungen von diagnostischer Bedeutung. Dennoch gibt es ein paar Laborparameter, die bei bestimmten Störungen aufschlussreich sind (Tab. 10.5).

▶   Es gibt keine insomniespezifischen auffälligen Laborwerte.

Tab. 10.5 Laborparameter bei spezifischen Schlafstörungen

Störung	Laborparameter
RLS	Ferritin; ein erniedrigter Eisenspeicher ist in Zusammenhang mit Restless-legs-Symptomen gesehen worden. Insbesondere bei Frauen lohnt sich diese Untersuchung bei Verdacht auf RLS. Eine Substitution kann unter Umständen eine medikamentöse Therapie ersparen
	Zuckerwerte: Diabetes kann Restless-legs-Beschwerden verursachen. Nicht allen Patienten ist bewusst, dass sie darunter leiden
Narkolepsie	HLA-DR2-Antigen-Bestimmung DQB1 0602 ist häufig mit Narkolepsie Typ 1 assoziiert
Insomnie	Schilddrüse
Schlafapnoe	Schilddrüse

Immer häufiger befürchten Insomniepatienten, dass ihre Schlafstörung mit einem Mangel an Melatonin oder anderen Botenstoffen zusammenhängt. Diese Patienten drängen dann auf die Bestimmung einzelner Laborparameter. Leider sind sie auch häufig bereit, dafür relativ viel Geld zu bezahlen. Nicht selten wird die Schlafstörung in Zusammenhang mit einer vermeintlichen Unverträglichkeit von bestimmten Lebensmitteln oder als Folge einer Intoxikation gesehen. Diese Befürchtungen werden durch Beiträge oder Informationen in entsprechenden Internetforen oder durch pseudowissenschaftliche Beiträge in den Medien gefüttert.

Fakt ist, das gestörter Schlaf ein sehr unspezifisches Phänomen ist. Für die Insomnie gibt es jedoch klare Erklärungsmodelle und eine gute evidenzbasierte verhaltenstherapeutische Behandlung.

Fallbeispiel

Frau T. berichtet, von einem Tag auf den anderen nicht mehr schlafen zu können. Dies sei vorher kein Problem für sie gewesen. Sie ist sich sicher, dass die Schlafstörung mit einem Melatoninmangel zu tun hat, der ihr auch durch eine Laboruntersuchung bestätigt worden ist. Die Behandlung mit einem Melatoninagonisten hat jedoch nicht geholfen.

10.5 Fragebögen in der Schlafmedizin

Fragebögen vereinfachen die Anamnese, und der Patient kann so zur Informationsgewinnung beitragen. Sie tragen zur Dokumentation bei und erleichtern die Einschätzung der Symptomatik bei Überweisung in ein Schlaflabor oder zu anderen Kollegen. Es gibt in der Schlafmedizin viele störungsspezifische Fragebögen, die jedoch für die Interpretation eine Kenntnis der Störung voraussetzen. Im Folgenden wird nur eine Auswahl der Fragebögen vorgestellt, die für den klinischen Gebrauch geeignet sind, da sie relativ kurz sind. Für wissenschaftliche Zwecke gibt es vor

Tab. 10.6 Fragebögen und ihre Indikation

Störung	Fragebogen
Tagesschläfrigkeit	Epworth Sleepiness Scale
Insomnie	Insomnia Severity Index Pittsburgh Sleep Quality Index Regensburg Insomnia Scale
RLS	International Restless Legs Severity Scale
Schlafapnoesyndrom	STOP-Bang-Fragebogen
Schlaf-Wach-Rhythmus	Fragebogen zum Chronotypus
Parasomnie	Münchner Parasomnie Screening

allem auf dem Gebiet der Insomnie weitere Fragebögen. Viele Fragebögen können auf der Homepage der DGSM heruntergeladen werden (Tab. 10.6).

10.5.1 Tagesschläfrigkeit

Die Epworth Sleepiness Scale (ESS) ist ein Fragebogen zur Erfassung der Einschlafneigung am Tag. Es werden 10 Situationen aus dem Alltag vorgegeben, in denen ungewolltes Einschlafen vorkommen kann und in einem aufsteigenden Grad unangenehm bzw. peinlich ist, vom Einschlafen beim Lesen bis zum Einschlafen beim Halten an einer roten Ampel. Die Antwort wird mit dem Grad der Wahrscheinlichkeit erfasst, je Situation können 0–3 Punkte vergeben werden, 0–9 Punkte insgesamt sind normal. Der Fragebogen findet sich als Vorlage im Anhang.

Epworth Sleepiness Scale
Die folgende Frage bezieht sich auf Ihr normales Alltagsleben in der letzten Zeit:
Für wie wahrscheinlich halten Sie es, dass Sie in einer der folgenden Situationen einnicken oder einschlafen würden – sich also nicht nur müde fühlen?

- Im Sitzen lesend
- Beim Fernsehen
- Wnn Sie passiv (als Zuhörer) in der Öffentlichkeit sitzen (z. B. im Theater oder bei einem Vortrag)
- Als Beifahrer im Auto während einer einstündigen Fahrt ohne Pause
- Wenn Sie sich am Nachmittag hingelegt haben, um auszuruhen
- Wenn Sie sitzen und sich mit jemand unterhalten
- Wenn Sie nach dem Mittagessen (ohne Alkohol) ruhig dasitzen
- Wenn Sie als Fahrer eines Autos verkehrsbedingt einige Minuten halten müssen

Die Epworth Sleepiness Scale ist mittlerweile eines der Standardinstrumente in der Schlafmedizin. Er misst das ungewollte Einschlafen anhand von Alltagssituationen und gibt den Grad der Monotonieintoleranz gut wieder. Viele Patienten berichten, dass sie sich gut wach halten können, wenn sie gefordert oder aktiv sind. Sobald sie zur Ruhe kommen, können sie der Schläfrigkeit nicht mehr standhalten. Die Epworth Sleepiness Scale erfasst die typischen Situationen. Die Indikation ergibt sich bei jeder Form der Müdigkeit oder des ungewollten Einschlafens tagsüber.

Fallbeispiel

Herr G. ist LKW-Fahrer und stellt sich zur Abklärung einer schlafbezogenen Atmungsstörung vor. Er muss längere Strecken fahren und hat immer wieder mit Müdigkeit zu kämpfen. Im Apnoe-Screening ergibt sich der Hinweis auf ein ausgeprägtes Schlafapnoesyndrom. In der Epworth Sleepiness Scale erreicht er 18 Punkte, ein Hinweis auf erhöhte Einschlafneigung in monotonen Situationen. Der Patient wird über die Ergebnisse aufgeklärt, es wird empfohlen, ihn bis zur Therapie der Schlafapnoe vom Fahren zu befreien.

10.5.2 Insomnische Beschwerden

In der Schlafforschung gibt es eine Reihe von Fragebögen zur Messung insomnischer Beschwerden. Der Pittsburgh Sleep Quality Index ist einer der bekanntesten, misst aber eher die Schlafqualität. Die meisten Fragebögen wurden im englischsprachigen Raum publiziert. Folgende kurze Fragebögen wurden im deutschsprachigen Raum validiert.

10.5.2.1 Regensburg Insomnia Scale

Dieser Schlaffragebogen misst die Symptomatik einer primären Insomnie unter besonderer Berücksichtigung der psychologischen Symptomatik. Grundsätzlich werden 4 Dimensionen erfragt: Schlafqualität, insomniespezifische Symptome wie vermehrtes Nachdenken über den Schlaf, Leistungsfähigkeit am Tag und die Einnahme von Schlafmitteln. Der Fragebogen hat nur 10 Items, die Eingangsfrage nach den Bettzeiten hat zum einen klinische Relevanz und bietet zum anderen einen Plausibilitätscheck. Es wird nach der Häufigkeit der Ereignisse gefragt mit einer Antwortskala von 0 (nie) bis 4 (immer). Beispielsweise wird gefragt, wie häufig eine durchwachte Nacht erlebt wird oder Angst besteht, wieder nicht einschlafen zu können. Ansteigende Scores bezeichnen einen Anstieg des Schweregrads. Der Cut-off-Wert liegt bei 12 Punkten. Eine Punktzahl über 24 deutet auf eine schwere Insomnie. Der Fragebogen findet sich im Anhang.

Fallbeispiel

Frau P. hat seit Jahren Schlafstörungen und nimmt regelmäßig Schlafmittel. Sie grübelt vermehrt und kann vor allem nachts nicht abschalten. Alles in ihrem Leben dreht sich nur noch um den Schlaf. In der Regensburg Insomnia Scale hat sie mit 25 Punkten eine stark erhöhte Punktzahl, was für eine ausgeprägte psychophysiologische Komponente der Schlafstörung spricht.

Wenn Patienten mit einer organischen Schlafstörung, wie zum Beispiel einem Schlafapnoesyndrom, eine erhöhte Punktzahl im Insomniefragebogen zeigen, deutet das auf eine Komorbidität mit einem Schlafapnoesyndrom und einer Insomnie hin. Das bedeutet, die Patienten leiden sowohl unter den Auswirkungen ihrer organischen Schlafstörung als auch unter schlafbezogenen Ängsten und Sorgen und brauchen deswegen eine insomniespezifische Therapie, zum Beispiel eine störungsspezifische Verhaltenstherapie.

10.5.2.2 Pittsburgh Sleep Quality Index

Der PSQI (Byusse et al. 1989; deutsch Riemann und Backhaus 1996) ist der in der Forschung am häufigsten verwendete Fragebogen zur Messung der Schlafqualität. Er fragt nicht nur insomnische Beschwerden ab, sondern auch Symptome anderer Schlafstörungen, wie zum Beispiel Schnarchen. Er hat 19 Items, die zu 7 Komponenten zusammengefasst werden können. Die Auswertung ist relativ kompliziert. Da der Frageboden für eine medizinische Diagnosestellung oder Therapieindikation nicht geeignet ist, wird er an dieser Stelle nur erwähnt. Er kann von der DGSM-Homepage heruntergeladen werden.

10.5.2.3 Insomnia Severity Index

Der Insomnia Severity Index (ISI) ist ebenfalls ein kurzer Schlaffragebogen, der mit wenigen Items die Schlafqualität erfragt. Er ist für die Messung des Schweregrads der Insomnie konzipiert und hat 7 Items, die sich sowohl auf die Schlafdauer als auch auf die Schlafqualität beziehen. Der Patient schätzt sich diesbezüglich in den letzten 2 Wochen ein.

10.5.3 Schlafapnoesyndrom

Die Schlafapnoe wird vor allem klinisch diagnostiziert, dennoch gibt es den Fragebogen STOP Bang (Eigentum der University Health Network). Der Fragebogen enthält die Items Schnarchen, Müdigkeit, fremdbeobachtete Atempausen, Bluthochdruck, BMI, Alter über 50 und Geschlecht. Der Score erlaubt eine Einteilung in verschiedene Risikograde.

10.5.4 Zirkadiane Störungen

Der Fragebogen zur Erfassung des Chronotyps ist ein geeignetes Instrument, die chronobiologische Präferenz (B. Griefahn et al. 2001) zu erfragen. Damit ist die Zuordnung zum Morgen- oder Abendtyp gemeint. Morgentypen sind in den frühen Morgenstunden bereits leistungsfähig und haben Probleme, den Einschlafzeitpunkt in die Nacht hinein aufzuschieben. Sie sind dementsprechend für Arbeiten am späten Abend oder in der Nacht nicht besonders geeignet. Das Gleiche gilt zeitlich entsprechend versetzt für den Abendtyp.

Achtung, der Fragebogen zeigt nur eine verhaltensmäßige Präferenz. Die Zuordnung zum Abend- oder Morgentyp kann jedoch nicht allein aufgrund anamnestischer Informationen erfolgen, sondern sollte mittels Polysomnographie validiert werden. Ein Abendtyp sollte zum Beispiel im Schlaflabor eine erheblich verlängerte Schlaflatenz zeigen, wenn er vor Mitternacht ins Bett geht. Dennoch kann der Fragebogen Aufschluss darüber geben, zu welchem Zeitpunkt am Tag sich ein Patient besonders wach und leistungsfähig fühlt. Der Fragebogen ist indiziert bei Beschwerden wie Problemen beim morgendlichen Wachwerden, Verschiebung des Schlaf-Wach-Rhythmus in den Tag hinein, unregelmäßigen Bettzeiten.

Beispielfragen des Fragebogens zum Chronotyp
- Wenn Sie morgens zu einer bestimmten Zeit aufstehen müssen, in welchem Ausmaß sind Sie dann darauf angewiesen, von einem Wecker geweckt zu werden?
- Wie leicht oder schwer fällt es Ihnen unter normalen Umständen, morgens aus dem Bett aufzustehen?
- Wie wach fühlen Sie sich in der ersten halben Stunde, nachdem Sie morgens aufgewacht sind?

Die Auswertung sieht einen definitiven Abendtyp, einen Normaltyp und einen Morgentyp vor. Diese Typen stellen in der ICD-10 keine Diagnosen dar. Die Diagnose heißt verzögertes bzw. vorverlagertes Schlafphasensyndrom (ICD-10: G 47.2).

10.5.5 Restless-legs-Syndrom

Für das Restless-legs-Syndrom stehen verschiedene Fragebögen zur Verfügung. Für den klinischen Gebrauch hat sich insbesondere die International Restless Legs Severity Scale (IRLS, Walters et al. 2003) als sinnvoll erwiesen. In diesem Fragebogen soll der Patient in 10 Fragen die Intensität der Beschwerden und der Beeinträchtigung des Alltags angeben. Der Fragebogen eignet sich weniger zur Indikationsstellung zur medikamentösen Therapie (dies sollte aufgrund anamnestischer Informationen erfolgen) als eher für die Messung des Therapieverlaufs oder auch, um den Patienten mit entsprechenden Informationen an ein schlafmedizinisches Zentrum zu überweisen. Der Fragebogen ist im Anhang abgebildet.

Beispielfragen der IRLS
- Wie stark würden Sie im Großen und Ganzen die RLS-Beschwerden in Ihren Beinen oder Armen einschätzen?
- Wie sehr haben sich im Großen und Ganzen Ihre RLS-Beschwerden auf Ihre Fähigkeit ausgewirkt, Ihren täglichen Aktivitäten nachzugehen, zum Beispiel ein zufriedenstellendes Familien-, Schul- oder Arbeitsleben zu führen?

10.6 Schlafprotokoll

Ein weiteres wichtiges Untersuchungsinstrument sind Schlafprotokolle. In einem Schlafprotokoll werden alle Schlafzeiten über einen bestimmten Zeitraum dokumentiert. In der Regel trägt der Patient am nächsten Morgen seine Schlafzeiten ein.

▶ Schlafprotokolle dokumentieren die Bettzeiten, die Schlafzeiten und ggf. die Schlafmedikation.

Beim morgendlichen Ausfüllen des Schlafprotokolls kommt es auf die Einschätzung der Schlafzeit an. Der Patient soll nachts nicht auf die Uhr sehen, da sich dadurch nachgewiesenermaßen die Schlafqualität verschlechtert. Der Schlaf sollte auch bewertet werden, zum Beispiel über ein Schulnotensystem. Außerdem sollen schlafrelevante Ereignisse, wie zum Beispiel die Einnahme von Schlafmitteln, dokumentiert werden (Anhang).

Ein Schlafprotokoll bietet folgende Informationen:

- Zubettgeh- und Aufstehzeiten
- Schlafdauer
- Schlafqualität
- Einnahme von Schlafmitteln

Ein Schlafprotokoll sollte mindestens eine Woche geführt werden. Es eignet sich vor allem zur Diagnostik, zum Beispiel für Schlafstörungen bei Schichtarbeit und vor allem bei einer Insomnie. Schlafprotokolle werden in der Regel sehr zuverlässig geführt. Der Patient erhält so die Möglichkeiten, seine Schlafstörung über einen längeren Zeitraum zu dokumentieren. Dieses hat schon einen therapeutischen Effekt: Der Patient bemerkt bei der Dokumentation häufig, dass der Schlaf nicht jeden Tag so schlecht ist, wie es in der Erinnerung zunächst scheint. Dies kann auch im Arztgespräch thematisiert werden. Außerdem können auslösende Ereignisse anhand des Protokolls herausgefunden werden, beispielsweise der typische schlechte Schlaf von Sonntag auf Montag. Insbesondere bei Schichtarbeitern kann das Führen des Schlafprotokolls sehr informativ sein, da es Aufschluss darüber geben kann, wie sich die Bettzeiten darstellen und die Schlafqualität in Abhängigkeit von den Schichtzeiten ändert. Abb. 10.3 zeigt das Beispiel einer schweren

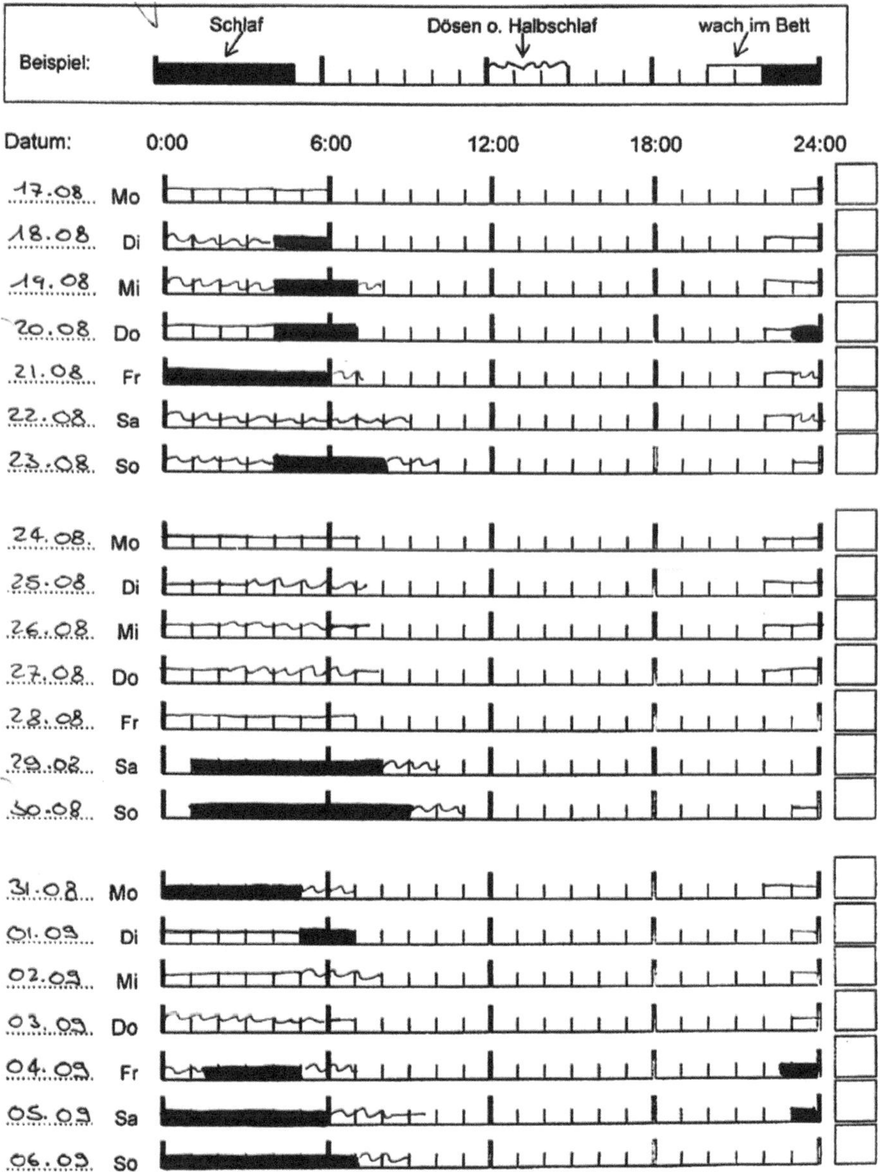

Abb. 10.3   Beispiel eines Schlafprotokolls bei schwerer Insomnie

Insomnie. Für die Durchführung einer Bettzeitrestriktion ist das Schlafprotokoll unerlässlich.

▶   Beim Ausfüllen des Schlafprotokolls sollte nachts beim Erwachen nicht auf die Uhr gesehen werden. Es kommt auf die Einschätzung der Schlafdauer und der Aufwachzeiten an.

10.7   Ambulante apparative Verfahren

Dass die Schlafmedizin ein interdisziplinäres Fach ist, wird an der Rangbreite der ambulanten Messmethoden deutlich. Grob gesagt gibt es 3 Störungsbereiche, die mit ambulanten Methoden gut zu erfassen sind: die schlafbezogenen Atmungsstörungen, die Messung der Aktivität des Patienten über einen längeren Zeitraum und die Messung der Tagesschläfrigkeit bzw. der Vigilanz. Nicht alle Schlaflabore können alle diese Bereiche abdecken, da diese nicht nur material-, sondern vor allem auch personalintensiv sind.

10.7.1 Testverfahren bei Müdigkeit

Wie in Kap. 5 schon beschrieben, spielt die Erfassung der Tagesschläfrigkeit eine besondere Rolle in der Schlafmedizin. Sie ist nicht nur ein Epiphänomen des gestörten Schlafes, sondern auch Hauptsymptom der Hypersomnien. Nicht zuletzt für die Fahrtüchtigkeit ist die Fähigkeit, monotone Situationen wach auszuhalten und dabei noch Tätigkeiten ausführen zu können, extrem wichtig. Um diese monotonen Situationen zu simulieren, gibt es einige Testverfahren, die sich in der Schlafmedizin etabliert haben. Der wichtigste Test ist der Vigilanztest nach Quatember und Maly. Vigilanztestungen sollten gewissen Anforderungen genügen, sie müssen monoton sein und sollten eine Mindestdauer (in der Regel 30 min) nicht unterschreiten. Der Faktor Motivation spielt natürlich eine große Rolle, daher die Empfehlung einer Mindestdauer.

10.7.1.1 Vigilanztest nach Quatember und Maly
Der Vigilanztest von Quatember und Maly basiert auf einem Testverfahren („clock test"), das ursprünglich für militärische Zwecke entwickelt wurde. Er sollte Soldaten herausfiltern, die für die Radarüberwachung am Bildschirm geeignet sind. Beim sogenannten Mackworth Clock Test sitzt die Person mindestens 30 min an einem Bildschirm und muss auf einen optischen Reiz reagieren, der sich langsam eine Kreisbahn entlang bewegt. Die Aufgabe ist monoton und ermüdend. Die Auswertung erfolgt zum einen nach der Anzahl der Auslassungen und zum anderen nach der Geschwindigkeit. Diese sollte konstant bleiben und nicht zu starke Schwankungen zeigen. Es wird also die Fähigkeit gemessen, unter ermüdenden Bedingungen eine gleichbleibend gute Aufmerksamkeitsleistung zu erbringen.

Der Vigilanztest ist vor allem dann indiziert, wenn der Patient eine Tätigkeit ausübt, die unter monotonen Bedingungen stattfindet; dies können Aufgaben im Transportwesen, aber auch in der Überwachung von Prozessen sein. Insbesondere bei Fernfahrern kann ein Test hier wichtige Anhaltspunkte für eine eventuelle weiterführende Diagnostik in Richtung Tagesschläfrigkeit geben.

Die Aufmerksamkeit unterliegt verschiedenen Einflussfaktoren: erstens der Müdigkeit, welche eine konstant gute Aufmerksamkeitsleistung erschwert, zweitens der Motivation und drittens dem Antrieb. Letzterer ist bei vor allem bei depressiven Patienten oft gestört. Diese Patienten fühlen sich nicht unbedingt müde, können sich jedoch zu nichts „aufraffen", haben einen gestörten Antrieb und schneiden deswegen schlecht ab. Manchmal sind es auch sehr banale Gründe, wie zum Beispiel ein Missverständnis bei der Testinstruktion oder Visusstörungen, die für ein schlechtes Testergebnis verantwortlich sind.

▶ Konstante Aufmerksamkeit in monotonen Situationen können mit Vigilanztestungen gemessen werden. Diese Testungen werden in vielen Schlaflaboren durchgeführt.

10.7.2 Verfahren zur Messung von Aktivität

Bei der ambulanten Messung von Aktivität werden durch eine hochauflösende Bewegungsmessung Informationen über die tatsächliche Aktivität des Patienten erhalten. Die Geräte sind in der Regel nicht größer als eine Armbanduhr und werden wie diese am nicht aktiven Handgelenk getragen. Die Dauer kann variiert werden und hängt von der Indikation ab. Die Daten über die Bewegung werden in einem Chip gespeichert, der dann an einem Computer ausgelesen werden kann. Die Darstellung der Ergebnisse erfolgt in der Regel graphisch. Einige Aktometer bieten die Möglichkeit, zusätzliche Parameter zu messen, wie zum Beispiel die Lichtintensität, die Umgebungs- oder Körpertemperatur. Die Indikation zur Aktometrie ist vielfältig.

Indikation für eine Aktivitätsmessung
- Schlafmangelsyndrom
- Schichtarbeit
- Periodische Beinbewegungen im Schlaf
- Zirkadiane Störungen

10.7.2.1 Untersuchung des Ruhe-Wach-Musters eines Menschen

Eine Fragestellung ist die Messung der tatsächlichen Aktivität eines Menschen über einen längeren Zeitraum. Wie lange sind die Ruhephasen, wann ruht der Patient und wann bewegt er sich? Wie stark ist das Aktivitätsmuster? Eine diesbezügliche Messung kann zum Beispiel beim Schlafmangelsyndrom sehr aufschlussreich sein. Bei dieser Störung (Kap. 5) gibt der Patient an, genug zu schlafen, schläft de facto jedoch nicht ausreichend. Beim Schlafmangelsyndrom bleibt der Betroffene mit seiner tatsächlichen Schlafmenge immer unter der subjektiv erforderlichen Dauer und befindet sich ständig im Schlafmangel. Die zu kurzen Ruhezeiten können mit einer Aktometrie sichtbar gemacht werden.

Mittlerweile sind Aktivitäts- und Schlafmessgeräte weit verbreitet. Es können die Schlafdauer, nächtliche Wachphasen und sogar unterschiedliche Schlafphasen aufgezeichnet werden. Die Diskriminierung der unterschiedlichen Schlafphasen wird über die Aufzeichnung der Bewegungsmuster und der Pulsfrequenz geleistet. Ausgehend von der Annahme, dass sich die Intensität der Bewegungen zwischen dem leichten Schlaf und den anderen Schlafstadien unterscheiden, kann das Gerät hier diskriminieren. Unterschiede zwischen dem REM-Schlaf und dem Tiefschlaf werden über die Pulsfrequenz analysiert. Die Validität der Geräte ist natürlich nicht mit einem Schlaflabor vergleichbar. Ein entscheidender Mangel ist mit Sicherheit das Fehlen der Aufzeichnung (bzw. Messung) der Gehirnaktivität. Abgesehen davon ist die Validität der Parameter Bewegung und Puls nur annähernd zufriedenstellend, um Schlafstadien derart diskriminieren zu können. Problematischer ist allerdings die Tatsache, dass diese Geräte eine Scheinobjektivität vermitteln und somit unter Umständen mehr Verwirrung als Einsicht schaffen.

10.7.2.2 Untersuchung periodischer Beinbewegungen im Schlaf

Eine weitere Indikation für die Aktometrie ist die Messung periodischer Beinbewegungen in der Nacht. Der Patient erhält das Aktometer mit einer höheren zeitlichen Messauflösung und trägt es am dominanten Bein von 16 Uhr nachmittags bis 8 Uhr morgens. Man erhält so einen Überblick über das Vorhandensein von Beinbewegungen. Die spezifische Rhythmik (Abb. 10.4) lässt sich willkürlich nur schwer imitieren. Indikationen für die hochauflösende Aktometrie sind:

- Restless-legs-Beschwerden
- Überprüfung einer RLS- oder PLM-spezifischen Therapie
- Persistierende Schlafstörungen nach Therapie einer Insomnie oder einer schlafbezogenen Atmungsstörung

PLM sind relativ häufig bei der Schlafapnoe. Bei persistierenden Schlafstörungen bei behandelter Schlafapnoe sollte somit nach PLM als mögliche Ursache geforscht werden.

10.7.3 Testverfahren bei schlafbezogenen Atmungsstörungen

Grundsätzlich stehen neben der Polysomnographie als Goldstandard vereinfachte portable Systeme mit einer reduzierten Anzahl von Messkanälen zur Verfügung. Diese werden vor allem ambulant zur Messung der Patienten im häuslichen Umfeld eingesetzt. Man unterscheidet bei diesen Systemen zwischen Polygraphiegeräten mit 4–6 Kanälen und Systemen, die nur 1–3 Kanäle besitzen. Letztere

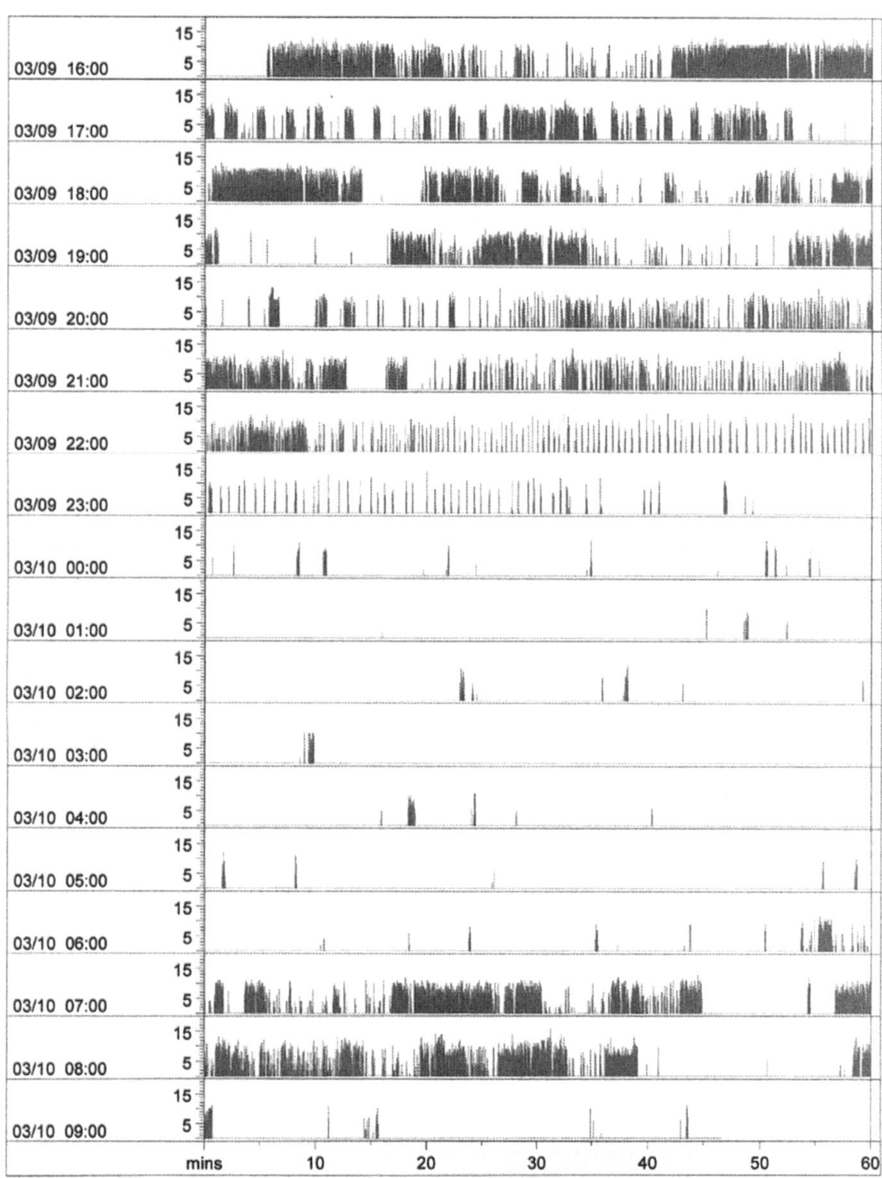

Abb. 10.4 Auffälliger Aktometriebefund hinsichtlich periodischer Beinbewegungen im Schlaf. Die schwarzen Flächen zeigen Aktivität an, die einzelnen Striche eine Beinbewegung. Man sieht zwischen 22:00 und 23:30 Uhr ein Muster von periodischen Beinbewegungen. (Mit freundlicher Genehmigung von Dr. Peter Geisler)

sollten eigentlich nur beim Vorliegen kardiovaskulärer Risikofaktoren für eine obstruktive Schlafapnoe und gleichzeitigem Fehlen aller typischen Symptome eingesetzt werden. Ergibt sich aus dieser Registrierung der Verdacht auf eine schlafbezogene Atmungsstörung, ist eine weiterführende Untersuchung mit Polygraphie oder Polysomnographie sinnvoll.

Indikationen
- Lautes und unregelmäßiges Schnarchen
- Nicht erholsamer Schlaf
- Morgendliche Abgeschlagenheit
- Durchschlafstörungen
- Starkes Übergewicht
- Erhöhte Tagesmüdigkeit
- Therapieresistente Insomnie

Je großzügiger die Indikation gestellt wird, desto eher besteht die Chance, ein Schlafapnoesyndrom als Ursachen von Müdigkeit und Insomnie nicht zu übersehen. Es gibt Fälle, in denen der frühzeitige Einsatz dieser relativ einfachen Messmethode dem Patienten eine langwierige Ursachensuche erspart.

Bei Schlafstörungen, eingeschränkter Tagesmüdigkeit und mittlerem Alter sollte grundsätzlich auch eine schlafbezogene Atmungsstörung als mögliche Ursache mitbedacht werden. Eine ambulante Polygraphie kann hier kurzfristig differenzialdiagnostische Informationen geben.

Fallbeispiel

Frau S. ist 65 Jahre alt, schlank und sportlich. Sie hat seit Jahren insomnische Beschwerden, die sich jedoch seit ihrer Frühpensionierung erheblich verschlechtert haben. Früher habe sie deswegen ab und zu mal eine Schlaftablette genommen (Alprazolam), jetzt nehme sie diese häufiger, sie könne damit zwar recht gut einschlafen, jedoch nicht durchschlafen. Ein Apnoe-Screening hat ein ausgeprägtes Schlafapnoesyndrom ergeben.

Lautes und unregelmäßiges Schnarchen ist immer eine Indikation für die Durchführung einer Polygraphie, insbesondere wenn der Schlaf als nicht erholsam empfunden wird oder die Tagesbefindlichkeit eingeschränkt ist. Polygraphien werden in der Regel von Internisten oder HNO-Ärzten durchgeführt und interpretiert.

Ein wichtiger Aspekt bei der Interpretation und schon bei der Durchführung ist die Einnahme von Schlafmitteln und der Genuss von Alkohol. Ob die Messung nüchtern erfolgen soll oder nicht, ist letztlich Ermessensache, allerdings bietet sich grundsätzlich die Messung des „Normalzustands" an. Dies betrifft vor allem den Alkohol konsum. Falls der Patient angibt, regelmäßig zu trinken, macht eine

Messung unter diesen Bedingungen Sinn. Falls sich hierunter keine behandlungsbedürftige Schlafapnoe ergibt, ist die Nüchternmessung hinfällig.

Wenn Patienten auf Schlafmittel angewiesen sind, sollten sie diese auch während der Messung einnehmen. Insbesondere Benzodiazepine sind zwar atemsuppressiv, dieser Effekt mitberechnet ist jedoch besser als kein Messergebnis, weil der Patient ohne sein Hypnotikum nicht schlafen kann.

Hinweise für den Patienten
- Messung unter normalen Konsumgewohnheiten (Alkohol oder Schlafmittel)
- Allerdings: keine Schlafmittel allein aufgrund der Durchführung des Apnoe-Screenings!

10.7.3.1 Interpretation von Polygraphiebefunden

Das Gerät misst in der Regel die Nasen-, Brust und Bauchatmung, die Sauerstoffsättigung und das Schnarchen. Aus den Parametern wird eine Statistik entsprechend der Anforderung für die Diagnostik einer schlafbezogenen Atmungsstörung gestellt. Es werden die respiratorischen Ereignisse insgesamt gezählt, aufgeteilt nach Hypopnoen und Apnoen, Entsättigungen und teilweise auch nach der Körperlage. Für die Beurteilung sind die in Tab. 10.7 dargestellten Punkte wichtig. Ein Index über 10/h Schlaf ist als auffällig zu bewerten. Abb. 10.5 zeigt die graphische Darstellung einer Aufzeichnung. In der Regel gibt es auch die Möglichkeit einer Feinanalyse mit einer höheren zeitlichen Auflösung. Man kann hier deutliche Entsättigungen sehen, die typisch für ein ausgeprägtes obstruktives Schlafapnoesyndrom sind. Ein mäßig ausgeprägtes Apnoe-Screening zeigt Abb. 10.6.

Interpretationskriterien
- Sollte der Patient dringend wegen einer ausgeprägten Schlafapnoe behandelt werden?
- Ist die Polygraphie unauffällig unter Berücksichtigung der möglichen Fehlerquellen?
- Ist eine Wiederholung der Durchführung notwendig?
- Besteht die Indikation zu einer polysomnographischen Abklärung?

Tab. 10.7 Apnoe-Screening-Parameter

Abkürzung	Parameter
AI	Apnoe-Index
AHI	Apnoe-Hypopnoe-Index
ODI	Oxygen Desaturation Index
HF	Herzfrequenz

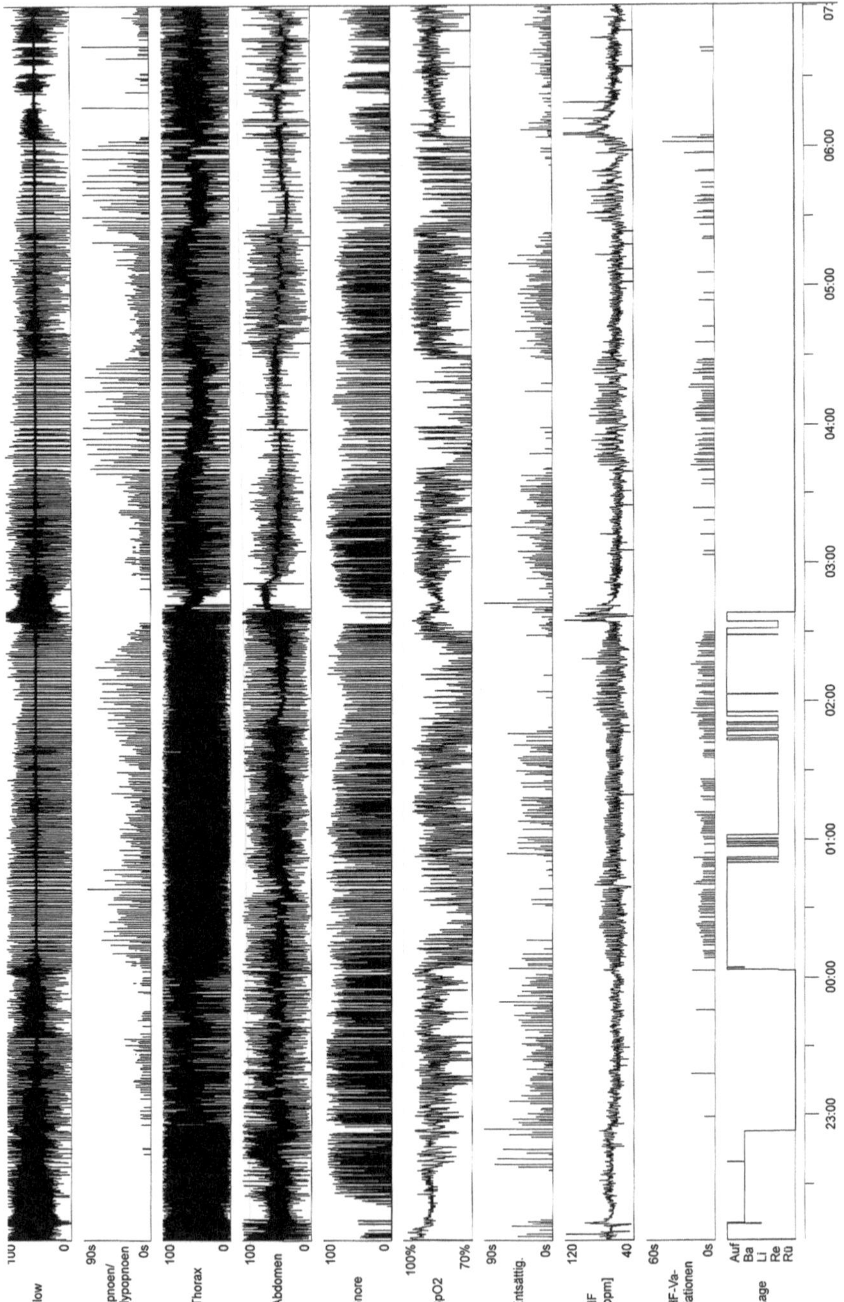

Abb. 10.5　Apnoe-Screening: Aufzeichnung bei ausgeprägtem Schlafapnoesyndrom

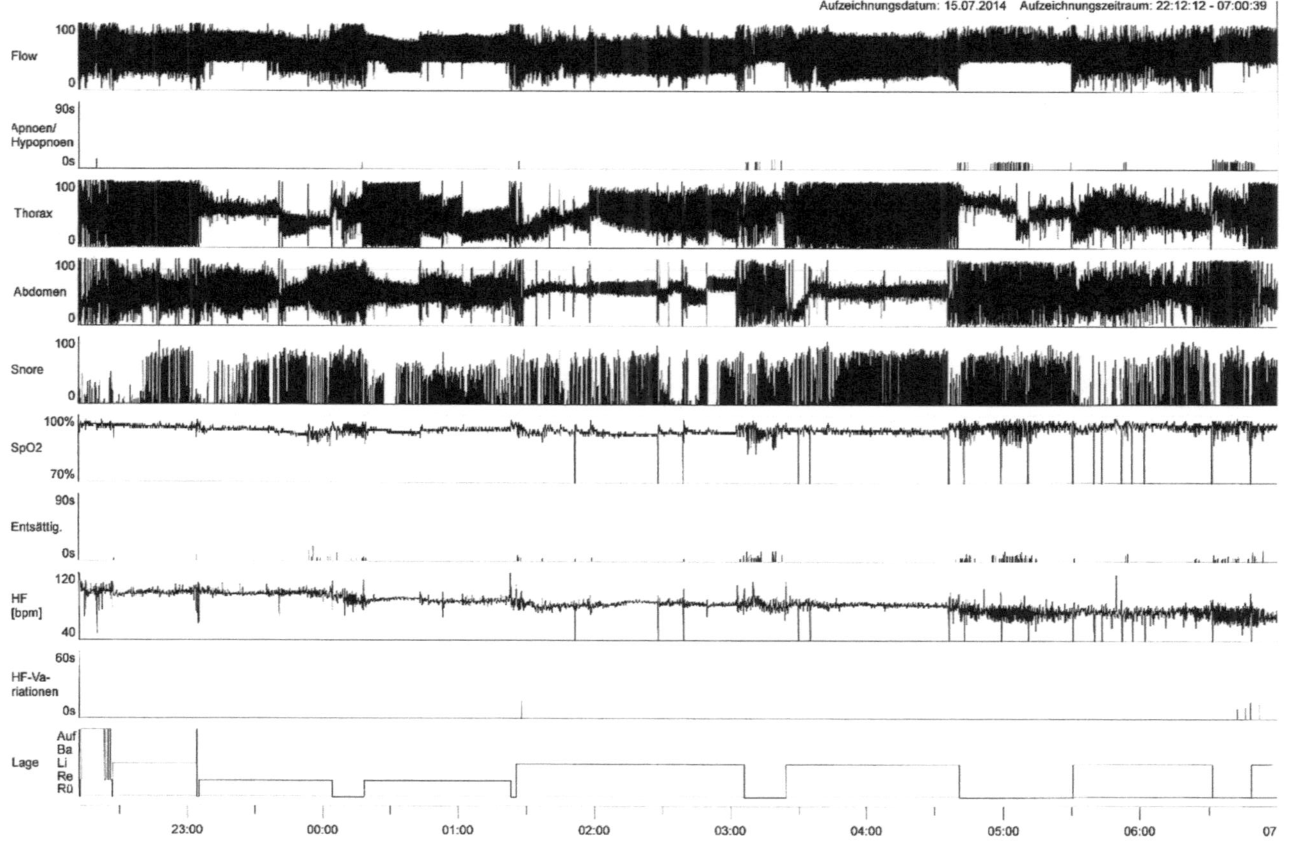

Abb. 10.6 Mäßig ausgeprägter Apnoe-Screening-Befund

Auch wenn es in der Klassifikation der Schlafapnoe feste Kriterien gibt (Kap. 3), erfolgt die Beurteilung eines Schlafapnoesyndroms doch klinisch. Die Interpretation einer Polygraphie erfordert durchaus Übung, auch wenn die Statistik ein eindeutiges Ergebnis zu liefern scheint. Grundsätzlich gilt natürlich, je ausgeprägter der Befund, desto leichter ist die Anordnung weiterführender diagnostischer bzw. therapeutischer Maßnahmen.

▶ Der Polygraphiebefund sollte immer in Zusammenschau mit den schlafbezogenen Symptomen beurteilt werden.

Bei ausgeprägten Befunden steht eine Überweisung in ein Schlaflabor außer Frage. Es gibt aber auch Befunde, die sich in einem diagnostischen Graubereich befinden. Dies ist dann der Fall, wenn der Patient beispielsweise kein Übergewicht, keine körperlichen Risikofaktoren und auch sonst keine weiteren Beeinträchtigungen hat. Zeigt sich vermehrtes Schnarchen und zum Beispiel ein Apnoe-Hypopnoe-Index von 11/h Schlaf, ist eine weitere Diagnostik bzw. die Therapie Ermessenssache.

Wenn Patienten an Beeinträchtigungen der Tagesbefindlichkeit (auch messbar mit dem Fragebogen ESS), zum Beispiel in Form von Tagesmüdigkeit oder Schlafstörungen, leiden und einen mäßig ausgeprägten Polygraphiebefund zeigen, kann die Polysomnographie in einem stationären Schlaflabor Aufschluss über die Notwendigkeit einer etwaigen Therapie geben. Beispielsweise kann hier gezeigt werden, inwieweit die Apoen und Hypopnoen den Schlaf fragmentieren. Es kommt vor, dass sich im Schlaflabor ein Ergebnis zeigt, welches vom Apnoe-Screening abweicht. Dies liegt nicht zuletzt daran, dass ambulante Messverfahren eher Fehlereinflüssen unterliegen.

▶ Bei erhöhter Tagesmüdigkeit oder gestörtem Schlaf besteht die Indikation zur Untersuchung im Schlaflabor auch bei unterschwelliger Ausprägung im Apnoe-Screening.

10.8 Schlaflabor

Das Schlaflabor ist die klassische Untersuchungsmethode der Schlafmedizin. Hier können alle relevanten Parameter erfasst werden, die für die Diagnostik von Schlafstörungen notwendig sind. Dazu gehören zunächst die quantitativen Parameter des Schlafes, welche auf die Schlafqualität Rückschlüsse zulassen.

Diagnoserelevante Informationen gemessen im Schlaflabor
- Schlafparameter:
  - Schlaflatenz (Einschlafzeit)
  - Schlafdauer (Gesamtschlafzeit)
  - Anzahl der Arousals (Maß für die Schlafkontinuität)

- Menge an Tiefschlaf und REM-Schlaf
- REM-Latenz (Dauer bis zum ersten REM-Schlaf)
- Schlafeffizienz (Verhältnis zwischen Schlafzeit und Bettzeit)
- Hinweise auf epilepsietypische Potenziale
- Atmung:
  - Schnarchen
  - Sauerstoffsättigung
  - Hypopnoen
  - Apnoen
- EKG
- Motorische Störungen:
  - abnorme Bewegungsmuster im Schlaf
  - periodische Beinbewegungen
  - Schlafwandeln
  - epileptische Störungen

In einem Schlaflabor können also in einer Nacht alle diagnoserelevanten Informationen gesammelt werden. Dies gilt für die Diagnostik von schlafbezogenen Atmungsstörungen, motorischen sowie neurologischen Störungen, wie zum Beispiel schlafgebundene Anfälle. Allerdings ist eine Untersuchung in einem Schlaflabor teuer, und nicht immer ist ein Patient dazu zu motivieren, sich untersuchen zu lassen. Daher bietet sich eine abgestufte Diagnostik an.

10.8.1 Indikationen zur Untersuchung im Schlaflabor

Auch wenn sich Insomnien und schlafbezogene Atmungsstörungen in der Prävalenz ungefähr die Waage halten, ist der Anteil der pulmologisch orientierten Schlaflabore ungleich größer. So ist über die Jahre ein einseitiges Bild der Schlafmedizin entstanden, nämlich „Schlaflabor bedeutet Behandlung einer schlafbezogenen Atmungsstörung". Tatsächlich gibt es aber Indikationen über die Behandlung eines Schlafapnoesyndroms hinaus.

Die Indikation zur weiterführenden Untersuchung in einem Schlaflabor ist gegeben, wenn sich der Verdacht entweder auf eine schlafbezogene Atmungsstörung ergibt oder auf eine Schlafstörung, die sich durch ambulanten Messverfahren bzw. anamnestische Verfahren nicht diagnostizieren lässt. Dies ist zum Beispiel bei der Narkolepsie der Fall, bei der das Auftreten des REM-Schlafes untersucht wird, bei Verdacht auf epileptische Anfälle im Schlaf oder zur Unterscheidung zwischen Non-REM- und REM-Schlaf-bezogenen Parasomnien.

Eine weitere Indikation ergibt sich bei einer Therapieresistenz, zum Beispiel bei einer Insomnie. Hier kann eine Untersuchung im Schlaflabor Aufschluss über unerkannte andere Ursachen oder auch eine Schlafwahrnehmungsstörung geben.

Indikation für eine Schlaflaboruntersuchung

- Dringender Verdacht auf eine schlafbezogene Atmungsstörung und positiver Befund in einem Apnoe-Screening
- Extreme Tagesmüdigkeit
- Ungewolltes Einschlafen tagsüber in sozial inakzeptablen Situationen
- Chronische therapieresistente Insomnie
- Verdacht auf nächtliche epileptische Anfälle
- Parasomnien
- Narkolepsie
- Motorische Störungen

10.8.2 Aufbau eines Schlaflabors

Das stationäre Schlaflabor besteht grundsätzlich aus einen Raum, in dem die Person liegt, die untersucht wird, und einer Aufzeichnungseinheit. Beide sind räumlich getrennt, aber über eine Sprechanlage und eine Kamera miteinander verbunden.

Der Patient liegt in einem Einzelzimmer, welches abgedunkelt werden kann und gut belüftet ist. Es sollte weitgehend schallisoliert sein. In bestimmten Schlaflaboren gibt es auch die Möglichkeit, die Beleuchtung so konstant zu halten, dass eine zeitgeberfreie Untersuchung stattfinden kann. Diese Einheiten sind jedoch sehr selten. Das Schlafzimmer ist Krankenhausbedingungen entsprechend ausgestattet und sollte eine eigene Nasszelle haben. In der Regel ist ein Anschluss für eine Sauerstoffgabe vorhanden, und das Bett sollte auch für übergewichtige Patienten geeignet sein.

Das Überwachungszimmer liegt in räumlicher Nähe zum Schlafzimmer, in der Regel werden hier mehrere Zimmer zusammen überwacht. Die Bedienung und Einstellung des CPAP-Geräts erfolgt über eine Fernsteuerung, sodass der Patient nicht gestört wird. Anhand einer Videoüberwachung kann der Patient beobachtet werden, durch eine Aufzeichnung kann auch am nächsten Tag eine Analyse etwaiger Bewegungen oder Ereignisse erfolgen. Dies ist insbesondere zur Abklärung von epileptischen Phänomenen oder auch von Parasomnien indiziert.

10.8.3 Verkabelung

Zu einer Standarduntersuchung gehören das Elektroenzephalogramm, das Elektrookulogramm und das Elektromyogramm (Kinnmuskulatur). Anhand der Gehirnströme kann zwischen Wachsein und den einzelnen Schlafstadien unterschieden werden. Die Augenbewegungen sind wichtig, um leichten Schlaf und vor allem den REM-Schlaf zu bestimmen. Im REM-Schlaf zeigen sich Sakkaden von schnellen Augenbewegungen zusammen mit einem niedrigen Muskeltonus und einem sehr charakteristischen EEG-Muster. Im Fall einer neurologischen Fragestellung (z. B. epileptische Anfälle) werden mehr EEG-Elektroden angebracht (entsprechend dem 10–20-System). Alle Elektroden werden in eine „headbox" gesteckt, die mit dem Computer verbunden ist.

Zur Erfassung etwaiger schlafbezogener Atmungsstörungen wird der Patient zusätzlich mit Atemmessfühlern versehen (Nasen-, Brust- und Bauchatmung). Es werden ein Schnarchmikrophon und ein Clip am Finger für die Messung der Sauerstoffsättigung angebracht. Schließlich werden noch mit 2 Elektroden (EMG) an den Mm. tibialii die Beinbewegungen erfasst. In der Regel wird auch ein EKG angeschlossen, eine zuverlässige kardiologische Diagnostik kann mit den Standardelektroden jedoch nicht erfolgen.

Der Patient kann sich gut bewegen, und die Klebepasten sorgen in der Regel für einen guten Halt. Die Verkabelung findet in der Regel abends statt.

10.8.4 Ablauf der Untersuchung

Die Schlaflaboruntersuchung ist weitgehend standardisiert. Je nach Fragestellung finden auch tagsüber Untersuchungen statt, zum Beispiel psychologische Testungen der Tagesmüdigkeit oder ein Mehrfach-Schlaflatenz-Test zur Erfassung von REM-Schlaf am Tage (Verdacht auf Narkolepsie) (siehe Abschn. 10.8.6).

Der Patient sollte vor der Untersuchung somnologisch untersucht werden. Hierzu gehört neben der Anamnese auch eine körperliche Untersuchung. Störende Einflüsse bzw. passagere Bedingungen, die eine Ableitung verfälschen (z. B. Schnupfen), sollten im Vorfeld abgeklärt werden. Der Patient wird über den Ablauf aufgeklärt. Dazu gehört, dass er das Zimmer gezeigt bekommt und über die Bedingungen der Polysomnographie aufgeklärt wird. Beispielsweise darf das Gesicht nicht eingecremt sein, um das Halten der Elektroden zu garantieren.

Die Verkabelung findet am Abend statt. Es werden Elektroden standardisiert am Kopf angebracht, die EMG-Elektroden am Kinn und die Elektroden des Elektrookulogramms. Außerdem werden Brust und Bauchgurte für die Messung der Atmung angebracht, ein Schnarchmikrophon und ein Clip für den Finger für die Messung der Sauerstoffsättigung. Schließlich werden noch EMG-Elektroden am Schienbein angeklebt. Der Patient kann sich gut bewegen, und die Klebepasten sorgen in der Regel für einen guten Halt. Im Fall einer neurologischen Fragestellung (z. B. epileptische Anfälle) werden mehr EEG-Elektroden angebracht (entsprechend dem 10–20-System). Alle Elektroden werden in eine „headbox" gesteckt, die mit dem Computer verbunden ist.

Zu Beginn der Ableitung wird eine Bioeichung durchgeführt, welche die Güte der Signale überprüft. Die eigentliche Ableitung beginnt mit dem Löschen des Lichts und endet am nächsten Morgen mit dem Anschalten des Lichts. Der Patient kann jederzeit über eine Klingel das Ableitepersonal rufen, und er kann auch schnell vom Aufnahmegerät getrennt werden. Er kann nachts also aufstehen, ohne dass dadurch die Ableitung ungültig werden würde. Außerdem findet eine Überwachung mit der Videokamera (Infrarot) statt (Abb. 10.7).

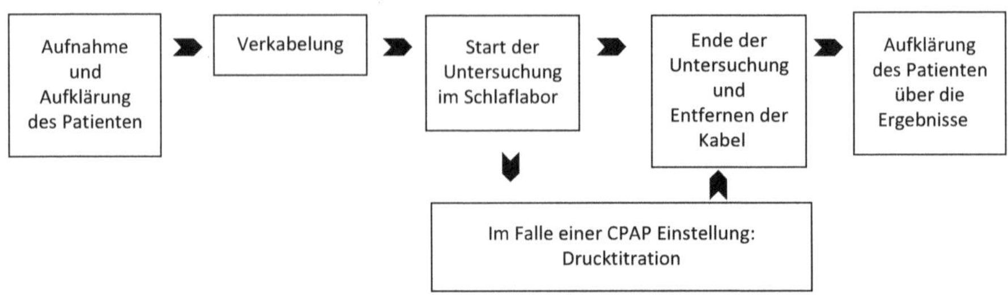

Abb. 10.7 Ablauf einer Schlaflaboruntersuchung schematisch

Die Zeit zwischen Licht aus und Licht an bezeichnet man als die Zeit im Bett („time in bed"). Innerhalb dieser Liegedauer werden die Schlafparameter aufgezeichnet, welche dann als Grundlage für den schlafpolygraphischen Befund angesehen werden können. Ergänzend kann ein standardisierter Fragebogen gegeben werden, welcher den subjektiv erlebten Schlaf abfragt.

Falls eine Therapie notwendig ist, zum Beispiel mit CPAP, sollte der Patient tagsüber eine Einweisung erhalten. Er sollte eine passende Nasenmaske erhalten und sich mit dem CPAP-Gerät vertraut machen. Hierzu sollte der Patient liegend einige Zeit mit der Beatmung üben. In seltenen Fällen zeigen sich hier schon Unverträglichkeiten (z. B. Mundatmung, Angst), auf die rasch eingegangen werden kann. Die Ableitung mit dem CPAP-Gerät erfolgt unter den Standardbedingungen im Schlaflabor. Der Patient erhält eine individuelle Titration des notwendigen CPAP-Drucks. Die Einstellung dauert 1–2 Nächte.

10.8.5 Kann man in einem Schlaflabor schlafen?

Patienten sind nicht immer begeistert von der Idee, sich im Schlaflabor untersuchen zu lassen, meist bestehen falsche und irrationale Vorstellungen. Daher ist es ratsam, sie im Vorfeld schon über einige grundlegende Dinge aufzuklären, zum Beispiel dass sie in der Nacht aufstehen können.

Fallbeispiel

Herr M. stellt sich wegen Schlafstörungen vor. Der 50-jährige Patient berichtet von nicht erholsamem Schlaf und verlängerter Einschlaflatenz. Tagsüber sei er müde und nicht leistungsfähig. Er mache sich immer „viel Druck", da er am nächsten Tag fit sein müsse. Als ihm ein Termin im Schlaflabor angeboten wird, reagiert er sehr ängstlich. Er berichtet, schon in seinem Bett nicht schlafen zu können, wie sei es dann erst in einem anderen Bett und dann noch mit all dem Kabeln? Da könne er gewiss nicht schlafen, die Untersuchung könne man sich also sparen.

Das Fallbeispiel zeigt ein sehr häufiges Paradoxon, welches sich im Vorfeld der Schlaflaboraufnahme in den Köpfen der Patienten abspielt: Sie sollen bezüglich einer Fähigkeit, nämlich Schlafen, untersucht werden, was sie ja nicht mehr können. Im Anhang befindet sich ein Aufklärungstext, welcher den Patienten im Vorfeld gegeben werden kann.

10.8.6 Arten der Polysomnographien im Schlaflabor

Je nach Fragestellung gibt es verschiedene Ableiteprogramme. Tab. 10.8 gibt einen Überblick.

Die Standardpolysomnographie erfasst neben den Schlafparametern die Atmung und Bewegungen der Beine. Die erweitere EEG-Montage ist dann indiziert, wenn sich der Verdacht auf eine neurologische Störung ergibt, zum Beispiel schlafgebundene Anfälle. Hierfür werden mehr Ableitepunkte auf dem Kopf platziert, um die Art und den Fokus der Anfälle genauer zu messen. Um eine Narkolepsie zu diagnostizieren, wird untersucht, ob sich tagsüber REM-Schlaf zeigt und der Patient bereits nach kurzer Zeit einschläft. Hierzu wird der Patient mehrmals am Tag ins Bett gelegt und polysomnographiert (Multipler Schlaflatenztest am Tag). Um die Wachheit zu überprüfen und ungewolltes Einschlafen auszuschließen, wird der Multiple Wachbleibetest durchgeführt, der Patient erhält hier nicht die Instruktion zu schlafen, sondern auf jeden Fall wach zu bleiben.

10.8.7 Störfaktoren für eine Untersuchung im Schlaflabor

Zwar ist die Untersuchung in einem stationären Schlaflabor mit der Polysomnographie und einer Videoüberwachung die valideste Art der Messung, die Ergebnisse können aber durch unterschiedliche Faktoren verfälscht werden. Hierzu gehören in erster Linie pharmakologische Einflüsse. Je nachdem, was im Fokus der Messung steht, sollte also frei von pharmakologischen Einflüssen gemessen werden.

Antidepressiva haben einen den REM-Schlaf unterdrückenden Effekt. Dies kann sich insbesondere beim Multiplen Schlaflatenztest bemerkbar machen, da hier das Auftreten von REM-Schlaf als Biomarker für das Vorhandensein einer

Tab. 10.8   Arten der polysomnographischen Untersuchung je nach Schlafstörung

Untersuchung	Schlafstörung
Standardpolysomnographie	Diagnostik aller Schlafstörungen
Erweiterte EEG-Montage bei der Polysomnographie	Nächtliche epileptische Anfälle
Multipler Schlaflatenztest am Tag	Narkolepsie, Hypersomnie
Multipler Wachbleibetest	Überprüfung der Fähigkeit, wach zu bleiben

Narkolepsie gemessen wird. Bei der Narkolepsie zeigt sich normalerweise bei einer Tagschlaftestung REM-Schlaf. Wenn der Betroffene jedoch antidepressiv behandelt ist, was bei Narkolepsiepatienten nicht selten vorkommt, kann dieses Phänomen kaschiert werden. Das Absetzen eines Antidepressivums sollte – wenn möglich – daher mindestens eine Woche vor der Messung erfolgen.

Auch Benzodiazepine können das Ergebnis verfälschen, da sie atemsuppressiv wirken. Beim Vorliegen einer Schlafapnoe können sich dann mehr Atempausen zeigen als ohne Medikation. Dies gilt ebenso für muskelrelaxierende Substanzen, auch für Alkohol. Dieser unerwünschte Effekt kann sich insbesondere bei einer CPAP-Einstellung bemerkbar machen. Unter Umständen ist ein anderer Überdruck zur Beatmung notwendig, wenn 1–2 Bier oder andere Alkoholika zu sich genommen wurden. Die pharmakologischen Einflüsse betreffen auch die Messung motorischer Phänomene. Auch hier gibt es unerwünschte Nebenwirkungen von Medikamenten, zum Beispiel von Antidepressiva, welche unter anderem periodische Beinbewegungen verstärken können. Welches Medikament weiter genommen wird und in welcher Hinsicht dies sinnvoll ist, muss letztendlich individuell entschieden werden.

▶   Antidepressiva oder Benzodiazepine können Ergebnisse von polysomnographischen Untersuchungen verfälschen.

Eine weitere wichtige Störvariable können Tagschlaf episoden sein. Viele Patienten haben einen großen Schlafdruck und geben diesem auch vor einer Untersuchung in einem Schlaflabor nach. Da Schlafepisoden im Vorfeld der Hauptschlafepisode zu einer verlängerten Schlaflatenz oder zu einer schlechteren Schlafqualität führen können, sollte also auf Tagschlaf verzichtet werden.

Fehlerquellen bei einer Polysomnographie
- Tagschlaf kann den Nachtschlaf verschlechtern.
- Psychopharmaka (z. B. Antidepressiva) können den REM-Schlaf unterdrücken.
- Benzodiazepine unterdrücken den Tiefschlaf.
- Alkohol kann Schnarchen verstärken und eine Schlafapnoe verschlechtern.
- Antidepressiva (z. B. Mirtazapin) können Beinbewegungen verursachen bzw. verstärken.
- Behinderte Nasenatmung durch Schnupfen kann die Atmung unrealistisch verschlechtern.
- Amphetamine können den Schlaf verschlechtern.
- Klaustrophobie kann insomnische Beschwerden verursachen beziehungsweise verstärken.
- Die fälschliche Annahme, man dürfe sich wegen der Elektroden nicht bewegen, kann den Nachtschlaf verschlechtern.

A.1 Aufklärungsmaterialien für Patienten

A.1.1 Aufklärung über eine Schlaflaboruntersuchung

Ihr Arzt empfiehlt eine Untersuchung im Schlaflabor. Da die meisten Patienten nicht wissen, was auf sie zukommt, wurde dieses Aufklärungsschreiben entworfen. Es orientiert sich an den häufigsten Fragen der Patienten.

A.1.2 Was wird in einem Schlaflabor untersucht?

Ein Schlaflabor ist eine Untersuchungseinheit zur Aufzeichnung und Auswertung von Körpersignalen, welche für die Bestimmung der Schlafqualität und bestimmter schlafbezogener Erkrankungen relevant sind.

- Gehirnströme
- Augenbewegungen
- Messung der Muskelspannung (am Kinn)
- Atmung (Nasen-, Brust- und Bauchatmung)
- Bewegungen der Beine

Mit der Aufzeichnung dieser Signale über die Nacht kann die individuelle Schlafqualität bestimmt werden. Man erhält Informationen über die Schlafdauer, die Schlaftiefe und die Schlafarchitektur. Außerdem werden in einem Schlaflabor Informationen über das Vorhandensein von schlafbezogenen Atmungsstörungen und schlafbezogenen Beinbewegungen erhoben. Hierzu werden noch weitere Elektroden angebracht. Im Schlaflabor kann also die Schlafqualität gemessen und das Vorhandensein der wichtigsten körperlichen Schlafstörungen überprüft werden.

© Springer-Verlag GmbH Deutschland, ein Teil von Springer Nature 2020   229
T. Crönlein et al., *Schlafmedizin 1x1*, https://doi.org/10.1007/978-3-662-60406-9

A.1.3 Kann ich mit all den Kabeln und Elektroden schlafen?

Schlafen ist grundsätzlich mit diesen Ableitemethoden möglich. Sie behindern weder die Bewegungen im Schlaf, noch verursachen sie Schmerzen oder unangenehme Empfindungen.

A.1.4 Kann ich nachts aufstehen, wenn ich in einem Schlaflabor liege?

Nächtliches Aufstehen ist auch mit den Elektroden möglich, Sie können jederzeit das Bett verlassen, müssen vorher jedoch vom Aufnahmegerät abgetrennt werden. Dies übernimmt das Personal im Schlaflabor.

A.1.5 Soll ich meine Schlafmittel im Schlaflabor weiternehmen?

Wenn Sie Schlafmittel nehmen, sollten Sie dies mit dem jeweiligen Therapeuten im Schlaflabor besprechen. Manchmal macht es Sinn, die Medikamente vorher abzusetzen, und manchmal nicht. Falls Sie Ihr Schlafmittel vorher absetzen wollen, sollte dies ein paar Tage vorher nach Absprache mit Ihrem Arzt passieren.

A.1.6 Patienteninformation zur Schlafhygiene

Grundsätzlich werden Schlafstörungen durch unterschiedliche Faktoren beeinflusst, es gibt jedoch ein paar Verhaltensmaßnahmen, die den Schlaf verschlechtern, und andere, die ihn verbessern können. Falls Sie an Schlafstörungen leiden, sollten Sie überprüfen, ob Sie sich an folgende Regeln halten.

- Keine langen Liegezeiten im Bett! Versuchen Sie, nicht länger als ca. 7 h im Bett zu bleiben. Langes Herumdösen im Bett geht zulasten der Schlafkontinuität!
- Vermeiden Sie es, vor der Hauptschlafperiode einzunicken. Sie sollten abends auf dem Sofa nicht einschlafen, auch nicht kurz. Dies geht zulasten der Einschlafzeit.
- Schauen Sie nachts nach spontanem Erwachen nicht auf die Uhr! Das macht nervös und geht zulasten der Nachtruhe.
- Versuchen Sie vor allem morgens, Licht zu tanken und in die Aktivität zu kommen. Zu viel Ruhe am Tag geht zulasten einer gesunden Müdigkeit am Abend.

A.1.7 Empfehlungen zum Verhalten bei Schlafapnoe

Ihr Arzt hat bei Ihnen eine Schlafapnoe diagnostiziert. Diese schlafbezogene Atmungsstörung muss je nach Schweregrad und Form therapiert werden. Sie können jedoch selber einen Beitrag zur Verbesserung der Symptomatik leisten, wenn Sie folgende Dinge beachten:

- Vermeiden Sie Nahrungsmittel und Medikamente, welche die Atmung verschlechtern. Hierzu gehören vor allem Alkohol und Beruhigungsmittel.
- Wenn Sie übergewichtig sind, versuchen Sie abzunehmen. Falls Sie Probleme haben, dies alleine durchzuführen, sollten Sie sich professionelle Hilfe suchen. Es gibt Angebote, bei denen Sie zusammen mit anderen Menschen ein Abnehmprogramm durchlaufen. Damit tun sich viele Patienten leichter.
- Wenn Sie häufig unter einer behinderten Nasenatmung leiden, sollten Sie dies beim HNO-Arzt abklären lassen.
- In der Regel ist die Atmung bei Schlafapnoepatienten in Rückenlage schlechter. Man kann sich zwar nicht im Schlaf kontrollieren, wohl aber beim Einschlafen. Versuchen Sie, soweit es geht, Schlaf in Rückenlage zu vermeiden.

A.1.8 Patienteninformation zum Schlafwandeln

Schlafwandeln sollte man ernst nehmen. Schlafwandeln bedeutet, dass die Person aus dem Schlaf heraus agiert, ohne die Handlungen willkürlich steuern zu können. Dies kann ein harmloses Aufsetzen sein, es kann aber auch sein, dass die Person das Bett und unter Umständen sogar das Zimmer verlässt.

A.1.9 Wie verhalte ich mich, wenn eine Person schlafwandelt?

- Vermeiden Sie abruptes Wecken (Schütteln, Anrufen etc.), da die Person aus dem Schlaf heraus in eine Abwehrhaltung geraten kann.
- Versuchen Sie, die Person sanft wieder ins Bett zu führen.
- Lassen Sie eine schlafwandelnde Person nicht alleine, denn es besteht Verletzungsgefahr.
- Schließen Sie Fenster und vermeiden Sie, dass die Person alleine fortgeht.
- Schlafwandeln kann mit Stress zusammenhängen oder dadurch vermehrt ausgelöst werden. Versuchen Sie, Stress zu reduzieren.
- Vermeiden Sie Schlafentzug. Schlafwandeln passiert im Tiefschlaf, der bei Schlafentzug intensiviert wird.

A.1.10 Empfehlungen zur Durchführung eines Naps

Ein Nap ist ein kontrolliert durchgeführter kurzer Schlaf. Er ist zeitlich begrenzt, dauert in der Regel nicht länger als 30 min und ist willentlich. Naps können

- trainiert werden,
- den Schlafdruck senken,
- erholen,
- die Stimmung bessern,
- Müdigkeit senken.

A.1.11 Wie mache ich einen Nap?

- Planen Sie den Nap, nehmen Sie sich Zeit und suchen Sie einen ruhigen Ort auf. Sie sollten möglichst ungestört sein.
- Ungünstige Zeiten für einen Nap sind der Vormittag und der späte Nachmittag. Späte Naps in der zeitlichen Nähe zur Hauptschlafperiode können den Nachtschlaf verschlechtern!
- Stellen Sie sich einen Wecker, Sie sollten nicht „verschlafen".
- Nehmen Sie eine entspannte Körperhaltung ein, vor allem die Halsmuskulatur sollte entspannt sein.
- Schließen Sie die Augen, entspannen Sie sich und lassen Sie der Müdigkeit freien Lauf. Vertrauen Sie darauf, dass der Wecker Sie wieder aufweckt.
- Wenn Sie nicht einschlafen, ist das kein Problem, der Körper erholt sich auch durch Ruhe.

A.1.12 Patienteninformation zum Thema Entspannung

Jeder kann Entspannung lernen.

- Probieren Sie unterschiedliche Methoden der Entspannung aus. Wenn eine nicht funktioniert, heißt das nicht, dass Sie sich grundsätzlich nicht entspannen können.
- Die Methode der Entspannung sollte Ihnen Spaß machen, Sie sollten sich darauf freuen.
- Wenn Sie eine Methode gefunden haben, sollten Sie sie regelmäßig üben. Denken Sie daran, es gibt auch hier gute und schlechte Tage.
- Entspannung sollte ein Teil Ihres Alltags werden.

A.2 Anamnesehilfen bei verschiedenen Schlafstörungen

A.2.1 Schlafapnoe

- Durchschlafstörungen
- Nicht erholsamer Schlaf
- Starke Müdigkeit und körperlich erschöpft beim Aufwachen
- Schnarchen
- Verschlechterung des Schlafes nach Alkoholkonsum
- Aufwachen mit Atemnot
- Starke Müdigkeit am Tag
- Monotonieintoleranz
- Behinderte Nasenatmung

A.2.2 Narkolepsie

- Erhebliche Tagesmüdigkeit
- Einschlafen in sozial unerwünschten Situationen
- Einschießende Muskelschwäche bei emotionaler Aufregung (es können auch nur einige Körperpartien betroffen sein), Patient ist bei vollem Bewusstsein
- Aufwachen mit dem Gefühl des Gelähmtseins, Zustand dauert nur kurz an
- Albträume
- Optische oder akustische Halluzinationen beim Einschlafen oder Aufwachen
- Beginn in der Jugend bzw. in der Adoleszenz
- Schlafstörungen

A.2.3 Insomnie

- Schlafdauer in der Nacht unter 6 h
- Bettzeiten: Wann geht der Patient zu Bett, wann steht er auf?
- Unvermögen, den fehlenden Nachtschlaf tagsüber nachzuholen, selbst wenn die Möglichkeit dazu besteht
- Nachlassen der Leistungsfähigkeit
- Ängste wegen der Schlafstörung und ihren Konsequenzen
- Hypnotikaeinnahme? Länger und anders als vom Arzt verschrieben?
- Einnicken vor der geplanten Bettzeit

A.2.4 Idiopathische Hypersomnie

- Mehr oder weniger durchgehende Tagesmüdigkeit
- Erhöhte Einschlafneigung tagsüber
- Ausreichend und gute Schlafdauer (mindestens 7 h)
- Nachlassen der Leistungsfähigkeit
- Müdigkeitsbedingte Probleme beim Autofahren oder anderen potenziell gefährdenden Tätigkeiten
- Vermehrter Kaffeekonsum

A.2.5 Restless-legs-Syndrom

- Unruhegefühle in den Füßen oder Unterschenkeln
- Besserung bei Bewegung
- Vorwiegend Auftreten in den Abendstunden
- Einschlafstörungen

A.2.6 Parasomnie

- Albträume
- Angstvolles Aufwachen aus dem Schlaf
- Bewegungen aus dem Schlaf heraus (Sprechen, Aufsetzen)
- Komplexe Handlungen aus dem Schlaf heraus (Zimmer verlassen, Dinge ordnen, essen)
- Spuren nächtlichen Schlafwandelns (Dinge befinden sich an einem anderen Platz usw.)

A.3 Schlafprotokoll

(Siehe Abb. A.1)

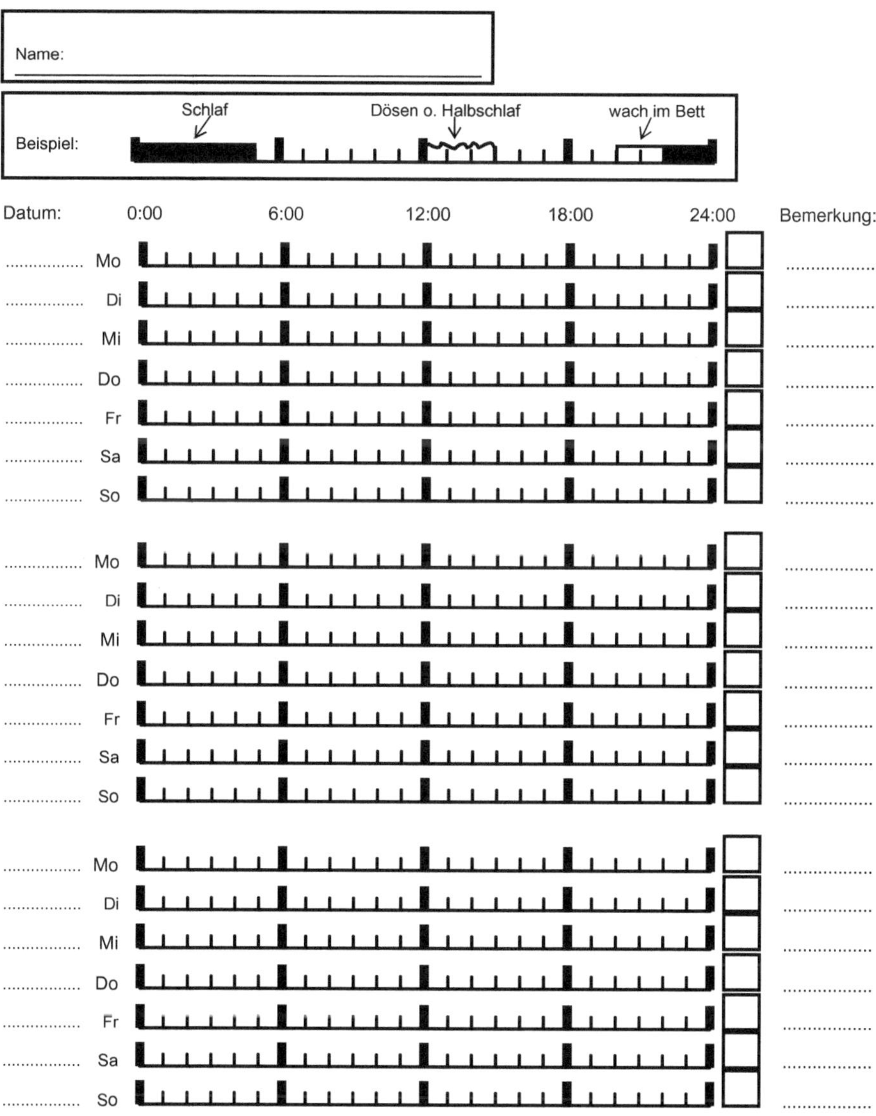

Abb. A.1 Schlafprotokoll. (Mit freundlicher Genehmigung von Dr. Peter Geisler)

A.4 Fragebögen

A.4.1 Regensburg Insomnia Scale

Dieser Fragebogen erhebt sowohl schlafbezogene Ängste und Denken als auch die Schlafqualität bei Insomniepatienten. 0–12 Punkte sind unauffällig, mehr als 24 Punkte gelten als auffällig (Tab. A.1).

A.4.2 Epworth Sleepiness Scale

Die Epworth Sleepiness Scale ist ein Fragebogen, in dem der Patient die Wahrscheinlichkeit des Einschlafens in ungewöhnlichen Situationen einschätzen soll (Johns 1991, dt. Version: www.dgsm.de). Ein Punktscore von mehr als 10 gilt als auffällig (Tab. A.2).

Tab. A.1 Regensburg Insomnia Scale. (Aus Crönlein et al. 2013)

Meine üblichen Bettzeiten sind: Von … Uhr nachts bis … Uhr am nächsten Tag					
1. Wie viele Minuten brauchen Sie in der Regel, um einzuschlafen?	1–20 min	20–40 min	40–60 min	60–90 min	Mehr als 90 min
Punkte	0	1	2	3	4
2. Wie viele Stunden glauben Sie, durchschnittlich nachts zu schlafen?	7 und mehr	5–6	4	2–3	0–1
Punkte	0	1	2	3	4
	Immer	**Meistens**	**Manchmal**	**Selten**	**Nie**
3. Ich kann nicht durchschlafen	4	3	2	1	0
4. Ich wache zu früh auf	4	3	2	1	0
5. Ich wache schon bei leichten Geräuschen auf	4	3	2	1	0
6. Ich habe das Gefühl, die ganze Nacht kein Auge zugetan zu haben	4	3	2	1	0
7. Ich denke viel über meinen Schlaf nach	4	3	2	1	0
8. Ich habe Angst ins Bett zu gehen, da ich befürchte, nicht schlafen zu können	4	3	2	1	0
9. Ich fühle mich voll leistungsfähig	0	1	2	3	4
10. Ich nehme Schlafmittel, um einschlafen zu können	4	3	2	1	0
Summe					

Tab. A.2 Epworth Sleepiness Scale. (Mit freundlicher Genehmigung der DGSM). Für wie wahrscheinlich halten Sie es, das Sie in einer der folgenden Situationen einnicken oder einschlafen würden, sich also nicht nur müde fühlen? Auch wenn Sie in der letzten Zeit einige dieser Situationen nicht erlebt haben, versuchen Sie sich trotzdem vorzustellen, wie sich diese Situationen auf Sie ausgewirkt hätten. Benutzen Sie bitte die folgende Skala, um für jede Situation eine möglichst genaue Einschätzung vorzunehmen, und kreuzen Sie die entsprechende Zahl an: 0 = würde niemals einnicken, 1 = geringe Wahrscheinlichkeit einzunicken, 2 = mittlere Wahrscheinlichkeit einzunicken, 3 = hohe Wahrscheinlichkeit einzunicken

Situation	Wahrscheinlichkeit einzunicken			
Im Sitzen lesend	0	1	2	3
Beim Fernsehen	0	1	2	3
Wenn Sie passiv (als Zuhörer) in der Öffentlichkeit sitzen (z. B. im Theater oder bei einem Vortrag)	0	1	2	3
Als Beifahrer im Auto während einer einstündigen Fahrt ohne Pause	0	1	2	3
Wenn Sie sich am Nachmittag hingelegt haben, um auszuruhen	0	1	2	3
Wenn Sie sitzen und sich mit jemandem unterhalten	0	1	2	3
Wenn Sie nach dem Mittagessen (ohne Alkohol) ruhig dasitzen	0	1	2	3
Wenn Sie als Fahrer eines Autos verkehrsbedingt einige Minuten halten müssen	0	1	2	3
Summe (bitte nicht ausfüllen)				

A.4.3 International Restless Legs Severity Scale

In den folgenden 10 Fragen sollte der Patient den Schweregrad seiner Beschwerden einschätzen. Die Beurteilung sollte der Patient vornehmen und nicht der Untersucher, aber der Untersucher sollte für Erklärungen zur Verfügung stehen, falls dem Patienten etwas unklar ist. Der Untersucher kreuzt die Antworten des Patienten auf dem Fragebogen an (Tab. A.3).

Tab. A.3 International Restless Legs Severity Scale. (Aus Deutsche Gesellschaft für Neurologie 2012, mit freundlicher Genehmigung des Thieme-Verlags)

In den letzten 2 Wochen …

1. Wie stark würden Sie die RLS-Beschwerden in Ihren Beinen oder Armen einschätzen?	Sehr	Ziemlich	Mäßig	Leicht	Nicht vorhanden
	4	3	2	1	0
2. Wie stark würden Sie Ihren Drang einschätzen, sich wegen Ihrer RLS-Beschwerden bewegen zu müssen?	Sehr	Ziemlich	Mäßig	Leicht	Nicht vorhanden
	4	3	2	1	0
3. Wie sehr wurden die RLS-Beschwerden in Ihren Beinen oder Armen durch Bewegung gelindert?	Überhaupt nicht gelindert	Ein wenig gelindert	Mäßig gelindert	Vollständig oder fast vollständig gelindert	Es mussten keine RLS-Beschwerden gelindert werden
	4	3	2	1	0
4. Wie sehr wurde Ihr Schlaf durch Ihre RLS-Beschwerden gestört?	Sehr	Ziemlich	Mäßig	Leicht	Überhaupt nicht
	4	3	2	1	0
5. Wie müde oder schläfrig waren Sie tagsüber wegen Ihrer RLS-Beschwerden?	Sehr	Ziemlich	Mäßig	Leicht	Überhaupt nicht
	4	3	2	1	0
6. Wie stark waren Ihre RLS-Beschwerden insgesamt?	Sehr	Ziemlich	Mäßig	Leicht	Überhaupt nicht
	4	3	2	1	0
7. Wie oft sind Ihre RLS-Beschwerden aufgetreten?	Sehr oft (an 6–7 Tagen in der Woche)	Oft (an 4–5 Tagen in der Woche)	Manchmal (an 2–3 Tagen in der Woche)	Selten (an einem Tag in der Woche)	Überhaupt nicht
	4	3	2	1	0

(Fortsetzung)

Tab. A.3 (Fortsetzung)

In den letzten 2 Wochen …

8. Wenn Sie RLS-Beschwerden hatten, wie stark waren diese durchschnittlich?	Sehr (an 8 h oder mehr an einem 24-h-Tag)	Ziemlich (an 3–8 h an einem 24-h-Tag)	Mäßig (an 1–3 h an einem 24-h-Tag)	Leicht (an weniger als 1 h an einem 24-h-Tag)	Nicht vorhanden
	4	3	2	1	0
9. Wie sehr haben sich Ihre RLS-Beschwerden auf Ihre Fähigkeiten ausgewirkt, Ihren Alltagstätigkeiten nachzugehen, z. B. ein zufriedenstellendes Familien-, Privat-, Schul- oder Arbeitsleben zu führen?	Sehr	Ziemlich	Mäßig	Leicht	Überhaupt nicht
	4	3	2	1	0
10. Wie stark haben Ihre RLS-Beschwerden Ihre Stimmung beeinträchtigt, waren Sie z. B. wütend, niedergeschlagen, traurig, ängstlich oder gereizt?	Sehr	Ziemlich	Mäßig	Leicht	Überhaupt nicht
	4	3	2	1	0

Gesamtscore: 0 = kein RLS, 1–10 = mildes RLS, 11–20 = mittelgradiges RLS, 21–30 = schweres RLS, 31–40 = sehr schweres RLS

Glossar

Aktometer Instrument zur Messung der Bewegung. Der Bewegungsmesser wird entweder am Knöchel oder am Handgelenk getragen. Die Auswertung der Aktometrie kann Aufschluss über das Ruhe-Aktivitäts-Muster über einen definierten Zeitraum geben, in höherer Auflösung auch über das Vorliegen periodischer Beinbewegungen im Schlaf.

Albtraum Traum mit belastenden oder beängstigenden Inhalten.

α-Aktivität Frequenzband im Bereich von 8–12 Hz im Elektroenzephalogramm. Tritt bei geschlossenen Augen auf und ist mit entspanntem Wachsein assoziiert.

APAP „Automatic positive airway pressure", positive Überdruckbeatmung zur Behandlung schlafbezogener Atmungsstörungen mit automatischer Druckanpassung.

Apnoe-Index Mittlere Anzahl der Apnoen pro Stunde Schlaf.

Apnoe-Screening Bezeichnung für eine ambulante apparative Messung von Apnoen und Hypopnoen im Schlaf. Der Oberbegriff heute ist „vereinfachte portable Verfahren".

Apnoe Atemstillstand, Mindestdauer 10 s. Apnoen im Schlaf werden in obstruktive, zentrale und gemischte eingeteilt. Bei der obstruktiven Apnoen zeigt sich eine Obstruktion der oberen Atemwege, während bei der zentralen Apnoe ein Aussetzen des zentralen Atemantriebs besteht. Die gemischte Form beinhaltet beide Komponenten.

Apnoe-Hypopnoe-Index Mittlere Anzahl der Apnoen und Hypopnoen pro Stunde Schlaf. Auch als „respiratory disturbance index" bezeichnet.

Arousal-Index Mittlere Anzahl Arousals pro Stunde Schlaf.

Arousal Unterbrechung des Schlafflusses durch eine sekundenlange Frequenzbeschleunigung im EEG, kann mit vegetativen Symptomen (z. B. Pulsbeschleunigung) einhergehen. Arousals können durch Atempausen, Beinbewegungen im Schlaf oder durch externe Stimuli (Lärm) ausgelöst werden und münden nicht im Wachsein.

© Springer-Verlag GmbH Deutschland, ein Teil von Springer Nature 2020
T. Crönlein et al., *Schlafmedizin 1x1*, https://doi.org/10.1007/978-3-662-60406-9

Benzodiazepine Psychopharmaka mit schlafanstoßender, muskelrelaxierender und anxiolytischer Wirkung.

β-Aktivität EEG-Wellenfrequenz mit 13 Hz und höher, assoziiert mit Wachsein.

Bettzeit Dauer, die im Bett liegend verbracht wird, schlafend oder auch wach.

Bettzeitrestriktion Verfahren zur Verbesserung der Schlafqualität bei Insomnie. Der Patient erhält die Vorgabe, nicht länger als eine bestimmte Zeitspanne im Bett zu verbringen, in der Regel 6 h.

BiPAP Überdruckbeatmung mit Bilevel: 2 Druckeinstellungen für Ein- und Ausatmen.

Bruxismus Zähneknirschen während des Schlafes.

Cheyne-Stokes-Atmung Spezifisches Atemmuster mit Crescendo und Decrescendo der Amplitude.

Chronobiologie Wissenschaft von den biologischen Rhythmen und ihren Auswirkungen auf menschliches Verhalten und Physiologie.

Chronic-fatigue-Syndrom Chronisches körperliches und mentales Erschöpfungssyndrom, in der Regel mit nicht erholsamen Schlaf assoziiert.

Chronotyp Bezeichnet eine Art der zeitlichen Orientierung beim Schlaf-Wach-Rhythmus. Es gibt den Morgentyp, den Abendtyp und den Normaltypen.

CPAP Kontinuierliche Überdruckbeatmung zur Behandlung von Atemstörungen („continuous positive airway pressure").

δ-Aktivität Bezeichnung des Tiefschlafes aufgrund der vorrangig auftretenden δ-Frequenz (weniger als 4 Hz) im Schlaf-EEG.

DGSM Deutsche Gesellschaft für Schlafforschung und Schlafmedizin.

Einschlaflatenz Dauer vom Löschen des Lichts aus bis zum ersten Auftreten schlafspezifischer EEG-Muster.

Einschlafmyoklonien Zuckungen während der Einschlafphase, in der Regel nicht behandlungsbedürftig.

Elektrookulogramm Darstellung der Augenbewegungen durch Aufzeichnung der elektrischen Spannungsveränderungen, ausgelöst durch Bewegungen der Augäpfel.

Elektroenzephalogramm Darstellung der aufgezeichneten elektrischen Spannungsschwankungen an der Kopfoberfläche. Die Hirnströme geben Aufschluss über den jeweiligen Vigilanzzustand, von Wachen bis Schlafen.

Elektromyogramm Darstellung der aufgezeichneten elektrophysiologischen Muskelaktivität.

Enuresis Wasserlassen im Schlaf.

Esmarch-Klemme Aufbissgerät, welches den Unterkiefer nach vorne verlagert, um die oberen Atemwege offen zu halten.

„First night effekt" Beschreibt die Beobachtung, dass der Schlaf in der ersten Nacht im Schlaflabor schlechter ist als die zweite.

Frühmorgendliches Erwachen Deutlich früheres Erwachen vor der beabsichtigten Weckzeit.

Hangover Unerwünscht lang anhaltende psychopharmakologische Wirkung eines Hypnotikums in den nächsten Tag hinein.

Hyperarousal Erhöhtes Anspannungsniveau körperlicher und mentaler Art bei der chronischen Insomnie.

Hypersomnie Zustand der übermäßigen Schläfrigkeit mit erhöhtem Schlafbedürfnis. Kernsymptom und zugleich Oberbegriff einer Gruppe von Schlaferkrankungen.

Hypnagog Beim Einschlafen.

Hypnagoge Halluzination Visuelle Eindrücke, die nicht der Realität entsprechen und während des Einschlafens auftreten. Kommt zum Beispiel bei der Narkolepsie vor.

Hypnopomp Beim Aufwachen.

Hypopnoe Zeitlich begrenzte Abflachung der Atmung mit Abfall der Sauerstoffsättigung.

ICSD International Classification of Sleep Disorders.

Insomnie Immer wiederkehrende Einschlafstörungen verbunden mit beeinträchtigter Leistungsfähigkeit.

Jetlag-Syndrom Durch Flugreisen bedingte Desynchronisation des inneren Schlaf-Wach-Rhythmus mit äußeren Zeitgebern.

Kataplexie Symptom der Narkolepsie: einschießende passagere Muskelschwäche, in der Regel die größeren Muskelgruppen betreffend, getriggert durch emotionale Ereignisse.

Katathrenie Stöhnen während des Schlafes.

K-Komplex Graphoclement, welches im Schlafstadium 2 (leichter Schlaf) vorkommt.

Kleine-Levin-Syndrom Episodisch auftretende Form der Hypersomnie mit exzessiver Schläfrigkeit, sexueller Hyperaktivität und Hyperphagie.

Leichtschlaf Non-REM-Schlafstadien 1 und 2. Tritt im Übergang von Wachen zum Schlafen auf und auch zwischen den Schlafstadien Tiefschlaf und REM-Schlaf.

Lichttherapie Behandlungsmethode, bei der Sonnenlicht (oder künstliches Licht) gezielt zur Verbesserung der Stimmung und der Wachheit eingesetzt wird.

Melanopsin Protein, welches in den Ganglienzellen der Netzhaut des Auges gebildet wird. Melanopsin soll eine Bedeutung bei der lichtabhängigen Unterdrückung von Melatonin spielen.

Melatonin Hormon, das in der Epiphyse aus Serotonin gebildet wird und an der Steuerung der menschlichen Chronobiologie beteiligt ist.

Morgentyp Chronotypus, bei dem in den Morgenstunden das Leistungshoch liegt.

MSLT Multipler Schlaflatenztest, polysomnographische Messmethode zur Erfassung narkolepsietypischer Symptome, etwa das Auftreten von REM-Schlaf am Tag. Wird auch zur Bestimmung einer erhöhten Tagesschläfrigkeit eingesetzt.

Müdigkeit Zeichen einer Erschöpfung mit Symptomen wie schweren Augenlidern, Konzentrationsstörungen und Verlangsamung.

Musculi tibialii Unterschenkelmuskeln.

MWT Multipler Wachbleibetest, polysomnographische Methode, um die Vigilanz tagsüber zu messen. Der Proband bekommt die Aufforderung, wach zu bleiben, und wird dann während einer Ruhephase polysomnographisch kontrolliert.

Nap Kurze gewollte Schlafeinheit, in der Regel nicht länger als 20–30 min.

Narkolepsie Schlaferkrankung, bei der eine krankhaft erhöhte Tagesmüdigkeit im Vordergrund steht. Die Störung kann mit affektiv ausgelöster vorübergehender Muskelschwäche einhergehen.

Non-REM-Schlaf Alle Schlafstadien mit Ausnahme des REM-Schlafes: Tiefschlaf und Leichtschlaf.

Parasomnie Gruppe von definierten Schlaferkrankungen, bei denen motorische oder sensorische Ereignisse während des Schlafes oder beim Übergang vom Wachsein zum Schlafen auftreten.

Pavor nocturnus Parasomnie, bei der es zum plötzlichen Aufschrecken mit starken Angstsymptomen aus dem Tiefschlaf heraus kommt

Periodische Beinbewegungen im Schlaf Motorische Störung während des Schlafes mit rhythmischen Bewegungen der Extremitäten im Sekundenbereich. Kann die Schlafkontinuität stören.

PLM-Arousal-Index Anzahl der periodischen Beinbewegungen pro Stunde Schlaf, die mit Arousals assoziiert sind.

Polygraphie Portables ambulantes Verfahren zur Erfassung einer schlafbezogenen Atmungsstörung, mit mindestens 6 Kanälen.

Polysomnographie Aufzeichnung aller schlafrelevanten physiologischen Signale wie Elektroenzephalogramm, Elektrookulogramm, Muskelspannung und Atmung. Die Montage kann erweitert werden. In der Regel werden Schnarchen, Sauerstoffsättigung, Herzfrequenz und Aktivität der Beine (Mm. tibialii) mitgemessen. Anhand der Aufzeichnung kann eine Zuordnung der Signale zu den Schlafstadien vorgenommen werden.

Psychophysiologische Insomnie Schlafstörung, bei welcher der gestörte Schlaf durch ein Wechselspiel aus psychischen und physiologischen Faktoren aufrechterhalten wird.

Rebound-Insomnie Nach Absetzen eines Therapeutikums Wiederauftreten der insomnischen Symptome mindestens mit der Intensität vor der Therapie.

REM-Schlaf Schlafstadium, welches sich durch eine niedrige Muskelspannung und rasche sakkadenartige Augenbewegungen auszeichnet.

REM-Schlaflatenz Dauer vom ersten Schlaf bis zum Einsetzen des REM-Schlafes.

Respiratory Disturbance Index Anzahl der Apnoen und Hypopnoen pro Stunde Schlaf, auch Apnoe-Hypopnoe-Index genannt.

Restless-legs-Syndrom Motorische Störung, bei der Missempfindungen, meist an den Füßen, zu vermehrter Bewegung führen. Während der Bewegung sistieren die Empfindungen. Auftreten in der Nähe der Schlafzeit und häufig assoziiert mit periodischen Beinbewegungen im Schlaf.

Schenck-Syndrom Parasomnie, bei der Albträume mit meist aggressiven Inhalten im Schlaf ausgelebt werden.

Schlafeffizienz Verhältnis von Schlafdauer zur gemessenen Liegezeit im Bett.

Schlaffragmentierung Störung der Schlafkontinuität durch vermehrte Arousals oder Wachzeiten.

Schlafhygiene Regelkatalog zur Verbesserung leichter Schlafstörungen.

Schlaflabor Einrichtung zur Erfassung schlaf- und schlafstörungsrelevanter Parameter. Gemessen werden EEG, EOG, EKG, EMG (Kinn), Atmung, Beinbewegungen, Schnarchen, Sauerstoffsättigung und Körperlage. Schlaflabore sind überwiegend in Kliniken angesiedelt.

Schlaflähmung Passagerer Zustand der Lähmung aus dem Schlaf heraus.

Schlafspindeln Graphoelement des EEG, welches typischerweise im Leichtschlaf in Schlafstadium 2 vorkommt.

Schlafstörung bei Schichtarbeit Mischung aus einem hypersomnischen und insomnischen Syndrom mit Beginn einer Veränderung des Schlaf-Wach-Rhythmus aufgrund von Schichtarbeit.

Sleep-Onset-REM-Periode (SOREMP) Das sofortige Eintreten von REM-Schlaf nach dem Einschlafen. Ein typisches Zeichen für Narkolepsie.

Somnambulismus Schlafwandeln.

Somniloquie Sprechen im Schlaf.

Somnolenz Exzessive Schläfrigkeit.

Stimuluskontrolle Verhaltenstherapeutisches Verfahren zur Rekonditionierung, wird bei der Insomnie eingesetzt zur Verbesserung des Einschlafens im Bett.

Tiefschlaf Schlafstadium, in welchem im Schlaf-EEG δ-Wellen dominieren. Dieses Schlafstadium findet meist zu Beginn der Nacht statt.

Verhaltenstherapie Psychotherapieform, welche psychische Störungen durch Veränderung der Verhaltens- und Denkmuster behandelt.

Vigilanztest Psychologisches Testverfahren zur Messung der Daueraufmerksamkeit unter monotonen Bedingungen.

Zeitgeber Überwiegend natürliche Stimuli, wie zum Beispiel Licht, die als wesentliche Einflussfaktoren für die Aufrechterhaltung und Veränderung von biologischen Rhythmen verantwortlich gemacht werden.

Zentrale Apnoe Atempause im Schlaf, bei der sowohl ein Sistieren des Luftflusses der oberen Atemwege als auch der Thorax- und Abdomenexkursionen zu beobachten ist.

Z-Substanz Umgangssprachlicher Begriff für Benzodiazepinrezeptoragonisten, leitet sich vom Anfangsbuchstaben der Medikamentennamen ab (Zolpidem, Zopiclon und Zaleplon).

Literatur

Borbely A (1982) Das Geheimnis des Schlafs. Ullstein, Frankfurt

Deutsche Gesellschaft für Neurologie (Hrsg) (2012) Restless-Legs-Syndrom (RLS) und Periodic Limb Movement Disorder (PLMD). S1-Leitlinie der Deutschen Gesellschaft für Neurologie. In: Diener H-C, Weimar C (Hrsg) Leitlinien für Diagnostik und Therapie in der Neurologie. Herausgegeben von der Kommission „Leitlinien" der Deutschen Gesellschaft für Neurologie. Thieme, Stuttgart

Deutsche Gesellschaft für Schlafforschung und Schlafmedizin (DGSM) (2009) S3-Leitlinie Nicht erholsamer Schlaf/Schlafstörungen. Somnologie 13:4–60

Crönlein T, Langguth B, Popp R, Lukesch H, Pieh C, Hajak G, Geisler P (2013) Regensburg Insomnia Scale (RIS): a new short rating scale for the assessment of psychological symptoms and sleep in insomnia; Study design: development and validation of a new short self-rating scale in a sample of 218 patients suffering from insomnia and 94 healthy controls. Health Qual Life Outcomes 11:65

Griefahn B, Künemund C, Bröde P, Mehnert P (2001) Zur Validität der deutschen Übersetzung des Morning-Eveningness-Questionnaires von Horne und Östberg. Somnologie 5:71–80

Johns MW (1991) A new method for measuring daytime sleepiness: the Epworth sleepiness scale. Sleep 14(6):540–545

Stichwortverzeichnis

© Springer-Verlag GmbH Deutschland, ein Teil von Springer Nature 2020
T. Crönlein et al., *Schlafmedizin 1x1*, https://doi.org/10.1007/978-3-662-60406-9